Das Gezeiten-Modell

Das Gezeiten-Modell

Phil Barker, Poppy Buchanan-Barker

Phil Barker
Poppy Buchanan-Barker

Das Gezeiten-Modell

Der Kompass für eine recovery-orientierte, psychiatrische Pflege

2., überarbeitete und erweiterte Auflage

Aus dem britischen Englisch von Michael Herrmann

Deutschsprachige Ausgabe herausgegeben von
Gianfranco Zuaboni, Christian Burr und Michael Schulz

unter Mitarbeit von
Sabine Brüchmann
Esther Indermaur
Johannes Kirchhof
Michael Theune

hogrefe

Phil Barker Prof. h.c. Dr., PhD, RN, FRCN, ist Pflegefachmann, Künstler, Psychotherapeut und Prof. h.c. der School of Medicine, Dentistry and Nursing der Universität Dundee, Schottland.

Poppy Buchanan-Barker ist Sozialarbeiterin und Direktorin von Clan Unity International PLC, AG, Schottland.

Gianfranco Zuaboni (dt. Hrsg.). Dr. rer. medic RN, dipl. Psychiatriepfleger FH, Pflegeexperte und Pflege- und Gesundheitswissenschaftler, Dozent, Leiter der Abteilung Pflegeentwicklung und Recovery-Beauftragter des Sanatorium Kilchberg.
g.zuaboni@sanatorium-kilchberg.ch

Christian Burr (dt. Hrsg.). RN, MScN, dipl. Pflegefachmann, Pflegeexperte (APN) und wissenschaftlicher Mitarbeiter am Zentrum klinische Pflegewissenschaft an der UPD, Bern.
christian.burr@upd.ch

Michael Schulz (dt. Hrsg.). Prof. Dr. habil. Krankenpfleger, Pflege- und Gesundheitswissenschaftler, Honorarprofessor an der Fachhochschule der Diakonie in Bethel.
Michael.Schulz@lwl.org

Bibliografische Information der Deutschen Nationalbibliothek
Die Deutsche Nationalbibliothek verzeichnet diese Publikation in der Deutschen Nationalbibliografie; detaillierte bibliografische Daten sind im Internet über http://www.dnb.de abrufbar.

Anregungen und Zuschriften bitte an:
Hogrefe AG
Lektorat Pflege
z.Hd.: Jürgen Georg
Länggass-Strasse 76
3012 Bern
Schweiz
Tel. +41 31 300 45 00
info@hogrefe.ch
www.hogrefe.ch

Lektorat: Jürgen Georg, Michael Herrmann, Linnéa Hölterhoff, Lena-Marie Klose
Herstellung: René Tschirren
Umschlagabbildung: Getty Images/pjclark
Umschlag: Claude Borer, Riehen
Illustration (Innenteil): Esther Indermaur (PPT), Jürgen Georg (Fotos)
Satz: punktgenau GmbH, Bühl
Druck und buchbinderische Verarbeitung: Multiprint OOD, Kostinbrod
Printed in Bulgaria

Das vorliegende Buch ist eine Übersetzung aus dem Englischen. Der Originaltitel lautet «The Tidal Model» von Phil Barker und Poppy Buchanan-Barker.

2. überarbeitete und erweiterte Auflage 2020

(E-Book-ISBN_PDF 978-3-456-96034-0)
(E-Book-ISBN_EPUB 978-3-456-76034-6)
ISBN 978-3-456-86034-3
http://doi.org/10.1024/86034-000

Inhaltsverzeichnis

Die Dimension Welt

Die Dimension der Anderen – Gruppenarbeit nach dem Gezeiten-Modell

Gezeiten-Modell – Umsetzung und Diskurs

Anhang

Danksagung und Widmung

Im Laufe der Jahre haben wir mit vielen Menschen zusammengearbeitet. Sie haben großzügig von sich gegeben und uns ihre Geschichte erzählt, um das *Gezeiten-Modell* entwickeln zu helfen.

Diese Menschen sind zu viele, um sie einzeln zu erwähnen, aber der Erfolg des *Gezeiten-Modells* gehört ihnen.

Wir danken ihnen allen. Wir stehen für immer in ihrer Schuld.

Dieses Handbuch widmen wir den Tausenden von Pflegenden und anderen Berufskolleginnen und -kollegen, die im Laufe der Jahre mit uns gearbeitet haben, uns mit ihrem Engagement für humane Fürsorge inspiriert haben. Sie wissen, wer sie sind, wir haben es ihnen gesagt.

Mögen sie an Zahl zunehmen und möge ihr Fürsorgeengagement letztlich anerkannt werden.

Poppy und Phil

Widmung der deutschen Herausgeber

Zum Andenken an Chris Abderhalden

Vorwort der deutschen Herausgeber

Wie können Menschen mit psychischen Lebensproblemen unterstützt werden? Was zeichnet eine gute Pflege und Betreuung aus? Wie organsiert man eine psychiatrische Dienstleistung? Die Auseinandersetzung mit diesen Fragestellungen treibt Fachpersonen an, die bestehenden Angebote der Psychiatrie stetig zu verbessern. Wie dies konkret aussehen könnte, beschreibt das Gezeiten-Modell von Phil Barker und Poppy Buchanan-Barker.

Mit der ersten deutschen Publikation in *Psych.Pflege Heute* im Jahre 2003 (Barker, 2003), in der das Modell skizziert wurde, und dem darauffolgenden Beitrag von Phil Barker und Poppy Buchanan-Barker auf dem Dreiländerkongress 2007, erwachte auch im deutschsprachigen Raum ein reges Interesse an diesem Modell.

Einen Vorläufer findet das Gezeiten-Modell im Interpersonalen Pflegemodell von Hildegard Peplau aus dem Jahre 1953. Auf der Grundlage ihres Modells entwickelte sich ein Verständnis von psychiatrischer Pflege, das auch über 60 Jahre nach seiner ersten Veröffentlichung nichts an Relevanz und Aktualität eingebüßt hat.

Für Peplau steht die Beziehung zwischen der Patientin beziehungsweise dem Patienten und der Pflegefachperson im Mittelpunkt der pflegerischen Tätigkeit. Dieser spricht sie therapeutische Wirkung zu. Die Gestaltung von Beziehungen auch unter schwierigsten Voraussetzungen gilt seither als Kernkompetenz der professionellen psychiatrischen Pflege. Dank der Arbeit von Peplau können die Pflegefachpersonen ihre anspruchsvolle Tätigkeit in einem theoretischen Bezugsrahmen reflektieren und weiterentwickeln.

Wie diese Beziehungen in der Praxis gestaltet werden können, wird in den Publikationen von Peplau detailliert und praxisnah beschrieben. Dieses Wissen gilt als Basisstoff der pflegerischen Grundausbildung.

Der Transfer in die Praxis ist dem Peplauschen Modell jedoch nur bruchstückhaft gelungen. Eine Erklärung dafür ist in der Dominanz naturwissenschaftlicher Modelle zu finden, die nicht nur innerhalb des psychiatrischen Diskurses, sondern auch in der Gesellschaft breit abgestützt sind.

Das erfolgreichste und alles überragende naturwissenschaftliche Modell ist sicherlich das medizinische. Die Vormachtstellung dieses Modells hält auch im psychiatrischen Bereich weiterhin an, trotz einiger grundlegender Probleme, die sich bei der Umsetzung zeigen. Solch ein Mangel manifestiert sich in der psychiatrischen Diagnostik. Im Unterschied zum somatischen Bereich, wo Krankheiten mit Tests nachgewiesen werden können, fehlen vergleichbare Tests für psychische Erkrankungen. Für die naturwissenschaftlich ausgerichteten Mediziner ist dieser Umstand aber problematisch, da man grundsätzlich anhand objektiver und gesicherter Anzeichen einer Erkrankung die Diagnosen ableiten und die Therapien aufbauen möchte. Die Suche nach Biomarkern, auf deren Grundlage Tests entwickelt werden sollten, ist daher von zentraler Bedeutung für die Vertreter der biologisch ausgerichteten Psychiatrie.

Eine weitere Schwierigkeit zeigt sich in den medizinischen Therapien psychischer Erkrankungen. Die eingesetzten Psychopharmaka können die Erkrankungen nicht heilen, sondern im besten Fall nur die Symptome lindern.

Das medizinische Modell hat seine Stärken, aber – wie gezeigt – auch seine Schwächen. Diese Tatsache gilt es in der Praxis zu berücksichtigen und die Dienstleitungen entsprechend auszurichten.

Was bedeutet dies nun für die Pflege? Im stationären Setting findet sie sich häufig in einem Spannungsfeld zwischen der eigenen Berufsauffassung und dem Übergewicht an defizitorientierten, medizinischen Interventionen wieder.

An diesem Umstand setzt das Gezeiten-Modell an. Es beschränkt sich nicht nur darauf, die Tätigkeit psychiatrischer Pflege zu beschreiben. Inspiriert von Peplaus interpersonalem Ansatz beschreibt das Gezeiten-Modell eine psychiatrische Dienstleistung, deren Mittelpunkt das Erleben und die Erfahrungen des einzelnen Individuums sind. Die grundlegende Annahme des Modells ist, dass die Patientin beziehungsweise der Patient der eigentliche Experte ist und die Aufgabe der Fachpersonen, ob Pflegende oder andere Therapeuten, darin liegt, begleitend und beratend zur Verfügung zu stehen. Die Frage lautet nicht, was die Fachperson für die einzelne Person tun kann, sondern was gemeinsam getan werden muss. Es gilt dabei, Situationen zu fördern, die es dem Individuum ermöglichen, sich mit seinen psychischen Lebensproblemen auseinanderzusetzen, damit vertrauter zu werden und sie schlussendlich zu überwinden. Die im Modell beschriebenen praxisrelevanten Prozesse zielen darauf ab, eine sichere Dienstleistung anzubieten, die auf Wachstum und Zuversicht aufbaut.

Im vorliegenden Buch werden das Modell und seine Werkzeuge prägnant beschrieben. Es war uns ein Anliegen, dass die Darstellung des Modells und seines wissenschaftlichen Diskurses durch konkrete Praxiserfahrungen ergänzt wird. Diese dienen dazu, Fachpersonen einen Weg zu zeigen und sie zu ermutigen, den ersten Schritt hin zu einer recovery-orientierten psychiatrischen Dienstleistung zu wagen.

Poppy Buchanan-Barker und Phil Barker, die Autorin und der Autor des Gezeiten-Modells, sind diesen Weg schon einige Jahre gegangen. In dem aufgezeichneten Interview mit ihnen berichten sie von einigen ihrer Erfahrungen.

Es freut uns sehr, mit dem vorliegenden Buch die zweite Auflage präsentieren zu dürfen. Wir sind überzeugt, dass engagierte Fachpersonen mit diesen Grundlagen die psychiatrischen Dienstleistungen positiv weiterentwickeln werden.

Die Herausgeber
Gianfranco Zuaboni
Christian Burr
Michael Schulz

Die Bezeichnung «Pflegekraft» wurde an manchen Stellen belassen, um die Pflegefachperson besser sprachlich von der Person des Klienten unterscheiden zu können. Inhaltlich gefragt ist in allen Situationen jedoch primär die Person und die Persönlichkeit der professionellen Pflegefach«kraft».

[Anm. d. Lek.]

Interview mit Phil Barker und Poppy Buchanan-Barker

Das Gespräch mit den beiden Autoren wurde im Vorfeld dieser Publikation geführt. Die Fragen wurden vom Herausgeberteam gestellt.

Lieber Phil, liebe Poppy

Die erste Veröffentlichung des Gezeiten-Modells liegt nun einige Jahre zurück. Was ist in der Zwischenzeit geschehen?

Seit Erscheinen der ersten Gezeiten-Publikation im Jahre 1998 sind 15 Jahre vergangen. Seither ist viel geschehen. Die wichtigsten Entwicklungen drehen sich um den philosophischen Kern:

- Wir haben die Definition von Recovery vereinfacht, die wir nun als «Wieder-in-Gang-Kommen» beschreiben. Damit wird berücksichtigt, dass das zentrale Merkmal, nach dem wir bei dieser Person suchen, eine Art «Vorwärtsbewegung» ist. Wir erkennen jedoch an, dass die Person, wie bei den Gezeiten, «zurückfallen» kann und den Prozess der «Vorwärtsbewegung» wieder ganz von vorn beginnen muss.
- Mit der Entwicklung der 10-Gezeiten-Verpflichtungen haben wir auch die zentralen philosophischen Merkmale des Gezeiten-Modells klarer definiert. Sie stellen «Überzeugungen» dar, die jeder gezeitenorientierte Praktiker haben müsste. Diese Verpflichtungen könnten jedoch auf beliebig viele Weisen zum Ausdruck gebracht oder in die Praxis umgesetzt werden. Dies hat geholfen, dass sich Menschen stärker bewusst machen, dass das Gezeiten-Modell flexibel ist, was den Praktiker zu Kreativität ermutigt.
- Auf Bitten eines Pflegedirektors, dessen Dienstleistung sich an dem Gezeiten-Modell orientierte, entwickelten wir 2003 die 20 Gezeiten-Befähigungen. Er wünschte sich einen einfachen Weg, um zu beurteilen oder einzuschätzen, ob die Fachpersonen die 10-Verpflichtungen umsetzten oder nicht. Die 20 Gezeiten-Befähigungen wurden durch die Leitungen von Einrichtungen – zusammen mit den 10-Verpflichtungen – weithin eingesetzt, um auf diese Weise Pflegepolitik oder die Recovery-Philosophie insgesamt innerhalb der Einrichtung zu vertiefen.

- In den vergangenen 15 Jahren haben wir auch einige Aspekte der Gezeiten-Praxis – vor allem unsere Beschreibung der «Einzelsitzung», des «Sicherheitsplans» und der drei Arten von Gruppenarbeit – verfeinert. Diese unterscheiden sich alle deutlich von den Prozessen, die wir erstmals in den späten 90er Jahren entwickelten. Wir halten sie jetzt für viel einfacher oder eleganter.

- Das Gezeiten-Modell wurde ins Japanische und ins Dänische übersetzt und erlaubt Fachpersonen, die der englischen Sprache nicht mächtig sind, das Modell in ihrer Praxis zu studieren und anzuwenden.

- Ursprünglich wurde das Gezeiten-Modell für den Einsatz in akutpsychiatrischen Einrichtungen und kommunalen Settings entwickelt. In den vergangenen 15 Jahren wurde es in Programme der Forensik, der Rehabilitation und des Drogen- bzw. Substanzmissbrauchs eingeführt. Es wurde auch in Einrichtungen für Menschen mit psychiatrischen Diagnosen aller Art, für Menschen mit Lernbehinderungen, mit Erkrankungen des autistischen Spektrums und in Frühstadien der Demenz angewandt.

- Ursprünglich wurde das Gezeiten-Modell als Pflegemodell entwickelt. In den vergangenen 15 Jahren hat eine Reihe anderer Berufsgruppen der Gesundheitsversorgung und der Sozialfürsorge das Modell in ihre Praxis übernommen, z.B. Ergotherapeuten, Sozialarbeiter, Berater, Physiotherapeuten und Psychiater. Wir sind uns darüber im Klaren, dass das Gezeiten-Modell zunehmend auch auf nichtstaatliche Settings eingesetzt wird, in denen viele praktisch Tätige keine formale Qualifikation zur Gesundheitsversorgung oder Sozialfürsorge haben, darunter Projekte, in denen die Mitarbeiter unter Umständen zuvor «Patienten» oder «Klienten» der psychiatrischen Versorgung waren.

- Seit dem Erscheinen von Dr. Nancy Brookes Kapitel über das Gezeiten-Modell in *Nursing Theorists and Their Work* (Alligood, 2017)[1] wird das Gezeiten-Modell weithin auf Postgraduiertenniveau (Master) studiert, vor allem in den USA und in einigen südamerikani-

---

1 Alligood, M. R. (2017). *Nursing Theorists and Their Work* (9th ed.). Amsterdam: Elsevier.

schen Ländern, wo Pflegemodelle und -theorien seit langem geschätzt werden.

Wie erklärt Ihr Euch das große Interesse am Gezeiten-Modell?

In der Pflege scheint das zunehmende Interesse am Gezeiten-Modell mit der Art zusammenzuhängen, in der es Pflegenden zu klären hilft, wie sie personenzentrierte Pflege leisten könnten:

- Viele Pflegende sagen uns, man lehre sie die Theorie der «personenzentrierten Pflege», brächte ihnen aber nur selten bei, «wie» man sie praktiziert. Das Gezeiten-Modell scheint jenen Pflegenden zu helfen, den Zusammenhang zwischen der zentralen Philosophie, der Theorie und der Praxis zu erkennen.
- Am häufigsten sagen uns Pflegende: «Das Gezeiten-Modell erinnert mich daran, warum ich eigentlich mit Pflege begonnen habe.» Viele Pflegende haben uns erzählt, ihre ursprüngliche Berufung habe darin bestanden, Menschen zu helfen, dass es ihnen besser gehe. Zunehmend stellten sie jedoch fest, dass ihre Arbeit letztlich darin bestand, sich auf Dokumentation, das Verfassen von Berichten und Verwaltungstätigkeiten zu konzentrieren. Die eigentliche pflegerische Tätigkeit hat eher beaufsichtigenden Charakter angenommen, indem Medikamente ausgegeben und Türen verschlossen werden, in dem Versuch, leidende Menschen zu kontrollieren und in Gewahrsam zu halten. Solche Aspekte der Rolle mögen zwar wichtig sein, haben aber jeden Versuch, «therapeutisch» zu sein, überlagert. Auch hier sagen uns Pflegende, man habe sie zwar die «Theorie» von «therapeutischen Beziehungen» gelehrt, jedoch hätten sie nur wenig spezifische Anleitung erhalten, «wie» man sie praktiziere.
- Das Gezeiten-Modell stützt auch Pflegende und andere Praktiker, die an einer recovery-orientierten Praxis interessiert sind.
- In den meisten Settings der psychiatrischen Gesundheitsdienstleistungen sind Pflegende zahlenmäßig die größte Berufsgruppe. Oft wurde jedoch die therapeutische Rolle der Pflegenden ausgehöhlt, mit der Folge, dass andere Mitglieder des Teams die «Therapie» leis-

ten, während die Pflegenden nur unspezifische Versorgung oder Unterstützung leisten. Das Gezeiten-Modell bietet einen Weg, auf dem Pflegende ihre therapeutischen Rollen wieder einfordern können, indem sie eine therapeutische Form der Versorgung leisten, welche die von anderen Teammitgliedern geleistete Versorgung oder Behandlung ergänzen kann.

- Andere Berufsgruppen haben erkannt, dass sie in der Praxis des Gezeiten-Modells eng mit Pflegenden zusammenarbeiten können. Ein Professor für Psychiatrie sagte: «Es sind nicht nur Pflegende, die ‹caring› betreiben – ich bin Arzt und auch ich betreibe ‹caring›[2].» Dieser Psychiater hat geholfen, das gesamte Team – Pflegende, Ärzte und verschiedene Therapeuten – zu ermutigen, in der praktischen Anwendung des Gezeiten-Modells eng zusammenzuarbeiten. Dies hat zu einem stringenteren Teamansatz geführt.
- Auch die Ansichten der Menschen, die «Patienten» oder «Klienten» der Einrichtung sind, waren extrem wichtig für das zunehmende Interesse am Gezeiten-Modell. Bei allen Projekten, an denen wir beteiligt waren, war die Unterstützung von «Patienten» sehr bedeutsam. In den Settings, in denen formelle Auditierungen oder Forschungsevaluationen durchgeführt wurden, ergab sich eine Menge aussagefähiger Belege, die den Wert verdeutlichen, den Patienten und deren Familien dem Gezeiten-Modell beimessen. Der einzigartige Schwerpunkt des Gezeiten-Modells, die eigenen Worte der Person zu verwenden, wird von Patienten und deren Familien sehr geschätzt und würdigt, dass Menschen geholfen werden kann, ihre eigenen Lösungen für ihre gegenwärtigen Schwierigkeiten zu finden.

Viele Fachpersonen, die das Gezeiten-Modell in ihre tägliche Arbeit integrieren möchten, stehen vor der Frage: «Wie kann ich mit dem Modell zu arbeiten beginnen? Was ist der erste Schritt und wo liegen die Stolpersteine?»

---

2 Der Begriff «caring» kann mit «fürsorglich» oder «mitfühlend» übersetzt werden. «Care» wird häufig als pflegerische Kernkompetenz genannt, im Gegensatz zu «cure» (dt.: heilen), die der medizinischen Kompetenz zugeschrieben wird.

Zuerst einmal müssen Fachpersonen daran interessiert sein, auf personen- und recovery-orientierte Weise zu arbeiten. Wir haben stets gesagt, dass es nicht das Gezeiten-Modell ist, das «arbeitet». Es geht vielmehr darum, wie die Fachpersonen das Gezeiten-Modell einsetzen.

Viele Fachpersonen möchten dem Patienten einen Rat geben oder auf ihre gegenwärtigen Probleme eingehen. All solche Ambitionen müssen Fachkräfte zur Seite legen, da sie jeden Versuch stören, der Person beim Verstehen ihrer eigenen Probleme und beim Entdecken ihrer eigenen Lösungen zu helfen. Fachkräfte müssen von der Person lernen, was «funktioniert» oder «hilfreich ist», statt zu versuchen, zu beraten oder Anweisungen zu geben.

Praktisch gesprochen muss als Erstes das Handbuch des Gezeiten-Modells studiert werden. Als Nächstes müssen Praktiker Aspekte des Gezeiten-Modells aneinander üben, um allmählich zu lernen, wie man auf diese Weise arbeitet, und um allfällige Probleme zu lösen, bevor sie mit vulnerablen Patienten zu arbeiten beginnen. Wenn man Autofahren lernt, beginnt man in einer ruhigen Straße mit Unterstützung eines erfahren Fahrers. Niemand lernt Autofahren als Erstes auf der Autobahn!

In unseren Workshops ermutigen wir Fachpersonen stets dazu, in Übungssitzungen ihre eigenen persönlichen Erfahrungen von Leid oder Alltagsprobleme zu verwenden. Auf diese Weise können sie einen echten Eindruck gewinnen, wie das Gezeiten-Modell «funktioniert». Sie können allmählich einen Eindruck davon gewinnen, wie diese Erfahrung für den Patienten sein könnte.

Die größte Falle besteht vielleicht darin, dass viele Praktiker zu früh aufgeben. Für viele Patienten ist das Erlebnis, «auf den Fahrersitz gesetzt zu werden», befremdlich. Sie sind es gewohnt, dass man ihnen sagt, was zu tun ist, dass man ihnen rät oder Anweisungen gibt. Zuerst fühlen sich Patienten unbehaglich beim Erzählen der eigenen Geschichte, unter der Erwartung, selbstständig zu sein. Der Prozess des «Rückforderns» der Geschichte kann für den Patienten belastend sein, da er schmerzliche Erfahrungen erneut durchleben oder sich Dingen stellen muss, vor denen er sich versteckt hat. Viele Praktiker fühlen sich angesichts solchen Leidens unwohl. Viele glauben, sie würden die Situation des Patienten verschlimmern und versuchen, die Dinge zu glätten und bieten Trost oder Beruhigung.

Es braucht Zeit, um Menschen zu helfen, schwierige Erfahrungen durchzuarbeiten. Eine der größten Fallen gegenwärtiger psychiatrischer Versorgung besteht darin, dass oft nicht ausreichend Zeit gegeben ist. Infolgedessen werden Menschen oft rasch entlassen, nachdem sie nur wenig oder gar nicht an ihren Problemen gearbeitet haben. Es überrascht daher nicht, dass dies zum Phänomen der «Drehtür»-Psychiatrie beiträgt, da die ursprünglichen Probleme nicht adäquat angegangen werden.

In vielen Ländern kam es in den vergangenen Jahren dazu, dass sich Pflegende auf Dokumentation – Ausfüllen von Formularen, Eingabe von Daten in Computer – konzentrierten, mit der Folge, dass sie auf zwischenmenschlicher Basis immer weniger Zeit mit Patienten verbrachten. Auch das Gezeiten-Modell beinhaltet schriftliche Dokumentation. Dabei handelt es sich jedoch um einfache Arten des Dokumentierens des Geschehenen zum Vorteil des Patienten und anderer Teammitglieder. Der Schwerpunkt liegt primär auf dem Engagement der Pflegeperson gegenüber dem Patienten – *nicht* auf dem Ausfüllen von Formularen.

Und abschließend ist klar, dass in erheblichem Maße Gelegenheit zu Konflikten besteht, wenn sich das Team nicht zur Praxis des Gezeiten-Modells verpflichtet sieht. Selbst ein einziges Teammitglied kann, vielleicht subtil, die Bemühungen des übrigen Teams untergraben. Daher ist es wichtig, dass die Bemühungen des Teams koordiniert und alle potenziellen Konflikte zwischen Teammitgliedern bearbeitet werden.

Gibt es Einschränkungen hinsichtlich der Settings, in denen das Gezeiten-Modell implementiert werden kann (z. B. Forensik, Geriatrie etc.)?

Hinsichtlich des Spektrums von Settings, in denen das Gezeiten-Modell praktiziert werden könnte, scheint es keine erkennbaren Einschränkungen zu geben. Auch wenn wir unsere Arbeit mit dem Schwerpunkt auf den akutpsychiatrischen Dienstleistungen und ambulanten Settings begannen, haben unsere Kollegen die Anwendung in den vergangenen 15 Jahren auf ein viel breiteres Spektrum von Settings ausgeweitet. Die zentralen Voraussetzungen sind eindeutig:

- Patienten müssen kommunizieren können. Einige unserer Kollegen haben erfolgreich mit Menschen in Frühstadien der Demenz und mit

Menschen mit leichteren Formen von Lernstörungen (geistigen Behinderungen) gearbeitet. Es scheint jedoch klar, dass Menschen sich nur sehr begrenzt auf die Prozesse des Gezeiten-Modells einlassen können, sobald sie eine ernstere Form der Demenz oder geistigen Behinderung entwickeln und nicht effektiv kommunizieren können.

- Patienten müssen sich beteiligen wollen. Diese Voraussetzung ist jedoch motivationsbedingt, das heißt, Menschen können zur Teilnahme motiviert werden. Dies hängt sehr stark davon ab, wie die Fachperson an die Person herantritt. Es gibt eine Menge Belege, die verdeutlichen, dass die positive Einstellung der Pflegeperson der zentrale Faktor war, um einen «unwilligen» Patienten zu ermutigen, schließlich am Gezeiten-Modell teilzunehmen. Eine nordamerikanische Patientin erzählte uns, sie hätte sich sehr gegen das Gezeiten-Modell gewehrt. Sie hegte tiefes Misstrauen gegenüber der Pflegeperson und wies diese verbal mit ziemlichen Schimpfworten zurück. Ihre Meinung änderte sie schließlich dadurch, dass «die Pflegeperson wiederkam … immer und immer wieder, und versuchte, mich zum Sprechen zu ermutigen». Dies ist ein klassisches Beispiel dafür, wie man sogar «widerspenstigen» Patienten helfen könnte, sich zu beteiligen.
- Wo sich Patienten in einem Zustand akuten Leidens befinden, vielleicht «florid psychotisch» oder «tief depressiv», müssen Fachpersonen als Strategie Fürsorge und Unterstützung bieten, bis der Patient wieder zu kommunizieren vermag. Es kann keine starren Regeln dafür geben, «wann» man mit der Anwendung des Gezeiten-Modells beginnt. Vielmehr müssen Fachpersonen auf den Patienten eingehen und darauf vorbereitet sein, zu warten, bis die Person bereit scheint, sich auf etwas einzulassen, das wahrscheinlich in einer Reihe anstrengender therapeutischer Gespräche bestehen wird.

Wie würdet Ihr antworten, wenn Mitarbeitende eines psychiatrischen Dienstleisters sagten, sie hätten weder Zeit noch Geld, um mit diesem Modell zu arbeiten?

Dies ist eine heikle Frage. Wenn man uns – in Workshops – diese Frage stellt, antworten wir: «*Womit verbringen Sie Ihren ganzen Arbeitstag?*»

Die Antwort lautet gewöhnlich, dass man viel Zeit mit Administration, dem Weitergeben von Informationen an andere Fachpersonen, mit Besprechungen, dem Entgegennehmen von Anrufen etc. verbringt. Wenn wir dann fragen: «Wie helfen diese Tätigkeiten der Person zu genesen?», lachen die Menschen gewöhnlich, weil diese Tätigkeiten eindeutig zum Nutzen des Teams oder der Einrichtung sind – *nicht* zum Nutzen der Patienten. Die Frage lautet *nicht*, *wie viel* Zeit vorhanden ist, sondern *wie* das Team diese Zeit nutzt.

Auch die Frage des Geldes ist irrelevant. Wir haben uns mit Hunderten von Einrichtungen in vielen verschiedenen Ländern befasst, die allesamt das Gezeiten-Modell implementiert hatten. *Keine* davon hatte vor Einführung des Gezeiten-Modells zusätzliche finanzielle Mittel erhalten. Vielmehr arbeiteten *alle* mit ihren vorhandenen Mitteln. Auch dies ist ein Beispiel dafür, wie Teams im Einsatz ihrer verfügbaren Ressourcen kreativ waren. Diejenigen, welche Entschuldigungen dafür vorbringen, «warum» sie das Gezeiten-Modell nicht einführen können, haben vielleicht einen psychologischen Widerstand dagegen – entweder gegen das Gezeiten-Modell oder, tief greifender noch, gegen einen Wandel ihrer Praxis.

Mit einiger zeitlicher Verzögerung ist der Recovery-Ansatz nun auch im deutschsprachigen Raum angekommen. Wo liegen die Ähnlichkeiten, wo die Unterschiede zwischen dem Gezeiten-Modell und dem Recovery-Ansatz?

Das Konzept «Recovery» ist in den meisten westlichen Ländern etabliert und in vielen von ihnen bedient man sich bei der Definition der Arbeit des Boston Center for Psychiatric Rehabilitation. Unser Konzept von Recovery begannen wir in den frühen 80er Jahren zu entwickeln, lange bevor wir auf die Arbeit der Bostoner Schule stießen. Noch wichtiger ist, dass jetzt zwar viele Menschen von «Recovery» sprechen, aber nur wenige beschreiben, «wie» sie sich realisieren ließe. Im Gezeiten-Modell versuchen wir zu verdeutlichen, «wie» solch ein vages Konzept für den Patienten zur lebendigen Realität werden könnte. Darüber hinaus haben wir deutlich gemacht, dass es *keine* Definition von Recovery geben könne – diese wäre von der Person zu definieren, und das ist der Patient. Infolgedessen richteten sich all unsere Bemühungen im Rahmen des Gezeiten-Modells darauf, der Person zu helfen, uns zu sagen, was «Recovery» bedeuten könnte, was anders sein müsste, damit Recovery möglich wird.

Bedarf es einer Weiterentwicklung des Modells?

Wie erwähnt, ist «Recovery» in fast jedem westlichen Land Teil der Politik und Gesetzgebung in Bezug auf psychiatrische Einrichtungen geworden. In vielen Settings hat «Recovery» aber immer noch nur theoretische Bedeutung und muss erst noch Teil der Routinepraxis der Einrichtung werden.

Wie wir in verschiedenen Veröffentlichungen beschrieben haben, wird das Gezeiten-Modell nun von vielen Einrichtungen in zahlreichen Ländern eingesetzt. Gegenwärtig sind wir der Ansicht, dass das Gezeiten-Modell ein abgeschlossenes Modell für die Praxis ist und keiner erkennbaren Modifikation oder Entwicklung bedarf. Die Herausforderung scheint hauptsächlich darin zu liegen, wie vor allem Pflegende das Gezeiten-Modell praktizieren können, besonders in Settings, in denen die Rolle der Pflegeperson auf eine Unterstützung anderer Berufsgruppen festgelegt wurde oder in denen das primäre Ziel der Einrichtung eher in Kostenreduktion und im Organisieren einer raschen Entlassung der Patienten besteht, statt sich auf die eigentlichen Bedürfnisse des jeweiligen Patienten zu konzentrieren.

Lieber Phil, liebe Poppy

Vielen Dank für das Gespräch!

Rückforderung – Die Kunst des Möglichen

Zusammenbrüche geschehen nur selten über Nacht. Ebenso tritt auch Genesung nicht plötzlich ein, sondern entwickelt sich in dem der Person eigenen Tempo, je nach ihren Umständen.

Wir verstehen, dass Genesung lange Zeit brauchen kann. Wir sind wie jemand, der nach einer großen Überschwemmung aufwischt. Wir wissen, dass dies unsererseits und vielleicht auch von anderen Menschen erheblicher Anstrengung bedarf. Vor allem vermuten wir, dass nichts wieder so sein wird wie vorher.

«Aufwischen» ist jedoch genau das, was getan werden *muss.* Wir räumen auf und bauen die Leben, die durch die Flut (fast) zerstört wurden, wieder auf. Dies wird unsere wichtigste Tätigkeit.

Durch diese Arbeit können wir unsere menschliche Natur *zurückfordern.* Wir tun, was *getan werden kann*, und nicht mehr. Wenn wir das tun können, gewinnen wir die verloren geglaubten Leben unter Umständen tatsächlich zurück.

Alle Menschen sind nicht mehr als ihre eigene Lebensgeschichte – die Geschichte, die sie sich selbst und anderen erzählen, und die Geschichte, die andere über sie erzählen.

Im Gezeiten-Modell helfen wir Menschen, die Geschichten ihres Zusammenbruchs, ihres Leidens und ihrer Schwierigkeiten zurückzufordern, um ihre Erfahrung wieder besitzen zu können.

Indem sie über sich sprechen, werden Menschen sich stärker bewusst, wie sie «leben» – und indem sie «tun, was getan werden muss», könnten sie vielleicht über ihre Probleme hinausgelangen in eine neue, von ihnen selbst gestaltete Geschichte.

1. Das Gezeiten-Modell – Die ersten 10 Jahre Entwicklung und Wandel

Das Gezeiten-Modell wurde zwischen 1995 und 1997 entwickelt und die erste formelle Gezeiten-Studie wurde zwischen 1997 und 1999 in England durchgeführt. Dieses Handbuch ist eine vollständig überarbeitete Version des ursprünglichen Leitfadens für die Praxis des Gezeiten-Modells, der zuerst 1997 verfasst und nach Abschluss der ersten vollständigen Studie im Jahre 2000 veröffentlicht wurde.

Wer das ursprüngliche Handbuch – *The Tidal Model: A recovery based approach to mental health care*[3] – gelesen hat, wird die zahlreichen Entwicklungen in der Gezeiten-Praxis im Laufe des vergangenen Jahrzehnts zu schätzen wissen. Das Setting für die ursprüngliche Gezeiten-Studie lieferte eine herkömmliche Station der stationären Akutversorgung und viele der Praxisvorlagen für das Modell waren auf jenes Setting zugeschnitten.

Seit 2000 wird das Gezeiten-Modell jedoch in einem breiten Spektrum kommunaler, klinischer und ambulanter Settings eingesetzt, die den öffentlichen und den privaten Sektor der Psychiatrischen Pflege ebenso wie ehrenamtliche und gemeinnützig finanzierte Dienste umfassen. Wir haben viele unserer Praxisvorlagen und Illustrationen überarbeitet, um einige der zentralen Entwicklungen wiederzugeben, die uns so beeindruckt haben.

Diese Fort- und Weiterentwicklung des Modells steht im Einklang mit den zentralen Prinzipien der Gezeiten-Theorie. *Nichts ist von Dauer!* Wir hoffen, in weiteren 10 Jahren festzustellen, dass sich die Gezeiten-Praxis auch weiterhin fort- und weiterentwickelt hat, indem

---

3 *Das Gezeiten-Modell: Ein recovery-basierter Ansatz in der Psychiatrischen Pflege* [A.d.Ü.]

Praktiker andere Wege entdecken, um die Gezeiten-Theorie in die Tat umzusetzen.

Klinik oder Gemeinde – klinische oder häusliche Pflege

Das Gezeiten-Modell liefert eine Struktur zur Entwicklung einer personenzentrierten, gemeinschaftlichen Pflege in *jedem* Setting. Es kann bei jemandem zuhause eingesetzt werden, wo der Schwerpunkt darauf liegt, eine Krise im Leben der Person anzugehen, um eine mögliche Einweisung zur stationären Pflege abzuwenden. Es kann ebenso leicht in einem Wohnheim-Setting angewandt werden, wo der Schwerpunkt darauf liegt, wohlbekannte Probleme, wie die Vorbereitung zur Rückkehr der Person nachhause, zu lösen.

In allen Settings ist der Zweck derselbe, nämlich *die Probleme des Lebens zu identifizieren*, welche die Quelle für das Leiden oder die Störung der Person sind, damit die Person und die professionellen Helfer (und Familie und Freunde) *gemeinsam* beginnen können, zu erkunden, was getan werden muss, um sie zu beseitigen oder der Person zu helfen, sich damit zu arrangieren.

Normale Sprache

Das Gezeiten-Modell würdigt die Verwendung normaler Sprache mit dem Ziel, mit derselben Stimme wie die hilfsbedürftige Person zu sprechen. Dies steht in deutlichem Gegensatz zur typischen Psychiatrischen Pflege, in der medizinisch-psychologische oder bürokratische Sprache oft die Wasser der fürsorgenden Beziehung trüben.

Wir glauben, Respekt vor der Person und ihrer Kultur zu zeigen, wenn wir eine «normale Sprache» annehmen. Wir glauben auch, dass dies unsere Bereitschaft vermittelt, mit Menschen auf ihrer Ebene zu sprechen, indem wir zeigen, dass wir nicht versuchen, sie mit Berufsjargon zu verblüffen oder das Leben komplizierter zu machen als absolut nötig.

Wir hoffen auf Ihre Zustimmung, liebe Leserin, lieber Leser.

Poppy und Phil
Schottland, 2007

2. Was ist das Gezeiten-Modell?

Oft werden wir gebeten, in sehr einfachen Begriffen zu sagen, was das Gezeiten-Modell ist. Hier sind unsere Antworten.

1. Das Gezeiten-Modell ist eine international anerkannte Theorie für die Recovery-Praxis.

Seit seiner Einführung Mitte der 90er Jahre des 20. Jahrhunderts hat das Gezeiten-Modell zu mehr als 100 offiziellen Projekten in Großbritannien, Kanada, Japan, Australien und Neuseeland geführt.

Diese Projekte umfassen das gesamte Spektrum der Psychiatrischen Pflege, von der häuslichen Pflege und ambulanten Betreuung bei Substanzabhängigkeit über Stationen der Akutversorgung, Rehabilitation und Forensik bis zur Pflege älterer Menschen in den Frühstadien der Demenz. Jenseits der psychischen Gesundheit erkunden Praktiker der Palliativpflege das Gezeiten-Modell als alternative Philosophie für die Pflege sterbender Menschen.

2. Das Gezeiten-Modell ist eine philosophische Herangehensweise an die Entdeckung der psychischen Gesundheit.

Das Gezeiten-Modell ist philosophisch in dem Sinne, dass es eine Art des Denkens darüber darstellt, was Menschen auf dem Wege der Hilfe *benötigen* könnten. Es fragt: «Was könnte *getan werden müssen*, um Menschen zu helfen, die Geschichte und schließlich ihr Leben zurückzufordern?»

Das Gezeiten-Modell betont die *Entdeckung* psychischer Gesundheit, da deren Bedeutung von Person zu Person schwankt. Wir hoffen, dass Menschen entdecken, was psychische Gesundheit für sie bedeutet – für sie als *einzigartige Personen.*

3. Das Gezeiten-Modell hilft Menschen, die Geschichte ihrer Probleme menschlichen Lebens zurückzufordern, als ersten Schritt der Rückgewinnung ihrer Lebensgeschichte.

Das Gezeiten-Modell zielt darauf ab, Menschen beim Rückfordern ihrer *persönlichen* Geschichte zu helfen, indem es ihre Stimmen berücksichtigt. Durch Verwenden ihrer eigenen Sprache, Metaphern und persönlichen Geschichten beginnen Menschen, etwas von der Bedeutung ihres Lebens auszudrücken. Dies ist der erste Schritt, ihnen beim Rückgewinnen der Kontrolle über ihr Leben zu helfen.

Als Menschen ist unsere Geschichte alles, was wir haben. Was immer wir jemals sein können, wird von der Geschichte unseres Lebens umschlossen – die Ereignisse, die eingetreten sind, und wie wir darauf reagiert haben. Diese Geschichte verzeichnet nicht nur die Veränderungen auf der Reise, die seit unserer Geburt, über die Kindheit und das Erwachsenenalter hindurch eingetreten sind, sondern auch das Wachstum und die Entwicklung, die in uns stattgefunden haben.

4. Das Gezeiten-Modell ist darauf ausgerichtet, Menschen im Umgang mit ihren Problemen menschlichen Lebens zu helfen.

Wenn Menschen *Probleme des menschlichen Lebens* haben, werden sie beschrieben als «geisteskrank» oder von einer «psychiatrischen Krankheit» oder «psychiatrischen Funktionsstörung» befallen. Oft wird die Geschichte der Person überschattet durch Geschichten über «Krankheit» oder «psychische Störung». Menschen sprechen oft weniger von der «Person» und mehr vom «Patienten», «Klienten», «Nutzer von Dienstleistungen» oder «Konsumenten».

Das Gezeiten-Modell konzentriert sich *explizit* auf die Geschichte der Person. Hier traten die Probleme der Person zum ersten Mal auf. Hier ist jedes Wachstum, jeder Nutzen und jegliche Genesung zu finden. Das Gezeiten-Modell konzentriert sich auch auf die Probleme, die eine Person in einem gewöhnlichen, bedeutungsvollen und erfüllenden Leben beeinträchtigen.

Die zentrale Gezeiten-Frage lautet: *Was muss getan werden, um der Person zu helfen, damit zu beginnen, dieses Problem anzugehen, zu lösen oder sich damit zu arrangieren und so zu beginnen, ihr Leben zurückzugewinnen?*

5. Das Gezeiten-Modell ist ein personenzentrierter Ansatz der Rückgewinnung psychischer Gesundheit.

Das Gezeiten-Modell hat weder alters- noch klassen- oder kulturbedingte Grenzen und dient gegenwärtig dazu, die Genesung über ein breites Spektrum von Gesellschaften hinweg ebenso leicht bei jungen Menschen, wie auch bei Erwachsenen und bei der älteren Person zu fördern.

Das Gezeiten-Modell vermeidet aktiv den Gebrauch von professionellem oder technischem Jargon und konzentriert sich stattdessen auf den Gebrauch der natürlichen Sprache der Person.

Ursprünglich entwickelt als alternatives Modell der Psychiatrischen Pflege wird das Gezeiten-Modell auch weiterhin hauptsächlich von Pflegenden praktiziert, findet aber auch in der psychiatrischen Medizin sowie in der Sozialarbeit, der Beschäftigungstherapie und der Psychotherapie Unterstützung. Das Gezeiten-Modell gilt als wichtiger alternativer Ansatz, Menschen beim Gebrauch ihrer natürlichen Stimme als Schlüsselinstrument zur Aufzeichnung ihrer Genesung zu helfen.

6. Das Gezeiten-Modell hilft der Person, ihren eigenen Weg zur Genesung zu navigieren.

Die Begrifflichkeit «Genesung» hat für verschiedene Menschen viele verschiedene Bedeutungen. Das Gezeiten-Modell zielt darauf ab, Menschen beim Klären dessen zu helfen, was an ihren Problemen menschlichen Lebens belastend oder behindernd ist, als ersten Schritt beim Klären dessen, *was getan werden muss*, um sich von jenen Problemen zu entfernen oder sie zu überwinden.

7. Das Gezeiten-Modell verwendet spezifische humanistische Werte als Richtschnur beim Unterstützen und Befähigen der Recovery-Praxis.

Das Gezeiten-Modell hat eine Wertegrundlage – die 10 Verpflichtungen – die alle praktischen Prozesse der individuellen und der Gruppenarbeit im Rahmen des Modells lenkt. Diese Werte betonen die Bedeutung echter personenzentrierter Pflege, bei der Kultur und Glaube respektiert werden und bei der anerkannt wird, dass Zugehörigkeit und Mitgliedschaft für unsere Identität als soziale Wesen lebenswichtig sind.

8. Das Gezeiten-Modell ist eine philosophische und theoretische Matrize, aus der heraus sich die Recovery-Praxis aufbauen und entwickeln lässt.

Aus der Gezeiten-Theorie haben wir für die Arbeit mit Menschen – individuell und in Gruppen – eine Reihe von Wegen entwickelt, die sich an die wechselnden Umstände der Person adaptieren lassen. Wir haben «Beispiele» dafür entwickelt, wie Praktiker individuell oder in Gruppen mit Menschen arbeiten könnten. Dies sind Beispiele oder Illustrationen – keine Regeln.

> «Die goldene Regel ist, dass es keine goldenen Regeln gibt.»
> (George Bernhard Shaw)

Weltweit nutzen Pflegende und andere Praktiker die philosophischen und theoretischen Prinzipien des Gezeiten-Modells, um ihre eigene Praxis zu entwickeln, damit sie den einzigartigen Bedürfnissen der vielen Individuen im Rahmen ihrer Dienstleistungen entspricht.

3. Einführung

Was ist das Problem?

Früher litten Menschen an «Wahnsinn», heutzutage jedoch sprechen die meisten von «Problemen mit der psychischen Gesundheit». Man kann immer noch von «psychischer Erkrankung» sprechen, aber zunehmend wird akzeptiert, dass Menschen «Probleme» mit ihrer «psychischen Gesundheit» haben, ganz ähnlich den Problemen mit der physischen Gesundheit, die sie haben.

Es herrscht jedoch keine echte Übereinstimmung darüber, was genau «psychische Gesundheit» ist – und weniger noch in Bezug darauf, wie man diesen lebenswichtigen Zustand entwickeln könnte.

Wenn sich Menschen ihrer «psychischen Gesundheit» nicht sicher sind, wissen sie gewöhnlich, wann sie sich «nicht gut fühlen» oder wann sie erschreckt, emotional erschöpft sind, sich nicht konzentrieren können oder sich fragen, ob das Leben lebenswert ist. Ja, die meisten Menschen haben einiges an Erfahrung mit solchen Problemen. Was wir jetzt als «psychisches Gesundheitsproblem» bezeichnen und früher «psychische Erkrankung» nannten, betrifft unter Umständen ernsthaft nur einen geringen Teil der Menschen. Die meisten Menschen wissen jedoch einiges darüber, was solche Probleme beinhalten.

Menschen mit psychischen Gesundheitsproblemen fällt es schwer, ihr alltägliches Leben zu führen. Sie haben Probleme, sich in Beziehung zu bringen – bisweilen zu sich selbst, und manchmal zu anderen Menschen. Sie haben Probleme beim Arbeiten, Spielen und bei dem, was die meisten von uns als «normales Leben» bezeichnen würden. Etwas stört ihren alltäglichen Rhythmus. Etwas bringt ihr Gefühl von Gleichgewicht und persönlicher Stabilität durcheinander. Sie erleben, was wir als *Probleme menschlichen Lebens* bezeichnen.

Wir ziehen es vor, über unsere Probleme menschlichen Lebens zu sprechen, da es genau das ist, was Menschen privat beobachten oder was für andere offen zutage liegt, wenn sie emotional erschöpft, verzweifelt oder geistig verwirrt sind. Über «Probleme menschlichen Lebens» zu sprechen erinnert uns auch daran, was wir *tun müssen*, nämlich Menschen helfen zu erarbeiten, wie sie mit den Problemen umgehen, die ihr alltägliches Leben beeinträchtigen.

Probleme menschlichen Lebens

Jene von uns, die niemals «verrückt», «geisteskrank» oder «schwer psychisch gestört» waren, tun am besten daran, ihr Gefühl der Empathie zu entwickeln. Wir versuchen uns so gut es geht – oder soweit wir uns trauen – in das Erleben der Person mit einer solchen Erfahrung einzufügen. Wir versuchen uns vorzustellen, wie solch eine Erfahrung sein könnte.

Sally Clay ist eine Frau, die viel über Probleme der psychischen Gesundheit weiß und auch weiß, wie es ist, als hoffnungslos und chronisch «geisteskrank» behandelt zu werden. Für Sally war die Erfahrung ein menschliches und spirituelles Problem. Bei ihrer Erfahrung des Zusammenbruchs – den sie als «Wahnsinn» zu bezeichnen beschloss – ging es ausschließlich darum, Sally Clay *zu sein*. In dem langen und schwierigen Recoveryprozess ging es darum, wiederzugewinnen, was es bedeutete, *menschlich* zu sein und *Sally Clay* zu sein.

In Erinnerung ihres Zusammenbruchs und ihrer Genesung schrieb Sally:

> Überall sehen wir in diesen Tagen Menschen ein Leben in stiller Verzweiflung leben. Wir, die wir eine psychische Erkrankung erlebt haben, haben alle das gleiche gelernt, ob unsere extremen Geisteszustände nun inspirierend oder beängstigend waren. Wir wissen, dass wir den Grund der Seele und dessen erreicht haben, was es bedeutet, menschlich zu sein. Was immer unser Leiden sein mag, wir wollen weder Automaten werden noch die falsche Fassade tragen, die andere billigen.

Sally wusste auch, dass Wahnsinn Menschen Angst macht – selbst wenn sie sich weigern, das zuzugeben.

Ob wir nun Offenbarungen hatten oder den absoluten Tiefpunkt erreicht haben: Die meisten von uns haben auch unter der Ignoranz jener gelitten, die sich fürchten, anzuschauen, was wir gesehen haben, die stets das Thema zu wechseln versuchen. Obwohl wir gebrochen worden sind, haben wir *vom Kern der Realität gekostet.* Hier gibt es etwas über das Geheimnis des Lebens selbst zu lernen, etwas Wichtiges sowohl für jene, die gelitten haben, als auch für jene, die uns zu helfen versuchen. Wir müssen einander lehren.

Die zentrale Gezeiten-Frage

Das Gezeiten-Modell ist darauf ausgerichtet, eine wichtige Frage zu stellen:

- *Wie können wir Menschen helfen, ihre Probleme menschlichen Lebens anzugehen, sie zu überwinden oder sich damit zu arrangieren?*

Ob wir nun Fachkräfte, Freunde, Familienmitglieder oder jemand sind, der «im selben Boot sitzt» – die Antwort ist dieselbe:

1. Erstens müssen wir die Person uns etwas über ihre Erfahrung *lehren* lassen.
2. Dann und nur dann können wir – mit der Person – zu erkunden beginnen, was eventuell *getan werden müsste*, wenn die Person ihre Probleme menschlichen Lebens angehen, überwinden oder sich damit arrangieren möchte.

Beim Schreiben über das Gezeiten-Modell sagte Sally:

Das Gezeiten-Modell macht authentische Kommunikation und das Erzählen unserer Geschichten zum Therapiefokus insgesamt. Die Behandlung der psychischen Erkrankung wird damit zu einem persönlichen und menschlichen Unterfangen. Man spürt, dass man eher mit Freunden und Kolleginnen als mit einer Art «übergeordnetem» Dienstleister arbeitet.

Wie können wir Menschen helfen, ihre Probleme menschlichen Lebens anzugehen, sie zu überwinden oder sich damit zu arrangieren?

Komplexe Probleme – und einfache Lösungen

Die Probleme menschlichen Lebens, die Menschen in Psychiatrische Pflege (siehe Kasten) bringen, sind gewöhnlich sehr gravierend und bisweilen lebensbedrohend. Wir glauben, dass diese komplexen Probleme gleichermaßen komplexer Lösungen bedürfen. Gewöhnlich nehmen wir auch an, dass solche Lösungen nur von *hochgradig fachkundigen, hochqualifizierten Spezialisten* geliefert werden können. Eines der im Gezeiten-Modell aufgedeckten Paradoxa menschlichen Lebens ist, dass recht einfache Dinge oft eine mächtige Wirkung auf komplexe Probleme haben können!

Psychiatrische Pflege oder psychische Gesundheitspflege?

In Großbritannien und den USA wird über die Berufsbezeichnung eine kontroverse Debatte geführt. Gegenüber stehen sich dabei Vertreter, die sich für die Bezeichnungen «Psychiatric Nursing» (PN) und «Mental Health Nursing» einsetzen (MHN; s. a. Cutcliffe, J. R., & Ward, M. F., 2006, *Key Debates in psychiatric/mental health nursing.* Edinburgh: Churchill Livingstone/Elsevier). Dabei steht PN eher für ein traditionelles Pflegeverständnis und MHN für die progressivere Variante. Der Ausgang der Debatte ist nach wie vor offen, was unter anderem auch im Titel einer renommierten Fachzeitschrift zum Ausdruck kommt, die beide Termini beinhaltet (*Journal of Psychiatric and Mental Health Nursing*).

Da keine vergleichbare Debatte im deutschsprachigen Raum geführt wurde, ist in der deutschen Fassung darauf verzichtet worden, jeweils beide Berufsbezeichnungen zu verwenden.

Das heißt jedoch weder, dass es leicht ist, solche einfachen Lösungen anbieten zu helfen, noch dass jeder dies tun kann. Wir brauchen noch immer Menschen, die in hohem Maße fachkundig und hochqualifiziert sind. Ihre Qualifikationen müssen jedoch in *menschlichen Beziehungen* liegen. Wir brauchen Menschen, die ihre Fähigkeiten als *menschliches Wesen* nutzen können, um ein effektiver Helfer zu werden.

Von der Person lernen

Es gibt zwei zentrale menschliche Fähigkeiten, die nötig sind, um einer anderen Person zu helfen, und zwar *Bescheidenheit* und *Geduld.*

Wir müssen stets bedenken, dass wir keine Vorstellung davon haben, wie es ist, eine andere Person zu sein, und dass wir nicht wissen, was diese andere Person erlebt. Daher müssen wir bereit sein, zu lernen. Wir müssen der Person gestatten, uns in ihrem Erleben zu unterweisen.

Wie die meisten Menschen sind wir nie auf dem Mond gewesen. Wir haben ihn uns durch ein Teleskop angeschaut und können uns daran erinnern, wie wir Neil Armstrong bei seinem «ersten großen Schritt für die Menschheit» vor fast 40 Jahren im Fernsehen zugeschaut haben. Es ist jedoch nicht dasselbe, etwas «von außen» über Dinge zu wissen oder *Insider*-Wissen zu haben. Wenn wir wissen wollten, wie es war, zum Mond zu *fliegen* und auf dem Mond zu *gehen*, müssten wir einen Astronauten fragen – jemanden, der weit über die Grenzen unserer Erfahrung hinausgegangen ist.

> *Bescheidenheit* und *Geduld* sind die zentralen menschlichen Fähigkeiten, die nötig sind, um einer anderen Person zu helfen.

Neil Armstrong und andere Astronauten könnten uns eine Menge über «Mondspaziergänge» und Weltraumreisen lehren, selbst wenn wir nicht die Absicht hätten, in ihre Fußstapfen zu treten.

Diese Analogie gilt für das Erleben der Probleme des Lebens, die wir als «psychische Erkrankung» oder «Probleme der psychischen Gesundheit» bezeichnen. Wir können eine Menge darüber lernen, wie es ist, sich in den Klauen verschiedener Arten psychischen Leidens zu befinden. Selbst wenn wir der Ansicht sind, dass wir der Person niemals in den «Wahnsinn» folgen werden, können wir viel über das lernen, was als fremdartige Erfahrung erscheint.

Indem wir etwas über solche Erfahrungen lernen, werden uns die Menschen, denen wir zu helfen versuchen, in geringerem Maße zu «Aliens». Unter Umständen beginnen wir, sie – und ihre Probleme menschlichen Lebens – besser zu verstehen.

Leben mit dem Chaos – Lernen aus Erfahrung

Wir meinen gerne, unser Leben würde einigen Regeln folgen und bliebe innerhalb gewisser Grenzen. In Wirklichkeit ist unser Leben jedoch in keiner Weise vorhersagbar und oft recht chaotisch. Niemand von uns weiß, was wahrscheinlich als nächstes geschieht. Die Vorstellung, das Leben könnte seinen eigenen Plan haben, ist einfach zu beängstigend.

Was hat das mit psychischer Gesundheit zu tun? Es scheint klar, dass wir erst *nach* dem Ereignis *genau* herausfinden, wie Menschen «geisteskrank» wurden, welchen Sinn sie darin sahen und wie sie sich erholt haben. Menschen blicken auf ihre Erlebnisse zurück und lernen aus jenen Reflexionen etwas über das Geschehene, sie lernen aus der Realität ihrer Erfahrung. *Reflexion* – das Nachdenken über unser Leben – ist ein wundervolles Werkzeug. Sie hält unserem Erleben einen Spiegel vor.

Bei dem Versuch, Menschen zu helfen, müssen wir sorgsam darauf achten, dass wir nicht letztlich versuchen, das Erleben ihrer Probleme zu *kontrollieren.* Wir müssen Menschen Zeit geben, zu *reflektieren*, so dass sie aus ihrer eigenen Erfahrung lernen können. Hoffentlich wird dies dazu führen, dass sie besser verstehen, was ihnen geschehen ist. Wenn wir Menschen wie Sally Clay fragen, welche Pflegeperson *wirklich* hilfreich war, lautet die Antwort oft: «Jemand, der nicht versucht hat, mich völlig zu kontrollieren … Jemand, der mich meine Erfahrung *besitzen* ließ.»

Der fürsorgende Lebensretter

Menschen mit psychischen Leiden brauchen Unterstützung. Idealerweise brauchen sie jemanden, der ihren Bedürfnissen entsprechen kann, ohne dass sie sich bei diesem Prozess gänzlich opfern. Lebensretter erkennen, dass jemand ertrinkt, und unternehmen eine rasche und effektive Rettung, ohne zu riskieren, dabei selbst zu ertrinken. Sie «lassen sich auf die Person ein» und «teilen die Erfahrung des Ertrinkens». Indem sie sich jedoch selbst im *Gleichgewicht* halten, vermeiden sie, mit der Person, die sie zu retten suchen, «unterzugehen».

Dies ist für alle Helfer eine nützliche Analogie. Wenn wir der Person vermeiden helfen sollen, «in ihrem Leiden unterzugehen», müssen wir uns einlassen; wir müssen etwas von ihrer Erfahrung teilen; wir müssen ihr zeigen, dass wir uns nicht davor fürchten, «mit ihr ins Schwimmen zu geraten». Allerdings müssen wir unser Gleichgewicht bewahren, sonst riskieren wir beide, «unterzugehen».

Zu lernen, wie man sich einlässt, ohne die eigene emotionale Sicherheit zu riskieren, ist nicht leicht. Es lässt sich weder aus Büchern noch anhand von Videos lernen. Ganz sicher ist es keine Lektion, die sich durch Lesen eines kurzen Handbuchs, wie diesem hier, oder durch Teilnahme an einem zweitägigen Workshop lernen lässt. Es muss aus der Praxis heraus gelernt werden. Zu wissen, wie schwierig es sein könnte, solch eine menschliche Fähigkeit zu erwerben, ist indessen der erste Schritt, sie zu erlangen. Selbst wenn wir nichts anderes tun können, so können wir Sie dennoch daran erinnern, wie schwierig – und möglicherweise langwierig – der Prozess sein könnte, zu lernen, wie man «im Gleichgewicht bleibt».

Wir alle müssen unsere Erfahrungen miteinander teilen und voneinander lernen, ob wir es nun als «klinische Supervision» oder einfach nur als «miteinander reden» bezeichnen. Wichtig ist, daran zu denken, dass wir fortlaufend aus unseren gegenseitigen Erfahrungen lernen.

Der Strom des Wandels

Menschliches Erleben ist fließender Natur – in ständiger Bewegung, stetem Wechsel. «Alles ist in Bewegung», heißt es nach Epiktet. Viele Modelle menschlichen Funktionierens führen uns zu der fälschlichen Annahme, Menschen seien unwandelbar wie Felsen. Eine bessere Metapher für den Zustand des Menschseins ist das *Wasser*.

Das Gezeiten-Modell verwendet Wasser als Schlüsselmetapher sowohl für die gelebte Erfahrung der Person, die in psychiatrische Pflege kommt, als auch für das Pflegesystem, das sich der Person anpassen muss.

> Zu wissen, wie schwierig es ist, eine menschliche Fähigkeit zu erwerben, ist der erste Schritt, sie zu erlangen.

Die Wasser-Metapher eignet sich aus mehreren Gründen:

- Das Auf und Ab unseres Lebens spiegelt sich in der Art, wie wir ein- und ausatmen, wie Wellen, die ans Ufer schlagen.
- Alles menschliche Leben ging aus dem Ozean hervor.
- Wir alle gingen aus dem Wasser des Mutterleibes hervor.
- Wasser dient weltweit als Metapher für geistige Reinigung.
- Wasser ruft die Vorstellung von Ertrinken hervor, die oft von Menschen verwendet wird, die sich durch ihre Erfahrungen überwältigt fühlen.
- Die Macht des Wassers ist nicht leicht einzudämmen. Wir können Wasser aus dem Meer schöpfen, aber wir können nicht einen ganzen Ozean ausschöpfen.
- Der einzige Weg, wie wir mit der Macht des Wassers umgehen können, liegt darin, mit dessen Kräften leben zu lernen. Wir lernen, im Wasser zu schwimmen, oder wir bauen Boote, die über die Wellen gleiten. Letztlich ist die Macht des Wassers jedoch unberechenbar.

Das wechselnde Antlitz des Wassers

Der Anfang des Gezeiten-Modells liegt in viel einfachen und dennoch wichtigen Ausgangspunkten:

- Der primäre therapeutische Schwerpunkt der Psychiatrischen Pflege liegt in der Gemeinde. Das natürliche Leben einer Person ist ein «Ozean der Erfahrung». Die psychische Krise ist nur eines von vielen Dingen, welche sie «zu versenken» drohen könnten. Letztlich liegt das Ziel Psychiatrischer Pflege darin, Menschen wieder in diesen «Ozean der Erfahrung» zurückzubringen, um ihre Lebensreise vielleicht fortsetzen zu können.
- Wandel ist ein steter, fortlaufender Prozess. Allerdings verändern sich Menschen zwar ständig, aber unter Umständen ohne sich dessen bewusst zu sein. Eines der Hauptziele der im Gezeiten-Modell verwendeten Ansätze besteht darin, Menschen zu helfen, ihr Bewusst-

sein für die kleinen Veränderungen zu entwickeln, die schließlich eine große Wirkung auf ihr Leben haben werden.

- Befähigung beziehungsweise Ermächtigung («empowerment») steht im Zentrum des Prozesses der Sorge für sich («caring»). Menschen haben jedoch bereits ihre eigene «Macht». Wir müssen Menschen helfen, Macht zu gewinnen, damit sie ihre eigene persönliche Macht nutzen können, um ihr Leben stärker in die Hand zu nehmen, indem sie sie auf konstruktive Weise umsetzen.
- Die Pflegende und die Person sind – wenn auch nur vorübergehend – zu einem Tanz vereint. Wie unterscheidet man zwischen Tanzenden und Tanz, wenn es zu einer effektiven helfenden Begegnung kommt? Dies erinnert uns daran, dass echte fürsorgende Begegnungen nicht nur beinhalten, *für* die Person zu sorgen oder Dinge zu tun, die darauf schließen lassen, dass wir für sie sorgen, sondern *mit* der Person für sie zu sorgen.

Die Gezeiten-Metapher

Die Vorstellung des «Ozeans der Erfahrung» erinnert uns daran, dass das Leben eine Entwicklungsreise ist, die alle Menschen auf dem Weg durch die verschiedenen Stadien ihres Lebens machen. Es ist eine Reise des Erkundens und Entdeckens, auf der wir Dinge über uns selbst und unser Leben herausfinden.

Die Lebensreise gibt uns indessen nicht nur Gelegenheit, Dinge zu entdecken, sondern birgt auch viele Risiken: metaphorische Stürme sowie die Gefahr, auf Grund zu laufen oder mit dem Schiff zu sinken. Die Seetauglichkeit des Schiffes kann eine gute Metapher für den Gesundheitszustand oder die Konstitution der Person sein. Inwieweit wir imstande sind, über unseren Erfahrungsozean zu reisen, hängt von dem physischen Körper ab, in dem wir die Geschichte unseres menschlichen Lebens abspielen.

Wenn Menschen eine Störung ihrer Seereise erleben, können sie – wie Coleridges «alter Seemann»[4] – auf See in eine Flaute geraten. Eine De-

4 Samuel Taylor Coleridge (1772–1834): *The Rime of the Ancient Mariner* (Die Ballade vom alten Seemann), 1798 [A.d.Ü.]

pression hat oft solch einen Flauteneffekt. Oder sie werden heftig auf die Felsen geschleudert. Eine Psychose erscheint oft wie das Erleben eines Schiffbruchs. So oder so kommt es zu einem Signal, dass etwas Besonderes getan werden muss. Auf das, wenn es schließlich erfolgreich sein soll, eine Reihe von Nachsorgeinterventionen folgt – vom einfachen Über-Wasser-Halten der Person bis zum Tiefseetauchen (bei dem die «unter Wasser» liegenden Ursachen der Krise erforscht werden).

Diese Sichtweise der Conditio Humana ist wohl kaum als neu zu betrachten. Unsere Entdeckungen, wie Menschen psychisch und sozial funktionieren, kommen unserer Wahrnehmung dessen, was unser Leben in menschlichen Begriffen bedeutet, jedoch oft in die Quere.

Dickens erkannte die Gezeiten-Natur von Leben und Tod durch seine Figur des Mr. Peggotty, der uns daran erinnerte, dass das Kind aus den Wassern des Mutterleibes hervorgeht:

> [...] Die Leute hier an der Küste können nicht sterben, ehe die Flut nicht fast vorbei ist. Sie können nicht geboren werden, wenn sie nicht fast auf der Höhe ist. Er löscht aus mit der Flut. [...][5]

Eine ähnliche Sichtweise findet sich auch im östlichen Gedankengut, wo der Atem – die Lebenskraft oder *Prana* – mit jedem Einatmen vom Leben und mit jedem Ausatmen vom Tod kündet. Der Mensch balanciert daher ständig auf den Gezeitenspitzen von Leben und Tod.

Die berühmteste Zusammenfassung der Grundannahmen des Gezeiten-Modells findet sich jedoch in Shakespeares *Julius Caesar*:

> [...]
> Der Strom der menschlichen Geschäfte wechselt;
> Nimmt man die Flut wahr, führet sie zum Glück;
> Versäumt man sie, so muß die ganze Reise
> des Lebens sich durch Not und Klippen winden.
> Wir sind nun flott auf solcher hohen See
> und müssen, wenn der Strom uns hebt, ihn nutzen;
> Wo nicht, geht unser schwimmend Gut verloren.[6]

---

5 Charles Dickens (1812–1870), *David Copperfield* (Roman, 1849), 30. Kapitel [A.d.Ü.]

6 William Shakespeare (1564–1616), *Julius Caesar* (Drama, 1599), IV. Akt, 3. Szene, im Zelt des Brutus, es spricht Brutus [A.d.Ü.]

Hören Sie auf, so hart zu arbeiten

Das Gezeiten-Modell hat eine personen- oder, wo angemessen, eine familienzentrierte Pflege zum Ziel. Diese sollte...

- ... das Grundbedürfnis des Menschen nach sowohl existenzieller als auch körperlicher Sicherheit anerkennen.
- ... die Fähigkeit der Person anerkennen, sich wechselnden Lebensumständen anzupassen.
- ... die vorhandenen sowohl persönlichen als auch zwischenmenschlichen Ressourcen der Person betonen.

Im Gezeiten-Modell wird anerkannt, dass wir bestrebt sein sollten, so *wenig* wie möglich zu tun, um die Person unterstützen zu helfen. Wir müssen uns vergewissern, dass wir helfen und befähigen, nicht aber intervenieren. Wir müssen sicherstellen, dass wir nicht zu hart daran arbeiten, Menschen zu verändern.

Wahre «Pflege» geschieht, wenn die Person Wachstum und Entwicklung zu erleben beginnt. Pflegen bedeutete ursprünglich, die Person mit Nahrung zu versorgen. Über die Jahrhunderte hat sich nichts geändert. Heutzutage brauchen Menschen mit psychischen Leiden die Nahrung, welche die Pflege bieten kann. Sie brauchen die menschliche Unterstützung, die ihnen hilft, effektiver mit den Gezeitenkräften umzugehen, die ihr Leben erschüttert haben. Sie brauchen Hilfe, um das Vertrauen zu gewinnen, wieder in ihr Boot zu steigen und vom Ufer abzustoßen, um abermals die Reise auf ihrem Ozean der Erfahrung zu beginnen.

Wenn wir Menschen gebeten haben, uns über ihre Erfahrung mit «guter Pflege» zu berichten, wurde genau diese Art von Unterstützung besonders gelobt und man erinnerte sich besonders daran.

4. Die 10 Verpflichtungen

Gezeiten-Werte

Das Gezeiten-Modell beruht auf zehn jeweils eigenständigen Werten, bei denen es um menschliches Erleben und menschliche Erfahrungen sowie um helfende Beziehungen geht: den *10 Verpflichtungen.* Diese Verpflichtungen beinhalten alle Aspekte der praktischen Anwendung des Gezeiten-Modells, vor allem aber:

- die Durchführung des ganzheitlichen Assessments
- die Durchführung der Einzelsitzungen
- das Erstellen des persönlichen Sicherheitsplans
- die Durchführung von Gruppenarbeit.

Zur Unterstützung beim Evaluieren oder Auditieren der Praxis des Gezeiten-Modells haben wir 20 spezifische Gezeiten-*Befähigungen* entwickelt. Diese Befähigungen ordnen sich um die Grundprinzipien der *10 Verpflichtungen.* Im Folgenden beschreiben wir kurz die 10 Gezeiten-Verpflichtungen zusammen mit den 20 Gezeiten-Befähigungen.

Die 10 Verpflichtungen und ihre Befähigungen

1. Die persönliche Stimme wertschätzen: Die *Geschichte* der Person über das Erleben psychischer Leiden oder damit zusammenhängender Probleme des Lebens ist der Anfangs- und Endpunkt der gesamten helfenden Begegnung. Sie umfasst nicht nur den Bericht der Person über ihre Nöte, sondern auch die Hoffnung auf deren Lösung.

Befähigung 1: Der Praktiker zeigt die Kompetenz, der Geschichte der Person aktiv zuzuhören.

Befähigung 2: Der Praktiker hilft der Person *ihre Geschichte in ihren eigenen Worten* festzuhalten.

2. Die Sprache respektieren: Die Person hat eine einzigartige Weise entwickelt, um die Lebensgeschichte zum Ausdruck zu bringen und anderen wiederzugeben, was nur sie selbst wissen kann.

Befähigung 3: Der Praktiker hilft der Person, sich stets *in ihrer eigenen Sprache* auszudrücken.

Befähigung 4: Der Praktiker hilft der Person, ihr *Verständnis* spezifischer Erfahrungen *durch persönliche Geschichten, Anekdoten, Gleichnisse oder Metaphern* auszudrücken.

3. Zum Lehrling werden: Die Person ist Expertin ihrer Lebensgeschichte. Der Praktiker lernt von ihr, «was getan werden muss» oder «was funktioniert».

Befähigung 5: Der Praktiker entwickelt einen Pflegeplan, der, *wo immer möglich*, auf den *geäußerten Erfordernissen, Bedürfnissen oder Wünschen der Person* beruht.

Befähigung 6: Der Praktiker hilft der Person, spezifische Probleme des Lebens zu identifizieren und herauszuarbeiten, was getan werden kann, um sie anzugehen.

4. Die verfügbaren Mittel und Wege nutzen: Die Geschichte der Person enthält Beispiele dessen, was bei ihr «funktioniert hat» oder «funktionieren könnte». Diese Beispiele liefern die hauptsächlichen Mittel, die eingesetzt werden müssen, um Recovery zu entfalten oder aufzubauen.

Befähigung 7: Der Praktiker hilft der Person, ihre Wahrnehmung für das zu schärfen, was in Bezug auf spezifische Probleme des Lebens für oder gegen sie arbeitet.

Befähigung 8: Der Praktiker unterstützt die Person, herauszufinden, was bestimmte Menschen tun können oder könnten, um ihr beim weiteren Umgang mit spezifischen Problemen des Lebens zu helfen.

5. Den nächsten Schritt gestalten: Der Helfer und die Person arbeiten zusammen, um zu einer Einschätzung dessen zu kommen, was «jetzt» getan werden muss. Der erste Schritt besteht darin aufzudecken, welche Macht Veränderung hat, indem man auf das Endziel hinweist.

Befähigung 9: Der Praktiker hilft dem Menschen zu identifizieren, welche Art von Veränderung ein Schritt in Richtung der Lösung oder des Sich-Entfernens von einem spezifischen Problem des Lebens wäre.

Befähigung 10: Der Praktiker hilft der Person zu ermitteln, was in unmittelbarer Zukunft geschehen muss, um ihr zu helfen, diesen «positiven Schritt» in Richtung auf ihr gewünschtes Ziel nach und nach auch zu erleben.

6. Zeit schenken: Die Zeit, die der Praktiker und die Person zusammen verbringen, ist der Grundstein des Wandlungsprozesses.

Befähigung 11: Der Praktiker hilft der Person, ihre Wahrnehmung dafür zu entwickeln, dass eine fest zugeordnete Zeit aufgewandt wird, um ihre spezifischen Bedürfnisse anzusprechen.

Befähigung 12: Der Praktiker erkennt den Wert der Zeit an, welche die Person dem Prozess des Assessments und der Pflege widmet.

7. Ehrliche Neugierde entwickeln: Die Person schreibt eine Lebensgeschichte, ist jedoch kein offenes Buch. Praktiker müssen Wege entwickeln, echtes Interesse an der Geschichte zum Ausdruck zu bringen, um den Erzähler der Geschichte besser verstehen zu können.

Befähigung 13: Der Praktiker zeigt Interesse an der Geschichte der Person, indem er *um Klärung bestimmter Punkte und um weitere Beispiele oder Details bittet.*

Befähigung 14: Der Praktiker zeigt Bereitschaft, der Person zu helfen, *ihre Geschichte in ihrem eigenen Tempo zu entfalten.*

8. Wissen, dass kontinuierlich Veränderung stattfindet: Das Grundprinzip des Gezeiten-Modells ist, dass Wandel unvermeidbar ist, weil er kontinuierlich stattfindet. Die Aufgabe des professionellen Helfers besteht darin, ein Bewusstsein dafür zu entwickeln, wie dieser Wandel geschieht und wie sich dieses Wissen dazu nutzen ließe, die Person aus Gefahr und Leid heraus und zurück auf den Kurs des Rückforderns und der Recovery zu lenken.

Befähigung 15: Der Praktiker hilft der Person, ein Bewusstsein für die feinsten Veränderungen – in Gedanken, Gefühlen oder im Handeln – zu entwickeln.

Befähigung 16: Der Praktiker hilft der Person, ein Bewusstsein dafür zu entwickeln, wie sie selbst, andere Personen oder Ereignisse diese Veränderungen beeinflusst haben.

9. Persönliche Lebensweisheit enthüllen: Die Person hat beim Schreiben der Lebensgeschichte einen großen Vorrat an persönlicher Lebensweisheit angelegt. Eine der zentralen Aufgaben des Helfers besteht darin, beim Enthüllen dieser Lebensweisheit zu assistieren.

Befähigung 17: Der Praktiker hilft der Person, persönliche Stärken und Schwächen zu identifizieren und ein Bewusstsein dafür zu entwickeln.

Befähigung 18: Der Praktiker hilft der Person, den Glauben an sich selbst zu entwickeln und damit ihre Fähigkeit zu fördern, sich selbst zu helfen.

10. Transparent sein: Die Beziehung beruht auf gegenseitigem Vertrauen.

Befähigung 19: Ziel des Praktikers ist, sicherzustellen, dass der Person jederzeit alle Pflege- und Versorgungsprozesse klar sind.

Befähigung 20: Der Praktiker stellt sicher, dass die Person Kopien aller Dokumente des Assessments und der Pflege- und Versorgungsplanung zur eigenen Nutzung erhält.

5. Das Gezeiten-Modell im Überblick

Gezeiten-Überzeugungen

Das Gezeiten-Modell beruht auf vier Kernannahmen zur Pflegepraxis.

1. *Psychiatrische Pflege ist eine interaktive, entwicklungsbezogene menschliche Tätigkeit, die mehr mit der zukünftigen Entwicklung der Person als mit den Ursprüngen oder Ursachen ihres gegenwärtigen Leidens befasst ist.*

Wichtig ist, den möglichen Einfluss der Geschichte (Lebensereignisse) sowie physischer oder sozialer Faktoren auf die gegenwärtigen Probleme der Person zu berücksichtigen. Primär liegt der Schwerpunkt der Pflege jedoch auf *der Beziehung der Person zu Gesundheit und Krankheit* – nicht auf Krankheit selbst. Die Pflege ist darauf ausgerichtet, herauszufinden, *was getan werden muss*, um der Person zu helfen, die Probleme des Lebens, die unter Umständen als die eine oder andere Form von «psychischer Erkrankung» diagnostiziert werden, zu überwinden oder sich ihnen anzupassen.

2. *Das Erleben von Problemen menschlichen Lebens wird von der Person zum Ausdruck gebracht durch öffentlich zur Schau gestelltes «peinliches oder gestörtes Verhalten» oder indem sie von «privaten Ereignissen» (Gedanken, Gefühlen, Überzeugungen etc.) spricht, die nur ihr selbst bekannt sind.*

Auch wenn Dritte – zum Beispiel die Familie, Freunde und professionelles Personal – Zeuge des «peinlichen Verhaltens» der Person sein mögen, ist die menschliche Erfahrung des Leidens stets unsichtbar. Die Pflege zielt darauf ab, der Person zu helfen, zu solchen Erfahrungen

Zugang zu gewinnen und sie *erneut zu sichten*, in dem Bestreben, die Autorenschaft über das Leben der Person wieder zu übernehmen und mit der Heilung vergangenen und gegenwärtigen Leidens als Teil der persönlichen menschlichen Entwicklung zu beginnen.

3. *Die Pflegeperson und die gepflegte Person stehen in einer Beziehung, die auf gegenseitigem Einfluss beruht.*

Pflege ist kein Einbahnprozess. Pflege beinhaltet eher *fürsorgen mit* der Person als *sorgen für* die Person. Die gemeinschaftliche Natur der Beziehung des Fürsorgens kann sowohl bei der Pflegeperson als auch bei der gepflegten Person Veränderungen bewirken.

4. *Was gewöhnlich als «psychische Erkrankung» bezeichnet wird, umfasst eine große Vielfalt an Problemen menschlichen Lebens. Pflege konzentriert sich darauf, diese Probleme in der alltäglichen Erfahrungswelt der Person anzusprechen.*

Zwar verbringen Pflegende Zeit mit der Person, indem sie Lebensereignisse besprechen und antizipieren, jedoch liegt der Schwerpunkt primär auf der Begegnung mit der realen Welt des Erlebens der Person. Pflege ist nicht spezifisch auf Gesundheit oder Krankheit ausgerichtet, sondern darauf, wie die Person Gesundheit oder Krankheit erlebt und welche Beziehung sie dazu hat.

Die Gezeiten-Metapher

Gewöhnlich wird angenommen, dass Menschen «Bedürfnisse» haben – geliebt, umsorgt, gepflegt, behütet zu werden, dass ihnen geholfen wird etc. Diese Bedürfnisse sind nicht statisch, sondern fließend, in steter Veränderung begriffen. Das Gezeiten-Modell bedient sich der Metapher des Wassers, um uns daran zu erinnern, dass sich jede menschliche Erfahrungen in stetem Fluss befindet und sich dauernd verändert.

Wir glauben, dass Menschen auf einem metaphorischen «Ozean der Erfahrung» leben. Das tägliche Leben scheint Grenzen und Beschränkungen zu haben, die jedoch illusorisch, nicht realer als der Begriff des Horizonts sind.

Wenn wir über den Ozean reisen, bewegt sich der Horizont mit uns und bleibt dabei immer gleich weit entfernt. Die Metapher des Horizonts steht für die grenzenlose Natur menschlichen Erlebens – für die illusorischen «Grenzen des Selbst».

Die Gezeiten-Metapher weist auch darauf hin, dass die verschiedenen Reisen, die Menschen im Laufe ihres Lebens machen, wie Seereisen sind. Menschen sprechen oft von ihrer «persönlichen Entwicklung» oder den «Stadien» oder «Phasen», die sie in ihrem Leben durchlaufen haben. Diese gleichen dem Segeln von einem Hafen zum anderen, von einem Kontinent zum anderen. Ob groß oder klein, unsere Lebensreisen beeinflussen unsere Entwicklung als Person. Reisen erweitert den Geist in dem Sinne, dass Lebensreisen das Erleben unserer selbst und der Welt, in der wir leben, verändern.

Der metaphorische Ozean des Lebens liefert das Setting für all unsere «Lebensereignisse». Menschen können ein Trauma erfahren, das aussehen kann, als habe man ihnen Aspekte ihrer persönlichen Identität «geraubt», als seien sie von Piraten geentert worden. Die Erfahrungen von Vergewaltigung, körperlichem und sexuellem Missbrauch, Folter und Körperverletzungen sind die häufigsten Beispiele solch eines «Raubs des Selbst».

Menschen können andere Formen von Trauma erfahren, von «Stürmen auf See» bis zum «Auflaufen auf Klippen». Alltägliche Traumata, wie Schwierigkeiten in Beziehungen, Verluste oder anhaltende Stressphasen, können zu einem metaphorischen «Schiffbruch» führen.

Weitere zentrale Fragen

Die Praxis des Gezeiten-Modells beinhaltet, vier Fragen zu stellen.

1. Warum dies – warum jetzt ? Wir müssen zuerst einmal überlegen, warum die Person diese spezielle Schwierigkeit im Leben *jetzt* hat. Der Pflege- und Dienstleistungsschwerpunkt liegt ganz deutlich auf dem, was die Person *jetzt* erlebt und was *jetzt* getan werden muss, um dieses Problem anzugehen und hoffentlich zu lösen.

2. Was funktioniert? Wir müssen auch fragen, was für die Person unter den gegebenen Umständen «funktioniert» oder «funktionieren könnte». Dies bildet den personenzentrierten Pflegefokus. Statt standardisierte Techniken oder therapeutische Ansätze zu verwenden, die von allgemeinem Wert sein mögen, ist es unser Ziel, entweder zu ermitteln, was bei der Person in der Vergangenheit funktioniert hat oder für diese Person – angesichts ihrer Geschichte, Persönlichkeit und allgemeinen Lebensumstände – in unmittelbarer Zukunft funktionieren könnte.

3. Welche persönliche Theorie hat die Person? Schließlich müssen wir betrachten, wie die Person ihre Probleme versteht. Statt ihr eine professionelle Erklärung ihrer Schwierigkeiten – in Form einer Theorie oder Diagnose – zu liefern, versuchen wir zu verstehen, wie die Person ihre Erfahrung versteht. Wie lautet die «persönliche Theorie» der Person?

4. Wie soll man Einschränkungen begrenzen? Unser Ziel sollte auch sein, die am wenigsten restriktiven Mittel anzuwenden, um der Person zu helfen, ihre Schwierigkeiten anzugehen und zu lösen. Auch wenn es oft für selbstverständlich gehalten wird, das Gezeiten-Modell versucht zu ermitteln, wie *wenig* die Pflegeperson tun könnte, um der Person zu helfen, und *wie viel* die Person tun könnte, um einen bedeutungsvollen Wandel herbeiführen zu helfen. Zusammengenommen könnte beides die am wenigsten restriktive Intervention darstellen.

Das Pflegekontinuum

Der Schwerpunkt der Pflege liegt primär darauf, zu ermitteln, *was* **jetzt** *getan werden muss*, um die *augenblicklichen* Bedürfnisse, Schwierigkeiten oder Lebensprobleme der Person anzugehen.

Ein zweites, aber nicht weniger wichtiges Pflegeziel liegt darin, zu ermitteln, was *jetzt* getan werden muss, um die Wahrscheinlichkeit zu senken, dass es in Zukunft potenziell zu Problemen oder Schwierigkeiten kommt. In diesem Sinne ist Pflege sowohl gegenwarts- als auch zukunftsorientiert.

Das Pflegekontinuum (**Abb. 5-1**) hat ein breites Spektrum – vom Unterstützen der Person beim Lösen *laufender, aktueller Probleme* bis

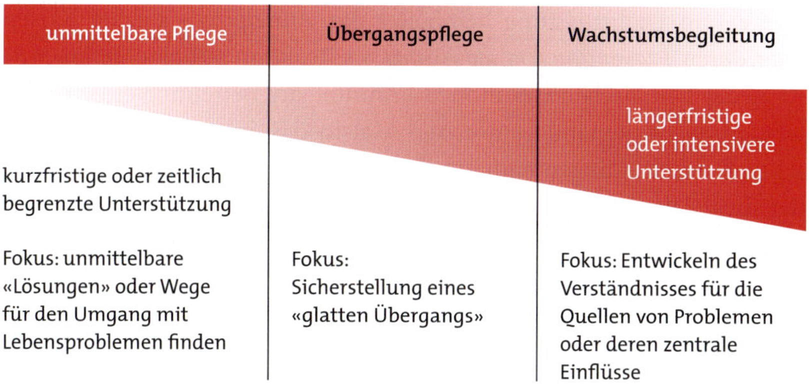

Abbildung 5-1: Das Pflegekontinuum

hin zur Unterstützung der Person beim *Entwickeln eines tieferen Verständnisses*, wie bestimmte Lebensprobleme entstanden sind und wie die Person beginnen könnte, sie zu lösen oder sich damit zu arrangieren. Dieses Verständnis könnte der Person helfen, in Zukunft effektiver mit potenziellen Problemen umzugehen.

Die Notwendigkeit unmittelbarer Betreuung

Wenn Menschen Hilfe brauchen, um mit Lebensproblemen zurechtzukommen, die plötzlich aufgetreten oder immer belastender geworden sind, brauchen sie *unmittelbare Pflege*, um ihnen zu helfen, Wege zu finden, wie sie diese Probleme angehen können. Wenn Menschen solche «akuten» Krisen erleben, werden sie oft stationär oder in einem anderen unterstützenden Setting aufgenommen. In solchen Settings konzentriert man sich darauf, zu ermitteln, «was getan werden muss», um Menschen zu helfen, nachhause zurückzukehren und ihr Leben, so gut sie können, wieder aufzunehmen. Unmittelbare Pflege konzentriert sich im Allgemeinen darauf, die Probleme der Person *kurzfristig* anzugehen.

Solche Krisen lassen sich allerdings auch als Teil der «aufsuchenden Pflege und Dienstleistung» angehen und lösen, ohne dass es der Aufnahme in einem stationären Setting bedarf. Vieles in der aufsuchenden

Pflege und Dienstleistung beinhaltet das *Antizipieren* solcher Krisen oder deren *Prävention*. Daher könnte als Reaktion auf eine *anfängliche* Krise der psychischen Gesundheit unmittelbare Betreuung erforderlich werden, wenn jemand zum ersten Mal in das System der psychiatrischen Dienstleistungen eintritt oder wenn es im Leben von jemandem, der diese Dienstleistungen bereits in Anspruch nimmt, zu einer Krise kommt.

Unmittelbare Pflege konzentriert sich auf den Versuch, praktische Lösungen für die unmittelbaren Probleme der Person zu finden, indem die beim *ganzheitlichen Assessment* (s. S. 97) ermittelten Ressourcen eingesetzt werden. Dies wird, wo angemessen, durch Erstellen des *persönlichen Sicherheitsplans* (s. S. 89) erweitert. Dabei wird ermittelt, was geschehen muss, um die physische und emotionale Sicherheit der Person sicherzustellen und jeglicher Gefährdung Dritter gegenzusteuern.

Die Notwendigkeit für Wachstumsbegleitung

Am anderen Ende des Kontinuums müssen Menschen unter Umständen ihr Verständnis der *Natur* und *Funktion* ihrer Probleme weiterentwickeln: Welches sind diese Probleme und wie beeinträchtigen sie den Betreffenden? Eine Möglichkeit könnte sein, dass sie ihre Fähigkeit entwickeln müssen, mit solchen Problemen umzugehen oder damit zu leben. Hier braucht die Person *Wachstumsbegleitung*. Menschen an diesem Ende des Kontinuums erhalten unter Umständen eine häusliche Nachbetreuung, entweder bei sich zuhause oder in einem Wohnheim, als Teil eines fortlaufenden Rehabilitationsprogramms. *Wachstumsbegleitung* ist auf intensivere und längerfristige Unterstützung ausgerichtet.

Bei der *Wachstumsbegleitung* wird ein Schwerpunkt darauf gelegt, der Person beim Entwickeln eines größeren Verständnisses für die Art und Funktion von Lebensproblemen zu helfen. Diese Form der Pflege kann Teil eines intensiveren Rehabilitationszyklus oder eines umfangreichen Recovery-Programms sein. *Wachstumsbegleitung* beinhaltet gewöhnlich auch eine nachhaltigere Phase der Unterstützung durch ein engagiertes individuelles oder professionelles Team in der Klinik, in der Ambulanz oder im kommunalen Setting.

Übergangspflege

Wo Vorbereitungen getroffen werden, eine Person stationär aufzunehmen oder nachhause zu entlassen, braucht die Person Übergangspflege. Diese Form der Pflege ist auch nötig, wenn jemand von einem Pflege-Setting in ein anderes, vielleicht in einen anderen Teil der Einrichtung, kommt. Eine Aufnahme in die Klinik oder ein Wechsel von einem therapeutischen Team oder Therapeuten zu einem anderen kann oft traumatisch sein. Übergangspflege soll sicherstellen, dass die Person möglichst glatt von einem Setting zum anderen gelangt (oder übergeht).

Gleichzeitig ist es wichtig, sicherzustellen, dass alle notwendigen Informationen über die Art der angebotenen und der erwarteten Pflege von einem Pflege-Setting zum anderen weitergegeben werden. Eine wichtige pflegerische Verantwortung bei der Übergangspflege besteht darin, sicherzustellen, dass es zu einer angemessenen Zusammenarbeit mit Kolleginnen und Kollegen kommt, und dass die Person möglichst viel an den Vorkehrungen für diesen Pflegeübergang beteiligt wird. **Abbildung 5-2** verdeutlicht die Phasen des Gezeiten-Pflegekontinuum und gibt einen Überblick über die «Reise», die eine Person durch jede Einrichtung – vom Eintritt bis zum Austritt – machen könnte.

Beim Eintritt in die Einrichtung – ein Klinik-Setting oder eine Ambulanz – oder bei der Person zuhause liegt der anfängliche Schwerpunkt auf dem «Ausrichten der Person auf unmittelbare Pflege»: allmähliches Verstehen der Bedürfnisse der Person und Organisieren des Teams, um mit dem Erkunden jener Bedürfnisse zu beginnen und allgemeine Unterstützung zu leisten.

Dies führt zu einer stärker fokussierten Exploration der Person und ihrer Geschichte durch das *ganzheitliche Assessment* und (wo angemessen) durch das *Sicherheitsassessment*. Die Lebensprobleme der Person und/oder der Unterstützungsbedarf werden in geeigneten *Einzelsitzungen* und in Sitzungen, die auf das Erstellen eines «persönlichen Sicherheitsplans» ausgerichtet sind, weiter exploriert.

Parallel zu dieser individuellen Arbeit wird die Person in drei Formen der Gruppenarbeit eingeführt, wo sie Unterstützung von Menschen in ähnlicher Situation erhalten und andere unterstützen

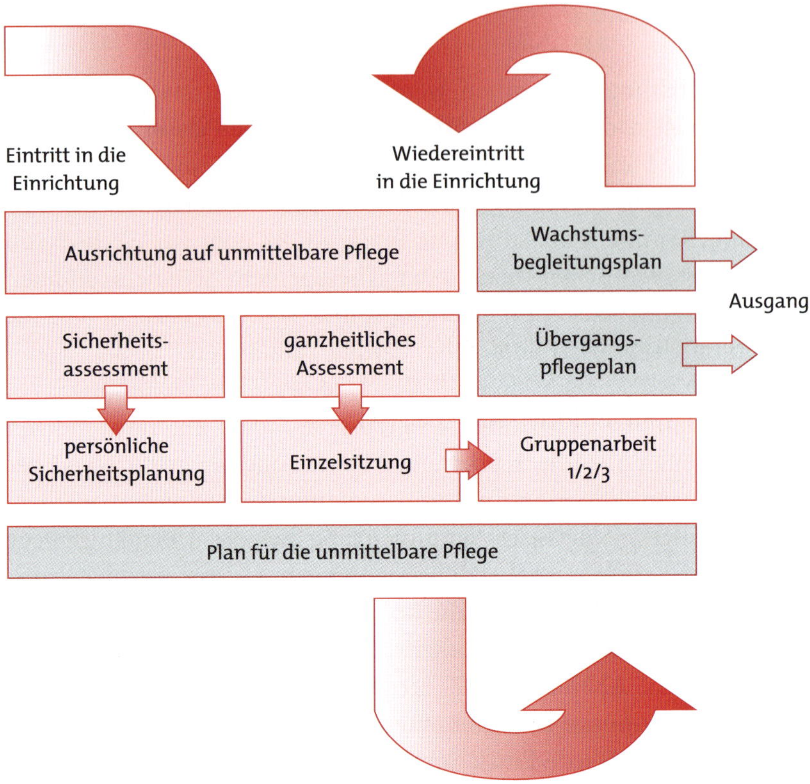

Abbildung 5-2: Karte des Pflegekontinuums

kann. Die Art der erforderlichen Pflege wird weitgehend dadurch bestimmt, wo im Pflegekontinuum die Person steht. Erhält sie zum ersten Mal psychiatrische Gesundheitsdienstleistungen, wird sie auf ihre *unmittelbaren Pflegebedürfnisse* hin eingeschätzt. Unmittelbare Pflege ist darauf ausgerichtet, die einfachste mögliche Art von Intervention anzubieten, die nötig sein könnte, um die Person «umzuleiten» und ihr zu helfen, in den offeneren «Ozean der Erfahrung» des Alltagslebens zurückzukehren.

Unmittelbare Pflege ist auf das Ermitteln von Lösungen für die unmittelbaren Probleme der Person ausgerichtet und nutzt dabei die beim ganzheitlichen Assessment herausgearbeiteten persönlichen und zwischenmenschlichen Ressourcen. Dieser *lösungsorientierte* und kurzfristige Ansatz wird – wo angemessen – durch den *persönlichen Sicherheitsplan* unterstützt. Darin wird ausgewiesen, was geschehen muss, um die physische und emotionale Sicherheit der Person sicherzustellen und jeder Gefahr einer Schädigung der Person oder Dritter gegenzusteuern.

Wo die Person *Wachstumsbegleitung* benötigt, liegt besondere Betonung auf dem mittel- bis längerfristigen Unterstützen der Person beim Entwickeln von Fähigkeiten oder Wegen im Umgang mit Lebensproblemen. Diese Hilfe kann in Gestalt eines Rehabilitationsprogramms oder einer Einzelberatung oder Psychotherapie angeboten werden. *Wachstumsbegleitung* kann auch das Angebot einer nachhaltigen Unterstützungsphase durch eine ausgewiesene Fachperson, ein entsprechendes Team oder durch ein Team, das mit kommunal basierten Selbsthilfegruppen zusammenarbeitet, beinhalten.

Wo die Person Übergangspflege benötigt, ist effektive und effiziente Teamarbeit ganz entscheidend. Zwar ist Teamarbeit für alle drei Ebenen der Pflege von zentrale Bedeutung, wenn die Person von einem Pflege-Setting in ein anderes kommt, jedoch ist die Notwendigkeit des Kontakthaltens und der Kommunikation zwischen allen Parteien, einschließlich der Person und ihrer Familie, von entscheidender Bedeutung.

6. Die drei Dimensionen

Im Gezeiten-Modell wird die Person durch drei persönliche Dimensionen wiedergegeben: *Selbst, Welt* und *Andere* (**Abb. 6-1**). Eine Dimension ist eine Sphäre der Kontrolle oder des Einflusses – ein Ort, an dem die Person Aspekte privaten oder öffentlichen Lebens erfährt oder auslebt. Einfacher gesagt: Eine *Dimension* ist ein Ort, an dem jemand *lebt.*

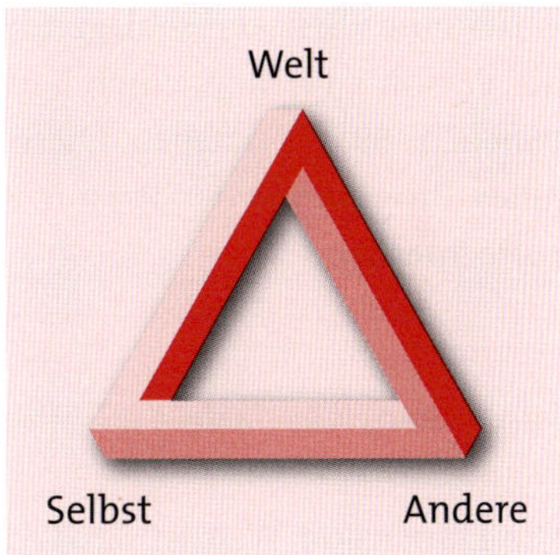

Abbildung 6-1: Die drei Dimensionen des *Gezeiten-Modells*

Die Dimensionen sind wie die Adresse der Person. Ihr Haus oder ihre Wohnung hat mehrere Räume, aber die Person ist nicht *immer* in jedem dieser Räume zu finden. Manchmal ist sie in einem, dann wieder in einem anderen Raum. Die persönlichen Dimensionen sind ähnlich. Manchmal verbringt die Person hauptsächlich Zeit in der *Dimension Selbst* und zu anderen Zeiten verbringt sie überwiegend Zeit in der *Dimension Welt* oder der *Dimension Andere.*

Die Dimension Selbst

Die Dimension des Selbst ist der *private Ort*, an dem die Person *lebt.* Hier erfährt sie Gedanken, Gefühle, Überzeugungen, Werte, Ideen etc., die nur ihr bekannt sind. In dieser privaten Welt wird das als «psychische Erkrankung» bezeichnete Leiden zuerst erlebt. Alle Menschen halten vieles von ihrer privaten Welt geheim und enthüllen Dritten nur, was diese wissen sollen. Deshalb sind Menschen oft ein «Geheimnis» für uns, selbst wenn es sich um enge Freunde oder Verwandte handelt.

Im Gezeiten-Modell wird die *Dimension des Selbst* zum Schwerpunkt unserer Versuche, der Person zu helfen, sich «sicherer und besser aufgehoben» zu fühlen; wo wir der Person zu helfen versuchen, mit spezifischen Lebensproblemen verbundene eigene Befürchtungen, Ängste und andere Bedrohungen der emotionalen Stabilität anzugehen und nach und nach damit zurechtzukommen. Der Hauptschwerpunkt liegt darin, eine «Brücken schlagende» (s. S. 71) Beziehung aufzubauen und der Person zu helfen, einen bedeutungsvollen *persönlichen Sicherheitsplan* (s. S. 89) zu erstellen. Diese Arbeit wird zur Grundlage des «Selbsthilfe»-Programms der Person, das sie bei der Rückkehr in den Alltag aufrechterhält.

Die Dimension Welt

Die Dimension Welt ist der Ort, an dem die Person einige der Erfahrungen aus der Dimension des Selbst mit anderen Menschen aus ihrer sozialen Welt teilt. Wenn Menschen mit anderen über ihre privaten Gedanken, Gefühle, Überzeugungen oder andere, nur ihnen bekannte Erfahrungen sprechen, begeben sie sich in die Dimension Welt.

Im Gezeiten-Modell wird die Dimension Welt zum Schwerpunkt unserer Bemühungen, die Person und ihre Lebensprobleme zu *verstehen*. Dies geschieht mittels des ganzheitlichen Assessments (s. S. 97). In der Dimension Welt versuchen wir auch, der Person zu helfen, auf alltäglicher Basis nach und nach spezifische Lebensprobleme zu ermitteln und anzugehen. Dies geschieht mittels geeigneter Einzelsitzungen (s. S. 113).

Die Dimension Andere

Die Dimension Andere ist der Ort, an dem die Person den Alltag mit anderen Menschen – der Familie, Freunden, Nachbarn, Arbeitskollegen, Fachpersonen etc. – teilt. Hier engagiert sich die Person in verschiedenen zwischenmenschlichen und sozialen Begegnungen, bei denen sie durch andere beeinflusst wird und wiederum andere beeinflussen kann.

Die Organisation und Durchführung professioneller Pflege sowie anderer Formen der Unterstützung ist in der *Dimension Andere* verortet. Der Hauptaugenmerk des Gezeiten-Modells liegt auf drei geeigneten Formen der Gruppenarbeit: Entdeckung, Teilen von Informationen und Finden von Lösungen.

Durch Teilnahme an diesen Gruppen entwickelt die Person ein Bewusstsein für den Wert sozialer Unterstützung, die sie sowohl von anderen *empfangen* als auch anderen *geben* kann. Dies wird für die Person zur Grundlage für das Verständnis des Wertes gegenseitiger Unterstützung, auf die im Alltag zurückgegriffen werden kann.

7. Die Macht der Live-Dokumentation

Die Vorteile des «In-situ»-Dokumentierens

Alle Aufzeichnungen von Sitzungen, Assessments oder Pflegeplänen, die mit der Person erstellt werden, werden «live», *in situ* – an dem Ort, wo das Gespräch, Assessment etc. stattfand – dokumentiert.

Anmerkung: Zur Dokumentation des Beitrags der Person dienen stets deren *eigene Worte* und wo die Pflegenden Pläne erstellen, werden ebenfalls die eigenen Worte der Person als «direkte Zitate» verwendet. Der Person wird gleich zu Beginn stets Schreibzeug angeboten und sie wird aufgefordert, die Akte zu vervollständigen. (Wo Menschen dazu nicht bereit oder in der Lage sind, kann der Betreffende die Aufgabe an die Pflegeperson zurückgeben, ohne dabei seine Würde zu verlieren.)

Vorteile der Live-Dokumentation

Diese Live-Dokumentation hat mehrere Vorteile:

1. *Wertschätzung:* Indem die Person direkt an dem Prozess beteiligt ist, fühlt sie sich wertgeschätzt. Aktive Einbindung in den Dokumentationsprozess zeigt Respekt vor dem Beitrag der Person.

2. *Gemeinsame Eigentümerschaft:* Indem die von Person und Pflegeperson geleistete Arbeit gemeinsam dokumentiert wird, entsteht ein Gefühl echter *Kooperation.* Die Arbeit gehört beiden – zu gleichen Teilen.

3. *Akkuratesse:* Indem das Ergebnis des Gesprächs live dokumentiert wird, ist es weniger möglich, das Gesagte zu verzerren oder umzuformulieren. Die Aufzeichnung des Treffens oder der Sitzung ist ein akkurates Produkt, über das sich die beteiligten Parteien einig sind.

4. *Personenzentrierter Fokus:* Durch Dokumentieren in den eigenen Worten der Person zeigt die Pflegeperson oder sonstige Fachperson Engagement, mit der Person an der Entwicklung bedeutungsvoller, konstruktiver Versuche zu arbeiten, um laufende Lebensprobleme anzugehen.

5. *Wirtschaftlichkeit:* Indem sie die Sitzungen live, *in situ* dokumentiert, spart die Pflegeperson Zeit, die sie ansonsten im Büro mit dem Versuch verbracht hätte, sich daran zu erinnern, was genau gesagt worden ist.

Die Dimension des Selbst – Entwickeln emotionaler Sicherheit

In der Dimension des Selbst helfen wir der Person, den Grad an emotionaler Sicherheit zu erleben. Dieser ist nötig, um sich imstande zu fühlen, den Herausforderungen, die durch verschiedene Lebensprobleme entstanden sind, gegenüberzutreten und sie anzugehen.

Wir tun dies, indem wir eine Brücken schlagende Beziehung mit dem Ziel aufbauen, das Gefühl von Getrenntsein aufzulösen und ein Gefühl menschlichen Verbundenseins zu fördern.

In einem zweiten Schritt helfen wir der Person, mit dem Erstellen eines *persönlichen Sicherheitsplans* zu beginnen. Darin wird ausgewiesen, was die Person und andere tun müssen, um ihr zu helfen, sich emotional und daher körperlich sicherer zu fühlen.

Dies bildet die Grundlage für die zukünftige Entwicklung der Auffassung von «Selbstpflege» und «Selbsthilfe» seitens der Person.

8. Brücken schlagen

Das Leben und seine vielen Risiken

Auch wenn es gefährlich ist, zu verallgemeinern, erleben die meisten Menschen, die der Unterstützung durch Psychiatrischer Pflege bedürfen, etwas, das sich als «Krise des Selbst» bezeichnen ließe; indem es ihnen schwerfällt, mit sich selbst oder anderen Menschen zu leben – mit der Folge, dass es anderen schwerfällt, mit ihnen zu leben.

Menschen mit jeder Art von psychischem Leiden erleben oft ein Gefühl von «Bedrohung». Dies kann von Erfahrungen *innerhalb der Person* (z.B. Gefühle von Wert- oder Hoffnungslosigkeit oder Hören verfolgender Stimmen) bis hin zu den Auswirkungen der *Außenwelt* (Stigma, Verfolgung, Diskriminierung oder Missbrauch) reichen.

Der Schwerpunkt unserer Arbeit in der Dimension des Selbst liegt darin, etwas über die Bedrohungen der *emotionalen und physischen Sicherheit* der Person zu lernen und ihr beim Ausarbeiten dessen zu helfen, was getan werden muss, um diese Bedrohungen auf ein Mindestmaß zu reduzieren.

Zur Pflege hat stets auch ein Verständnis für die Notwendigkeit gehört, die *physische Sicherheit* der Person sicherzustellen. Indem Pflegepläne beispielsweise darauf ausgerichtet sind, bei gebrechlichen Menschen die Sturzgefahr zu senken oder bei denen, die unfähig oder nicht bereit scheinen, sich um ihre körperlichen Bedürfnisse zu kümmern, die Gefahr körperlicher Leiden zu verringern.

Gegenwärtig wird Menschen große Aufmerksamkeit gewidmet, die durch *Suizid*, *selbstschädigendes Verhalten*, *Selbstvernachlässigung* oder *Schädigung Dritter* eine Gefahr für sich selbst darstellen können. Unserer Ansicht nach haben all diese Probleme indessen einen gemeinsamen Nenner, ein Geheimnis, das tief in der Dimension des Selbst liegt.

Brücken schlagen – Aufbau emotionaler Sicherheit

Von Beziehungen zu Partnerschaften

Innerhalb von weniger als einem Jahrzehnt ist der Begriff «Risiko» bzw. «Gefahr» zu einem zentralen Schwerpunkt psychiatrischer Gesundheitspolitik und -praxis geworden. Jeder Dienst bzw. jede Einrichtung – ob im öffentlichen, privaten oder ehrenamtlichen Sektor – ist gehalten, verschiedene Formen des «Risikoassessments» zu integrieren, um Menschen zu erkennen, die Gefahr laufen, sich selbst oder Dritte zu schädigen. Ein Unterlassen des Assessments solcher Risiken gälte als Fahrlässigkeit seitens der Organisation und könnte rechtliche Konsequenzen zur Folge haben. Auch Fachpersonen, die es unterlassen, solche Risiken einzuschätzen, sehen sich ebenso schweren beruflichen Sanktionen gegenüber.

Infolgedessen werden als eine Form zeitgemäßer Steuerung verschiedene Prozesse des «Risikoassessments» und des «Risikomanagements» in dem Bestreben angewandt, den finanziellen Bedürfnissen der Organisation bestmöglich zu entsprechen und die in ihrer Obhut befindliche Person zu schützen.

Die vor über 50 Jahren erstmals von Hildegard Peplau beschriebene «Pflegeperson-Patient-Beziehung» ist in der Pflegepraxis unbestreitbar wichtig. Es genügt jedoch nicht, einfach nur Zeit mit der Person zu verbringen. Diese gewidmete Zeit muss eine Aktivität umfassen, die der Kommunikation über das Leiden oder die Schwierigkeit der Person förderlich ist. Daraus entsteht vielleicht eine weitere Tätigkeit, die die Probleme der Person anzugehen und zu lösen beginnt.

Ein großes Problem bei den neueren Entwicklungen in der Psychiatrischen Pflege liegt im achtlosen Entlehnen von Begrifflichkeiten aus der Geschäftswelt und dem Handel (z.B. *Partnerschaft* und *Konsument*), wobei diese bei nur wenig kritischer Betrachtung wieder auf ganz andere Kontexte angewandt werden. Die «Partnerschaft» zwischen Pflegenden (und anderen in der Gesundheits- und Sozialversorgung Tätigen) und den Menschen in ihrer Obhut könnte sich kaum stärker vom freien Markt des Handels unterscheiden.

Dies spricht dafür, dass wir die Sprache der Pflege wieder «entrümpeln» und vielleicht eine bedeutungsvollere Sprache verwenden müssen.

Beobachtung und Risiko

In vielen Bereichen der psychiatrischen Gesundheitsdienstleistungen wird eine Form der «Beobachtung» empfohlen, wenn man bei einer Person annimmt, sie stelle eine Gefahr für sich selbst und andere dar. In vielen Ländern sind diese Beobachtungen durch eine Verfahrensrichtlinie oder ein Protokoll festgelegt. Zumindest für den Laien muss jedoch «Beobachtung» eine seltsam unlogische Reaktion auf eine menschliche Krise darstellen.

Wären wir auf einem Schiff und würden die unteren Decks überflutet, würde keine vernünftige Person diesen «Wassereinbruch» unter Beobachtung stellen. Stattdessen würde, nachdem sichergestellt worden wäre, dass sich der Wassereinbruch nicht auf andere Teile des Schiffes ausbreiten kann (was die Situation sicher macht), eine entsprechend ausgebildete Person beginnen, das Schiff auf eine mögliche Quelle für dieses Problem zu untersuchen.

Wir halten dieses Beispiel für eine passende Analogie des Settings der Psychiatrischen Pflege. Wenn eine Person als gefährdet gilt, muss deren allgemeine Situation «gesichert» werden, indem soziale Unterstützung geleistet und für physische Behaglichkeit gesorgt wird. Dann muss eine entsprechend ausgebildete Person beginnen, die möglichen Quellen der «Gefährdung» zu erkunden:

- Was *geschieht* in der *Innenwelt* der Person, das erkennbar «riskantes» Verhalten bewirken könnte?
- Was muss von der Person und von spezifischen Mitgliedern des professionellen Teams getan werden, um diese Probleme oder Aspekte zu lindern oder aufzulösen und damit den Grad der Gefährdung zu senken?

Von Begegnung zum Brückenschlagen

In den Anfängen der Entwicklung des Gezeiten-Modells wurden Versuche unternommen, möglichst genau darzustellen, «was» Pflegende im Namen der Fürsorge taten – vor allem bei gefährdeten Menschen, die sich oft von menschlichen Kontakten zurückziehen. Wir erkannten, dass Fachpersonen in gewisser Weise «die Hand ausstrecken» mussten, um mit der Person in Kontakt zu kommen. Wir nannten diesen Prozess «Begegnung».

In Workshops und in der kontinuierlichen Diskussion mit Kolleginnen und Kollegen in verschiedenen Gezeiten-Projekten wurden wir mit der Begrifflichkeit «Begegnung» (engl.: «engagement») nach und nach unzufrieden:

- Die Begrifflichkeit «Begegnung» taucht jetzt in vielen Dokumenten zur Regierungspolitik sowie in der Fachliteratur auf. Oft variiert die Bedeutung des Begriffs, mit der Folge, dass die ursprüngliche Begrifflichkeit unscharf wurde.
- Zwar kann Begegnung eine «moralische Verpflichtung» bedeuten, wie bei der Verlobung (engl.: «wedding engagement»), impliziert jedoch häufiger eine «Begegnung zwischen feindlichen Kräften», wie man sie weltweit in einer Reihe von Konflikten findet.

Wir überprüften alternative Bezeichnungen für den unterstützenden menschlichen Prozess, den wir für nötig halten, um auf, zerrüttete Menschen in dem Bestreben zuzugehen, mit ihnen in Verbindung zu treten und ihnen wenigstens halbwegs entgegenzukommen. Am Ende beschlossen wir, diesen Prozess neu als *Brückenschlagen* zu benennen.

Brückenschlagen – Was Sie sehen, bekommen Sie auch!

Brückenschlagen liefert eine entgegengesetzte Metapher für die notwendige *Unterstützungsarbeit* für zerrüttete und unter Umständen auch «gefährdete» Menschen:

- Seit Menschengedenken hat man in allen Gesellschaften und Kulturen Brücken gebaut. Infolgedessen ist die «Notwendigkeit, Brücken zu schlagen» zwischen entfremdeten Menschen zu einer beliebten englischen Metapher geworden.
- «Überbrücken» ist das, was alle Brücken tun, ganz gleich, ob es sich um große Ingenieurskunst oder um einfachere Strukturen handelt. Alle Brücken «tun» dasselbe. Der Zweck des Brückenschlagens ist, *Trennung aufzuheben* und *Verbundenheit zu fördern.*

- «Brückenschlagen» ist oft ein Mittel, bedrohliche Wasser zu überqueren, um auf der anderen Seite etwas bedeutsames zu erreichen. Bei jeder Brücke gibt es stets zwei Seiten und es gibt stets eine Lücke. Im übertragenen Sinne stellt dies die Art dar, wie Menschen durch Unterschiede des Verstehens, der Macht oder des Status voneinander getrennt sind.
- Die Lücke kann durch jede Art von Material «überbrückt» werden – von der Hängebrücke über eine Schlucht in den Anden zu dem Stahl und den Nieten der Forth Rail Bridge[7]. Dies erinnert uns daran, dass wir jedes uns verfügbare Mittel nutzen können, um über die Lücke, die zwei Menschen zu trennen scheint, hinweg «die Hand auszustrecken».
- Die «Brücke» urteilt nicht, sie verbindet jeden, der den Wunsch äußert, sie zu überqueren, unabhängig davon, wer er ist oder wo er gewesen ist.
- «Brücken»-Verkehr verläuft nicht nur in einer Richtung, sondern ermöglicht es dem Nutzer, sich nach eigenem Wunsch vorwärts *und* rückwärts zu bewegen.
- Begegnen sich zwei Menschen auf einer «Brücke», gibt es keinen vorbestimmten Treffpunkt, weil die Brücke eine «nahtlose» Verbindung zwischen zwei entgegengesetzten Punkten darstellt.
- Beim Snooker oder Billard sorgt die «Brücke» – ein tatsächliches Instrument oder einfach nur die zur Brücke geformte freie Hand des Spielenden – für die notwendige *Unterstützung* bei einem schwierigen Stoß. Dies ist eine schöne Metapher für die Herausforderungen, denen Pflegepersonen im Umgang mit Risiken gegenüberstehen.

---

7 Eisenbahnbrücke über den Firth of Forth (Mündung des Flusses Forth) in Schottland, Länge 2500 m, Fertigstellung 1890 [A.d.Ü.]

Der Zweck des Brückenschlagens in psychiatrischen Dienstleistungen

In psychiatrischen Dienstleistungen müssen wir die bedrohlichen Wasser des Wahnsinns «überqueren», um die «irritierte» Person zu «erreichen». Die Metapher des Brückenschlagens erinnert uns an die *Kreativität* und *Anstrengung* beim Bau einer Brücke, um mit jemandem in Verbindung zu treten, der unter Umständen entfremdet, isoliert, bedroht und ängstlich ist. Dies ist nicht leicht. Es sollte eine *hochgeschätzte professionelle Verantwortlichkeit* und keine «Routineaufgabe» sein, die man Hilfskräften, Studenten oder dem Sicherheitspersonal überlässt.

Das Erbauen solcher Brücken birgt Gefahren. Brückenbauer müssen *geschickt* und *sorgsam* handeln und um alle Risiken wissen, die dabei bestehen können. Sie müssen auch sicherstellen, dass die «Grundbausteine» vor Ort liegen. In der psychiatrischen Dienstleistung sind diese Grundbausteine menschliche Prozesse. Diese Metaphern erinnern uns an die Gefahren bürokratischer Systeme, bei denen das Risiko besteht, sowohl die Person als auch diejenigen, die «standardisierte» Dienstleistungsprozesse liefern, zu entmenschlichen.

Höchst bedeutsamerweise ist «Beobachtung» ein *Ding* (Substantiv), während «Brückenschlagen» *indikativisch* ist und die Aktivität bezeichnet, um die es beim Fürsorgen geht. Das Team hat unter Umständen ein «Dokument mit Verfahrensrichtlinien zur Beobachtung», das im Büro auf dem Schreibtisch liegt und Anweisungen darüber enthält, «was wann zu tun ist». «Brückenschlagen» außerhalb der zwischenmenschlichen Beziehung zwischen Pflegeperson und gepflegter Person gibt es nicht. «Brückenschlagen» kann sich nur entwickeln, wenn die beiden Menschen Kontakt aufzunehmen beginnen. Wir können nur wissen, wie «Brückenschlagen» funktioniert, indem wir dessen Ergebnisse als eine menschliche Begegnung untersuchen. Wie das Spielen eines Musikinstruments oder Fahrradfahren können wir «Brückenschlagen» nur lernen, indem wir es *tun.*

Brückenschlagen – Einige einfache Beispiele

Wie Sally Clay in unserer Einführung feststellte, erleben «gefährdete» Menschen generell eine Art Bedrohung ihres emotionalen (oder spirituellen) Gleichgewichts. Sie mögen gequält werden von unsichtbaren Dämonen, Seelenqualen erleiden aufgrund einer früheren (realen oder imaginierten) Missetat oder wütend sein wegen einer Kränkung oder Beleidigung, wie neu oder lang zurückliegend auch immer. In jedem Fall liegt die Geschichte von Verletzung, Bitterkeit oder Verzweiflung tief in der Person, begraben in der Dimension des Selbst.

Unsere Aufgabe besteht darin, mit der Person in Kontakt zu treten, ihr die Hand entgegenzustrecken, indem wir sie wissen lassen, dass wir uns (soweit wir können) dessen bewusst sind, dass sie verletzt, wütend oder zerrüttet ist. Wir strecken eine sinnbildliche Hand aus in der Hoffnung, dass die Person sie ergreift und wir anschließend gemeinsam beginnen können, das Problem zu erkunden, in dem Bestreben, herauszufinden, was *getan werden muss.*

Es versteht sich von selbst, dass es keine allein gültige Art gibt, es zu tun. Wir müssen all unsere Vorstellungskraft, all unsere Erfahrung – als Mensch, wenn nicht gar als Fachperson – nutzen, um diese Verbindung zu schaffen, um die Brücke zu bauen, die Isolation aufhebt und ein Gefühl von Verbundenheit fördert.

Die «Hochrisiko»-Situation

Wo die Person als *hochgradig* schadensgefährdet eingestuft wird, konzentriert sich Pflege darauf, sicherzustellen, dass sie den höchstmöglichen Grad an *Unterstützung* erhält.

Es wäre ein unangemessenes Unterfangen, exakt definieren zu wollen, wie das Team versuchen könnte, eine Brücke zu der Person zu bauen, die sich in solch offensichtlichen Nöten befindet oder einer solch ernsten Bedrohung ausgesetzt ist. Hier geben wir einen einfachen Überblick darüber, wie das Team an diese kritische Aufgabe herangehen *könnte.*

«Menschliche Besorgnis» sei unsere Richtschnur

- Die für die Pflege der Person verantwortliche Pflegende sollte der Person die Besorgnis des Teams für deren Wohlergehen bewusst machen.

- Die Pflegende sollte mit der Person erörtern, wie sich deren Pflege kurzfristig (z. B. in den kommenden 24 Stunden) am besten organisieren ließe.
- Die Pflegende sollte dann die Person fragen, ob sie noch Fragen oder Anmerkungen zu ihrer Situation hat.

Anmerkung: In Übereinstimmung mit den Prinzipien des Gezeiten-Modells sollte selbstverständlich sein, dass dieser Prozess *gemeinschaftlich* ist. Wenn die Person die Notwendigkeit dieser Unterstützung zurückzuweisen scheint, sollte die Pflegende dies respektieren und die Ansichten der Person schriftlich festhalten, soweit angemessen. Dann sollte – vielleicht anhand verschiedener Beispiele – zu erklären versucht werden, warum das Team *zu diesem Zeitpunkt* um die Person besorgt ist.

Ich habe darüber nachgedacht, wie die Dinge für Sie verlaufen. Ein paar Dinge, die Sie gesagt haben, vermitteln mir den Eindruck, dass Sie sich ein wenig anfällig und geschwächt fühlen. Im Augenblick würde ich Ihnen gerne so viel Unterstützung geben, wie wir können. Ich habe dies meinen Kolleginnen und Kollegen vorgeschlagen. Ich denke, wir müssen Ihnen durch diese schwierige Phase hindurchhelfen. Ich werde dafür sorgen, dass entweder ich selbst oder eine der anderen Pflegenden die meiste Zeit bei Ihnen ist, damit Sie sich unterstützt fühlen können und gegebenenfalls Hilfe bekommen, wenn Sie sie brauchen. Wir könnten Dinge besprechen oder Ihnen einfach helfen, durch den Tag zu kommen. Ich werde dafür sorgen, mich morgen um etwa diese Zeit mit Ihnen zu treffen, um zu besprechen, wie Sie sich dann fühlen und um zu schauen, was Sie von der Unterstützung halten, die wir angeboten haben. Wir können darüber sprechen, was dann Ihrer Ansicht nach getan werden müsste. Was meinen Sie dazu?

Die signifikante Risikosituation

Wo die Person einem signifikanten Risiko einer Schädigung ausgesetzt zu sein scheint, konzentriert sich Pflege darauf, der Person Tag und Nacht *regelmäßige* Unterstützung zukommen zu lassen.

Auch hier ist es wichtig, die Besorgnis des Teams um das Wohlergehen der Person zu übermitteln und in einfacher Umgangssprache zu erklären, wie das Team die Person zu unterstützen hofft.

- Die Pflegekraft sollte der Person sagen, dass das Team um ihr Wohlergehen besorgt ist.
- Die Person sollte darauf hingewiesen werden, dass eine Pflegende den Tag über regelmäßig Kontakt mit ihr aufnehmen wird, um sie zu fragen, wie es ihr geht und um herauszufinden, ob sie irgendetwas braucht.
- Wo immer möglich, wird die Pflegende darum besorgt sein, die Bedürfnisse der Person zu erfüllen, und zwar entweder sofort oder möglichst zeitnah.
- Nachts wird jemand regelmäßig einen Check durchführen, um zu schauen, ob es die Person gut hat oder irgendetwas braucht.

Ich denke, im Augenblick geht es Ihnen gut. Aber vielleicht brauchen Sie noch immer ein wenig Unterstützung. Sie hatten es in den vergangenen Tagen nicht einfach. Ich werde von Zeit zu Zeit bei Ihnen vorbeischauen, nur um zu fragen, wie es Ihnen geht. Ich werde auch einige meiner Kollegen und Kolleginnen bitten, es zu tun. So können wir herausfinden, ob Sie etwas brauchen, über etwas sprechen möchten oder ob wir vielleicht eine Aktivität arrangieren können. Wir sind für Sie da. Lassen Sie es uns einfach wissen. Wenn Sie jedoch irgendwann irgendetwas brauchen, lassen Sie es mich oder einen Kollegen wissen. Was meinen Sie dazu?

Die risikoarme Situation

Es ist stets gefährlich, eine Situation als «gefahrenarm» zu definieren, da eine Krise gewöhnlich aus dem Nichts heraus entstehen kann. Wo die Person aber dennoch *wenig* schadensgefährdet *erscheint*, liegt der Schwerpunkt der Brücken schlagenden Beziehung darauf, Tag und Nacht bedeutungsvolle, aber *in Abständen erfolgende* Unterstützung zu leisten.

- Die Person sollte darauf hingewiesen werden, dass das Team noch immer um ihre Gesundheit besorgt ist.
- Die Person sollte darauf hingewiesen werden, dass eine Pflegeperson einige Male am Tag Kontakt mit ihr aufnehmen wird, um zu fragen, wie es ihr geht und um herauszufinden, ob sie etwas benötigt oder nicht.

- Schließlich sollte die Person gefragt werden, ob sie Anmerkungen und Vorschläge hat.

Ich denke, es geht Ihnen im Augenblick wirklich gut. Sicher haben Sie hart daran gearbeitet. Ich werde schauen, dass jemand mit Ihnen in Kontakt bleibt, nur um sicherzugehen, dass alles in Ordnung ist und um zu prüfen, ob Sie etwas brauchen. Ich weiß, dass Sie hart am Erstellen Ihres persönlichen Sicherheitsplans gearbeitet haben. Das scheint sich jetzt wirklich auszuzahlen. Gibt es etwas, worüber Sie jetzt mit mir sprechen möchten?

Die «gefahrenfreie» Situation

Wo sich die Person nicht *erkennbar in Gefahr* zu befinden scheint, konzentriert sich Pflege darauf, eine «aktivere» Beziehung zu knüpfen.

- Organisieren Sie mehr *Einzelsitzungen* mit dem Schwerpunkt, die spezifischen Probleme anzusprechen, die die Person in die psychiatrische Dienstleistung gebracht oder eine Krise ausgelöst haben. Diese Sitzungen werden sich darauf konzentrieren, festzustellen, was *getan werden muss*, um die Auswirkungen des Problems oder der Krise zu verringern oder zu beseitigen.
- Arrangieren Sie ein Familientreffen (falls angemessen), an dem Familienmitglieder teilnehmen, die aktiv mit der Person verbunden sind. Über die Teilnehmenden sollte die Person entscheiden. Bei diesem Treffen sollte hauptsächlich angesprochen werden, was getan werden (oder geschehen) muss, um das Problem oder die Krise zu mildern oder zu lösen und welche Rolle jeder Teilnehmende spielen kann, um dies zu erreichen.
- Ermutigen Sie die Person, sich an den Gruppensitzungen zu beteiligen. Hier kann die Person beginnen, auf Unterstützung von Gleichgestellten statt ausschließlich durch Fachpersonal zurückzugreifen.
- Die Person sollte auf die verschiedenen Formen verfügbarer Unterstützung hingewiesen werden, darunter auf Details zu den verschiedenen verfügbaren Möglichkeiten in Form individueller, familiärer und gruppenbasierter Unterstützung.

Anmerkung: Wo Pflege und Dienstleistungen innerhalb der Gemeinde geleistet werden – entweder zuhause oder im Rahmen eines teilstationären oder ambulanten Programms – wird dieser Grad der Unterstützung durch «Absprache» ausgehandelt.

Mensch sein – kreativ sein

Nur zu rasch gerät man in die Falle, standardisierte Pflege zu «verabreichen». Dies muss um jeden Preis vermieden werden.

Bei der Arbeit mit Menschen, die auf irgendeine Weise «gefährdet» sind, sollten unsere Bemühungen darauf gerichtet sein, die Person wertzuschätzen, sie als Person zu respektieren und unsere echte Besorgnis um ihr Wohlergehen zu vermitteln. (Wenn irgendein Mitglied des Teams diese Besorgnis nicht spürt, ist es *unmöglich*, bedeutungsvolle, effektive Pflege zu leisten.)

Wie Hildegard Peplau vor über 50 Jahren beobachtete, besteht das zentrale «therapeutische Instrument», das Pflegende bei ihrer Arbeit verwenden, in nichts anderem als *ihnen selbst*. Pflege ist unter anderem …

> ... eine zur Reifung führende Kraft und ein edukatives Instrument. Durch effektive Pflege kann man Individuen und Gemeinschaften helfen, ihre Fähigkeiten einzusetzen, um Veränderungen zu bewirken, die das Leben auf wünschenswerte Weisen beeinflussen.

Um Menschen helfen zu können, ihr Leben auf wünschenswerte Weisen zu beeinflussen, müssen Pflegende flexibel, pragmatisch und – vor allem – *kreativ* sein.

Wir können Ihnen nicht sagen, wie man kreativ ist, hoffen aber um der Menschen willen, mit denen Sie arbeiten, dass Sie all Ihre menschliche Kreativität einsetzen, um ihnen zu helfen, aus ihren Erfahrungen zu lernen, während Sie sie dabei unterstützen, bedeutungsvolle Veränderungen in ihrem Leben vorzunehmen.

9. Das Monitoring-Assessment

Das *Monitoring-Assessment* soll der Person helfen, die Bedrohungen und andere emotionale Unsicherheiten, welche die Gefahr einer Schädigung der eigenen Person oder Dritter erhöhen, zu identifizieren und zu untersuchen.

Emotionale Bedrohung erkunden

Wenn das Team Grund zu der Annahme hat, dass die Person *auf irgendeine Art* gefährdet ist, sich selbst oder andere zu schädigen, wird es nötig sein, die *Dimension des Selbst* sensibel und gemeinschaftlich zu untersuchen. Das Monitoring-Assessment (s. Anhang 3) ist ein wesentlicher Teil dieser Exploration, indem es nicht nur eine Möglichkeit bietet, weitere «Brücken» zur Person zu schlagen, sondern auch den Weg für das Erstellen des *persönlichen Sicherheitsplans* (s. Kap. 10) freimacht. (*Dieses Assessment ist vielfach überarbeitet worden, seit es vor 10 Jahren erstmalig entwickelt wurde.*)

Das *Monitoring-Assessment* hat drei Ziele. Es soll...

1. ... der Person helfen, mit dem Assessment ihres eigenen Gefährdungsstatus zu beginnen. Dies hilft im Prozess des «Ermächtigens» weiter.

2. ... eine *einfache Messgröße* für den wahrgenommenen Gefährdungsgrad – sowohl aus der Sicht der Person als auch aus der Perspektive der Pflegeperson – liefern.

3. ... letztlich aufzeigen, *was helfen könnte*, um den Gefährdungsgrad senken zu helfen.

Das *Monitoring-Assessment* sollte von einer Pflegeperson oder einem anderen Teammitglied ausgefüllt werden, das für die Gesamtpflege der Person verantwortlich ist.

Das *Monitoring-Assessment* sollte unter vier Augen durchgeführt werden, ist nicht unbedingt zeitintensiv und erfordert unter Umständen nicht mehr als ein paar Minuten, um es auszufüllen.

Das Assessment im Überblick

Die Pflegeperson beginnt mit einer generellen Einführung in das Assessment und eröffnet es dann mit einer allgemeinen Frage, wie sich die Person fühlt.

Meine Hoffnung war, dass wir heute ein wenig darüber sprechen könnten, wie Sie sich fühlen. Ich weiß, dass es in den vergangenen Tagen etwas schwierig für Sie war. Ich habe ein Formular mitgebracht, das mir nützlich schien. Wir nennen es das «Monitoring-Assessment». Ich schätze, es versucht zu tun, was es sagt: überwachen, wie Sie sich fühlen, damit wir ausarbeiten können, was getan werden müsste, um Ihnen zu helfen. Hier habe ich Ihnen ein Exemplar mitgebracht. Ist es in Ordnung, es mit Ihnen durchzusprechen?

Als erstes geht es darum, Sie zu fragen, wie es Ihnen geht. Ich sagte, dass ich glaube, die Dinge waren etwas schwierig für Sie. Aber so sehe ich das. Wie fühlen *Sie* sich?

Nachdem die Person zumindest ein wenig darüber gesprochen hat, wie sie sich fühlt oder was «geschieht», fordert die Pflegeperson sie auf, diese Gefühle (oder Gedanken etc.) in ihren eigenen Worten schriftlich festzuhalten *oder* macht eine Notiz im Auftrag der Person.

Als nächstes sondiert die Pflegeperson die möglichen Auswirkungen – oder den Effekt – jener Gefühle etc. auf den Alltag der Person und fordert diese auch hier auf, die Bewertung festzuhalten, die am besten wiedergibt, wie sicher und geborgen sich die Person fühlt.

Würden Sie da, wo es heißt: «So fühle ich mich jetzt», eine Notiz machen, wie Sie sich fühlen? Angenommen, Sie fühlen sich (Benennen der erwähnten Gefühle), wie sicher und geborgen fühlen Sie sich heute *in sich selbst*? Wo würden Sie sich auf einer Skala von 0 bis 10, auf der 0 «wirklich verletzlich, überhaupt nicht sicher und geborgen» und 10 bedeutet, dass Sie sich «so sicher und geborgen fühlen, wie es nur sein kann», jetzt verorten?

Da der Zweck des Assessments darin besteht, zu erkunden, wie die Person im Weiteren ein Gefühl *persönlicher Sicherheit* entwickeln könnte, fragt die Pflegeperson dann:

> Ich sehe, Sie fühlen sich jetzt bei etwa 4 – das ist ziemlich verletzlich, nicht wahr? Sagen Sie mir daher, was Ihnen hilft, sich in sich selbst sicherer zu fühlen – und sei es nur ein kleines bisschen. Was tun Sie, das Ihnen hilft, sich etwas sicherer und geborgener zu fühlen? Vielleicht könnten Sie diese Dinge mit mir aufschreiben, wo es heißt: «Was hilft mir jetzt?»

Als nächstes fordert die Pflegeperson die Person auf, das Ausmaß zu beurteilen, in dem sie sich als Gefährdung für sich selbst und andere sieht: «Wie groß sind die Chancen, dass Sie sich selbst gefährden?»

> Nun gut. Wie hoch schätzen Sie die Wahrscheinlichkeit ein, sich selbst *Schaden* zuzufügen? Verwenden Sie dieselbe Skala von 0 bis 10 (wobei 0 «überhaupt nicht wahrscheinlich» und 10 «sehr wahrscheinlich» bedeutet). Wie würden Sie sich selbst im Augenblick bewerten?

Sobald nur *irgendeine* Wahrscheinlichkeit der Selbstschädigung besteht, bittet die Pflegeperson die Person, die Bewertung in dem Kästchen «Wie hoch ist die Wahrscheinlichkeit, dass ich zu Schaden komme?» vorzunehmen. Als nächstes untersucht die Pflegekraft, wie die Person die Nützlichkeit von Unterstützung beurteilt.

> Jetzt kommt eine wichtige Frage,... für mich zumindest. In welchem Ausmaß könnte ich Ihnen Ihrer Ansicht nach helfen, sich in sich selbst geborgener und damit sicherer zu fühlen? Was würden Sie unter Verwenden derselben Skala von 0 bis 10 sagen? Zehn würde bedeuten, dass Sie wirklich sicher sind, dass man Ihnen helfen könnte, und 0 bedeutet: «keine Chance», dass ich Ihnen helfen könnte. Was würden Sie sagen?

Wenn die Person in der Antwort auf die Frage: «Könnte man mir helfen, mich geborgener zu fühlen?» eine *hohe Bewertung* (mehr als 5) abgibt, sondiert die Pflegeperson die *Gründe*, warum die Person dies glaubt.

Sie scheinen ziemlich sicher zu sein, dass ich Ihnen helfen kann – 6 scheint recht positiv. Darf ich fragen, warum Sie glauben, ich könnte Ihnen helfen? Was könnte ich Ihrer Ansicht nach tun, das etwas bewirken würde?

Die Pflegeperson geht dem nach, indem sie die Art der Unterstützung erkundet, die die Person von anderen Menschen bekommen und die ihr helfen könnte, ein Gefühl emotionaler Sicherheit zu entwickeln.

Gut. Sie denken also, wenn ich dies (Benennen der Aktivität) tun könnte, fänden Sie das hilfreich. Und wer könnte Ihnen jetzt Ihrer Ansicht nach auch noch helfen? Und was könnte er tun, das Ihnen helfen könnte?

Die Antworten werden dann in das Kästchen «Was könnte sonst noch hilfreich sein?» eingetragen.

Zum Abschluss fragt die Pflegeperson, *wie zuversichtlich* die Person ist, bis zum nächsten Treffen (Termin festlegen) «unversehrt» bleiben zu können. Dieselbe Skala (0 bis 10) dient dazu, anzuzeigen: «überhaupt nicht zuversichtlich – 0» oder «sehr zuversichtlich – 10».

Nachdem die Person eine Bewertung für «*Zuversicht*» eingegeben hat, bewertet die Pflegeperson, wie zuversichtlich sie selbst in Bezug auf die Sicherheit der Person ist.

In Ordnung. Sie haben sich mit 8 eingeschätzt. Das heißt, Sie sind ziemlich zuversichtlich, sich bis zu unserem nächsten Treffen unversehrt halten zu können. Wenn man nun mich fragen würde, eine Bewertung abzugeben, würde ich wahrscheinlich etwa 4 oder 5 sagen. Ich bin wohl nicht ganz so zuversichtlich wie Sie. (Gibt die Bewertung in das Kästchen «Wie zuversichtlich sind Sie?» ein.) Vielleicht könnten wir ein wenig darüber sprechen. Warum meinen Sie, sich zuversichtlich zu fühlen, während ich nicht so zuversichtlich bin?

Anmerkung: *Wo die Bewertungen der Pflegeperson und der Person* voneinander abweichen, *sollte dies erörtert werden. Das Ziel besteht nicht darin, Übereinstimmung zu erreichen, sondern offen die Gründe dafür zu erörtern, warum die Person diese Sichtweise und die Pflegeperson eine andere hat. Letztlich wird das Team eine Entscheidung fällen müssen, wie seine Mitglieder die Person pflegen und versorgen, und sei es nur, um sich vor jedweder Anklage wegen Fahrlässigkeit zu schützen. Allerdings beginnt ein ehrlicher, offener Dialog, wenn die Sichtweise der*

Person in Bezug auf die Risikosituation untersucht und der Perspektive der Pflegeperson gegenübergestellt wird. Hoffentlich liefert dies einen Ausgangspunkt für einen ehrlichen, offenen Dialog, der zu einer bedeutungsvolleren, gemeinschaftlicheren Pflege führt. Dies ist der Anfang des «Brückenschlagens» (s. S. 71).

Die Wahl des Zeitpunkts

Das *Monitoring-Assessment* sollte ausgefüllt werden, wann immer die Person eine Gefahr für sich selbst oder andere zu sein scheint. Das Assessment dient gewöhnlich als Vorbereitung zur Erstellung des *persönlichen Sicherheitsplans* (s. Kap. 10). Es kann wiederholt durchgeführt werden, um den Mitgliedern des Teams und der Person zu helfen, eine Einschätzung zu bekommen, wie sich die wahrgenommenen Risiken von Tag zu Tag, wenn auch subtil, verändern.

Charakteristische Merkmale

Die zentralen Merkmale des *Monitoring-Assessments* sind:

- Die Person ist aktiv am Beurteilen des wahrgenommenen Gefährdungsgrades beteiligt.
- Das Assessment konzentriert sich auf das Erkunden der «privaten Welt» der Person und ermöglicht weiterhin das für die Entwicklung einer engen, vertrauensvollen Beziehung nötige «Brückenschlagen».
- Die Sichtweise der Person bezüglich der Risikosituation wird *respektiert.*
- Ein *offener Dialog* wird ermutigt – selbst bei unterschiedlichen Sichtweisen.
- Das Formular wird in den *eigenen Worten* der Person ausgefüllt, wann immer möglich durch die Person selbst.
- Der gesamte Vorgang zeigt eine Verpflichtung zur Partizipation.

- Der Prozess des Assessments liefert einen Ausgangspunkt für den *persönlichen Sicherheitsplan* und weitere Schritte in Richtung «Selbsthilfe».

Abbildung 9-1 zeigt ein ausgefülltes *Monitoring-Assessment.*

Das Monitoring-Assessment

- Wie ich mich fühle — Zittrig. Der Kopf rast. Es scheint, als könne ich nicht denken.
- Wie sicher und geborgen fühle ich mich (1 bis 10)? — 4
- Was hilft mir jetzt? — Schlafen. Manchmal reden. Rauchen.
- Wie hoch ist die Wahrscheinlichkeit, dass ich zu Schaden komme (1 bis 10)? — 6
- Könnte man mir helfen, mich geborgener zu fühlen (1 bis 10)? — 7
- Was könnte sonst noch hilfreich sein? — Nachts rauszugehen – die Sterne anschauen. Mit Jim (Freund) sprechen.
- Wie zuversichtlich bin ich (Person) (1–10)? — 8
- Wie zuversichtlich sind Sie (Personal) (1–10)? — 5

Abbildung 9-1: Das Monitoring-Assessment

10. Der persönliche Sicherheitsplan

Der *persönliche Sicherheitsplan* soll der Person herausfinden helfen, was *sie selbst* und *andere* tun könnten (oder bereits tun), um die Person «über Wasser» und frei von ernsthafter Gefährdung zu halten.

Von der Pflege zur Selbsthilfe

Der Schwerpunkt aller Gezeiten-Pflege liegt darin, alle gravierenden Risiken zu identifizieren, die die Person für sich selbst oder andere darstellen könnte. Es wird versucht, für die nötigen Bedingungen zu sorgen, dass sich die Person (zumindest etwas) emotional sicherer fühlt. Bei all diesen Bemühungen wird Wert auf ein offenes, gemeinschaftliches Assessment gelegt, das mit dem Erstellen eines offenen, gemeinschaftlichen Pflege- und Unterstützungsplans, dem *persönlichen Sicherheitsplan*, abschließt.

Ursprünglich hieß es «Sicherheitsplan», aber Menschen, die Gezeiten-Pflege erhielten, schlugen vor, dass wir den Namen in *persönlicher Sicherheitsplan* ändern, um zu zeigen, dass er ihnen und nicht dem Personal gehört. Der Plan wird allerdings von der Person und jemandem aus dem Pflegeteam gemeinsam erstellt und hat zwei Ziele:

1. Definieren, *was* (genau) die Person für sich selbst tun könnte, um die Wahrscheinlichkeit einer weiteren Schädigung ihrer selbst oder Dritter zu verringern und wie sich die Person *emotional geborgener* fühlen könnte.
2. Identifizieren, was andere Menschen – Teammitglieder, andere in Pflege und Fürsorge befindliche Menschen, Freunde etc. – tun könnten, um dies zu ermöglichen.

Der *persönliche Sicherheitsplan* ist der Fels, auf dem der Beitrag der Person zu ihrem eigenen Pflegeplan ruht, und bildet einen entscheidenden Schritt vom «Gepflegt-Werden» zur «Selbstpflege» oder *Selbsthilfe*. Die Bedeutung des *persönlichen Sicherheitsplans* kann nicht überbetont werden. Fühlt sich die Person – emotional wie körperlich – nicht geborgen, haben alle anderen Hilfsangebote, so durchdacht und angemessen sie sein mögen, eventuell nur geringe positive Wirkung.

Anmerkung: Angesichts der Schwankungen des Gefühls emotionaler Sicherheit der Person, die Tag für Tag, wenn nicht gar von einer Sekunde zur anderen, eintreten, ist es ganz entscheidend, den *persönlichen Sicherheitsplan* regelmäßig zu aktualisieren.

Wo die Person als hochgradig gefährdet eingestuft wird, muss der Plan unter Umständen täglich aktualisiert werden. Sobald sie sich in Übergangspflege befindet oder der Gefährdungsgrad als reduziert oder niedrig gilt, kann der Plan unter Umständen seltener überprüft werden.

Sicherheit und Geborgenheit

Traditionell stellen Einrichtungen hauptsächlich sicher, dass Menschen in ihrer Pflege und Versorgung sicher sind. Gewöhnlich reicht dies vom Entziehen oder Überwachen des Zugangs zu Teilen der Umgebung, von der man vernünftigerweise annehmen kann, dass sie eine Gefährdung darstellt, bis hin zum Entziehen des Zugangs zu Gegenständen, Materialien und anderen Menschen, die sich als schädigend erweisen könnten. Diese Vorsichtsmaßnahmen nach «gesundem Menschenverstand» sind wesentlicher Teil der Absicherung einer Person.

Die *stärksten Bedrohungen* der Sicherheit einer Person sind indessen nicht Fenster, Glas, Messer etc. Die wirklichen Bedrohungen liegen in der Dimension des Selbst der Person in Form von Gedanken, Gefühlen, Überzeugungen, Erinnerungen etc., die die Person dazu bringen könnten, sich der Außenwelt zu bedienen, um sich selbst oder Dritte zu schädigen. Dementsprechend konzentriert sich der *persönliche Sicherheitsplan* auf das, was «innerhalb» der *Dimension des Selbst* der Person geschieht.

Ziel ist, zu identifizieren, wie die Person in der Lage sein könnte, mit diesen Gedanken und Gefühlen umzugehen und sich so emotional geborgener zu fühlen.

Beim Erstellen des persönlichen Sicherheitsplans geht die Pflegeperson davon aus, dass die Person zwar bereits über die zur Bewältigung der Gefahr nötigen *persönlichen Ressourcen* verfügt, aber Hilfe braucht, um zu klären, wie sie dies im Alltag tun könnte. Diese Annahme ist ein weiteres Beispiel für den Ansatz des «In-Gang-Bringens» («powering up») im Gezeiten-Modell, bei dem der Person geholfen wird, ihre eigene persönliche «Macht» eher mit positiver als mit negativer Wirkung einzusetzen.

Das Erstellen des *persönlichen Sicherheitsplans* beinhaltet, folgende vier Fragen zu stellen:

1. Was hat die Person *früher* getan, das die Gefahr potenzieller Schäden für sie selbst oder Dritte verringert oder ein Gefühl «emotionaler Geborgenheit» gefördert hat?
2. Was tut die Person *jetzt*, um die Gefahr einer Schädigung zu verringern oder zu kompensieren und sich emotional geborgen zu fühlen?
3. Welche Unterstützung erhält die Person von Dritten, die ihr hilft, die Gefahr einer Schädigung zu verringern und sich emotional geborgen zu fühlen?
4. Wie könnte die Person diese persönlichen «Ressourcen» nutzen, um ihren eigenen *persönlichen Sicherheitsplan* zu erstellen?

Anschauliches Beispiel

Pflegekraft: «Sie haben also den Eindruck, Sie könnten sich wieder selbst verletzen?»

Person: «Ich denke schon. Es geht mir durch den Kopf – die Gedanken, meine ich – es geht mir die meiste Zeit durch den Kopf. Ich habe einfach den Eindruck, es ist alles so sinnlos. Ich werde es wieder tun. Ich weiß es.»

Pflegekraft: «Wie gehen Sie jetzt damit um? Wie gehen Sie mit diesen Gedanken um, die Ihnen durch den Kopf gehen?»

Anmerkung: Die Pflegekraft, -personen fragt nicht, *ob* die Person mit diesen Gedanken umgehen kann, sondern *nimmt an*, dass sie es bereits tut.

Person: «Ich bin mir nicht sicher, dass ich das tue. Ich hatte nicht wirklich darüber nachgedacht, meine ich. Sie scheinen ein Eigenleben zu haben … die Gedanken, meine ich.»

Pflegekraft: «Irgendetwas müssen Sie aber tun, etwas sehr Wirkungsvolles, weil Sie sich nicht selbst verletzt haben, seit Sie zu uns gekommen sind.»

Person: «Ja, aber das ist so, weil ich hier bin, oder?»

Pflegekraft: «Nun, vielleicht sollten wir darüber sprechen? Sie verbringen hier viel Zeit mit sich allein, nicht wahr?»

Person: «Ja. Aber was hat das damit oder mit irgendetwas anderem zu tun?»

Pflegekraft: «Wenn Sie mit sich allein sind, halten wir Sie nicht ab, sich selbst zu verletzen und tun auch nichts anderes in diesem Punkt.»

Person: «Ah … Richtig, Ich sehe, was Sie meinen.»

Pflegekraft: «Ich würde gerne über zwei Dinge mit Ihnen sprechen – wirklich wichtige Dinge. Erstens: Was können *Sie* tun, um sich bei Ihren gegenwärtigen Problemen selbst zu helfen? Ich vermute, Sie tun schon etwas, um mit diesen Gedanken einer Selbstverletzung zurechtzukommen. Zweitens wüsste ich gerne, was ich oder jemand anderes tun kann, um Ihnen zu helfen, sich mit diesen Gedanken zu befassen. Was halten Sie davon, darüber zu sprechen?»

Person: «Na gut …»

Pflegekraft: «Sagen Sie mir also, was Sie *früher* getan haben, das Ihnen Ihrer Ansicht nach geholfen hat, mit Gedanken an Selbstverletzung umzugehen.»

Person: «Naja … Ich habe bisweilen mit jemandem darüber gesprochen. Das hilft manchmal – kurze Zeit zumindest. Nicht vollständig, wissen sie, sie sind immer noch da.»

Pflegekraft: «Ah, das ist wirklich interessant. Es kann also hilfreich sein, mit jemandem zu sprechen. Gibt es jemand bestimmtes?»

Person: «Vielleicht Janine – meine Freundin. Sie versteht mich wirklich. Wir kennen uns schon lange.»

Die Pflegekraft fordert die Person auf, einen Hinweis in den persönlichen Pflegeplan aufzunehmen, dass «mit Janine sprechen» eines der Dinge ist, die sie tun kann, um sich selbst zu helfen, sich etwas geborgener zu fühlen, bevor sie andere Möglichkeiten untersucht.

Pflegekraft: «Was haben Sie früher sonst noch getan, das irgendwie hilfreich war?»

Man beachte, dass die Pflegekraft annimmt, die Person habe etwas getan. Diese Art Frage ermutigt die Person, persönliche Ressourcen zu erkunden, deren sie sich unter Umständen nicht bewusst ist.

Person: «Nun, es scheint dumm, aber manchmal sage ich den Stimmen einfach: ‹Verpisst Euch!›»
Pflegekraft: (lacht) «Und, ‹verpissen› sie sich?»
Person: «Naja, für kurze Zeit vielleicht.»
Pflegekraft: «Scheint, als sei das auch etwas Gutes, vielleicht sollten Sie sich auch das notieren.»

Die Bezeichnung «Pflegekraft» wurde an dieser Stelle belassen, um die Pflegefachperson besser sprachlich von der Person des Klienten unterscheiden zu können. Inhaltlich gefragt ist in dieser Situation jedoch primär die Person und Persönlichkeit der professionellen Pflegefach«kraft». [Anm. d. Lek.]

Indem die Pflegekraft und die Person auf diese Weise zusammenarbeiten, schaffen sie eine Vorstellung von der Art praktischer Dinge, die die Person tun kann oder könnte, um sich geborgener zu fühlen, und welche Hilfe sie von anderen bekommen könnte. Dies beinhaltet auch Informationen darüber, wie diese verschiedenen Dinge bei der Person «funktionieren» – was sie gegenwärtig für sie «tun» oder «tun könnten». Dies hilft der Person beim Aufbau persönlichen Wissens und persönlicher Erfahrung hinsichtlich dessen, was funktioniert!

Abbildung 10-1 zeigt ein Beispiel für einen *persönlichen Sicherheitsplan.*

Persönlicher Sicherheitsplan

Was kann ich tun, das mir helfen könnte, mich sicherer und geborgener zu fühlen?

Mit meiner Freundin Janine sprechen – ich fühle mich verstanden.

Briefe meiner Mutter lesen – ich fühle mich geliebt.

Jeden Tag eine Notiz von Menschen machen, die mich wertschätzen – ich fühle mich, was mich selbst betrifft, ein wenig besser.

Auf meinem «iPod» Musik hören – Dinge eine Weile vergessen.

Was können andere tun, das mir helfen könnte, mich sicherer und geborgener zu fühlen?

Ich hätte gern, dass die Pflegenden fragen, wie es mir geht – es würde zeigen, dass sie Interesse an mir haben.

Ich hätte gern, dass Max seinen Hund Toby vorbeibringt – Toby macht mich glücklich.

Ich würde gern mit jemandem von der Hearing-Voices-Gruppe sprechen – vielleicht können die mir sagen, wie sie mit ihren Stimmen zurechtkommen.

Abbildung 10-1: Beispiel für einen *persönlichen Sicherheitsplan*

Die Dimension Welt

In der Dimension Welt helfen wir der Person, die Geschichte von Zusammenbruch und Genesung zurückzufordern.

Wir tun dies, indem wir fragen: «Wer ist diese Person?» und «*Welches sind die Lebensprobleme der Person?*», was die Person als Hilfe beim Herangehen brauchen könnte.

Wir beantworten diese Fragen erstens, indem wir das *ganzheitliche Assessment* ausfüllen. Damit beginnt das gemeinsame Gespräch, das sich die Beziehung hindurch fortsetzen wird, wie eine starke Strömung, indem es den Fluss aller anschließenden Gespräche lenkt.

Dies wird uns ganz natürlich zu Einzelsitzungen führen, bei denen wir mit der Person spezifische Lebensprobleme explorieren. Dies erfolgt bei dem Versuch einen gemeinschaftlichen Plan fürsorgender Unterstützung zu erstellen, mit dem begonnen wird, die Probleme anzugehen.

11. Das ganzheitliche Assessment

Der *Zweck* des *ganzheitlichen Assessments* besteht darin, ein Gespräch aufzunehmen. Dabei können Menschen damit beginnen, die Geschichte zu erzählen, wie es dazu kam, dass sie Hilfe benötigen, und bei dem sie zu erörtern beginnen können, wie sie an ihre Lebensprobleme herangehen könnten.

Das Erzählen der Geschichte

Wenn Menschen eine «Krise» haben oder einen «Zusammenbruch» erleiden oder wenn bei ihnen eine «psychische Erkrankung» diagnostiziert wird, haben sie Probleme des menschlichen Lebens, die – zumindest am Anfang – ganz und gar privater Natur sind. Diese Erfahrungen existieren innerhalb der *Dimension des Selbst* – in der privaten Welt persönlichen Erlebens. Mit der Zeit beginnt die Person unter Umständen, Aspekte dieser Probleme in ihrer Alltagswelt zu äußern, wo sie für andere sichtbar werden: die Familie, Freunde, und schließlich Fachpersonen in der Psychiatrie. Es kann allerdings recht lange dauern, bis diese «privaten» Probleme «öffentlich» gemacht werden. Manche Menschen, wie etwa diejenigen, welche plötzlich Suizid begehen, machen ihre privaten Probleme unter Umständen niemals öffentlich. Infolgedessen stehen Freunde und die Familie oft vor einem Rätsel.

Wenn eine Person in eine psychiatrische Dienstleistung eintritt, ist weitgehend unbekannt, wer sie ist und was in ihrem Leben geschehen ist. Das Team der Fachpersonen mag Informationen haben, die die Person identifizieren, aber weitgehend oberflächlich sein werden. Was noch wichtiger ist: Wahrscheinlich werden diese Informationen die *Sichtweisen* einer Person oder eines früheren Teams über die Person darstellen.

Beim Entwickeln der Gezeiten-Pflege möchten wir folgende Fragen beantworten:

- Wer ist die Person?
- Was ist in ihrem Leben geschehen, das sie in unsere Pflege gebracht hat?
- Wie können wir ihr helfen, mit dem Bewältigen dieser Situation zu beginnen?

In der *Dimension Welt* möchten Pflegende etwas über die Erfahrungswelt der Person lernen, um deren Lebensprobleme besser zu verstehen. Auf der «Suche nach Verständnis» bedient sich die Pflegeperson des *ganzheitlichen Assessments*, um festzustellen, welcher Aspekt der Erfahrungswelt der Person *jetzt* wichtig ist und wie jene Erfahrung für die Person so wichtig geworden ist.

Das *ganzheitliche Assessment* (s. Anhang 1) umfasst ein vertrauliches und vertrauensvolles *Gespräch* mit der Person, das die Grundlage der therapeutischen Beziehung bildet, die nötig ist, um die Pflegebedürfnisse der Person zu erfüllen.

Wie lauten die Zielsetzungen des ganzheitlichen Assessments?

Das *ganzheitliche Assessment* dient dazu, ...

- ... der Person Gelegenheit zu geben, ihr Erleben von Krankheit und Gesundheit zu *beschreiben*, zu *erörtern* und zu *untersuchen.*
- ... einen *persönlichen Pflegeplan* zu erstellen, ausgerichtet auf die einzigartigen Bedürfnisse der Person, wie sie sie wahrnimmt.
- ... eine *wechselseitige* Beziehung zwischen Pflegeperson und gepflegter Person zu schaffen, mit besonderer Betonung des «Zusammenarbeitens» und «Sondierens» der Bedürfnisse und Probleme der Person.

- … eine *befähigende* Beziehung zu schaffen, innerhalb derer die Pflegeperson der Person hilft, auf der Grundlage von Informationen Entscheidungen zu treffen und auszuwählen.
- … herauszufinden, wer die Person ist.

Wie lauten die Zielvorgaben des ganzheitlichen Assessments?

Das *ganzheitliche Assessment* hat vier Dimensionen und zielt darauf ab, folgendes festzustellen:

- Welches sind die gegenwärtigen «Probleme» oder «Bedürfnisse» der Person?
- Welches Ausmaß haben diese Probleme beziehungsweise Bedürfnisse? Wie groß sind sie?
- Welche Aspekte des Lebens der Person könnten helfen, solche Probleme zu lösen oder solche Bedürfnisse zu erfüllen?
- Was muss geschehen, um einen Wandel herbeizuführen?

Nur selten sprechen Menschen ganz natürlich über verschiedene Aspekte ihrer Probleme. Gewöhnlich wird ein Lebensproblem – wie immer es genannt werden mag – «ganz» oder umfassend wahrgenommen. Das *ganzheitliche Assessment* versucht, das Erleben verschiedener Aspekte von Lebensproblemen seitens der Person – soweit wie möglich – zu etwas zusammenzufassen, das dem «vollständigen Erleben» nahekommt. Das *ganzheitliche Assessment* versucht, eine *real* erscheinende Darstellung der Probleme und Bedürfnisse der Person zu erzeugen.

Das traditionelle Assessment wird ausnahmslos in professioneller Fachsprache oder Terminologie verfasst.

- Die Ergebnisse des ganzheitlichen Assessments werden in der Sprache der Person selbst wiedergegeben, wobei die eigene natürliche Sprache der Person verwendet wird. Der Person ihre eigene Stimme zurückzugeben, wird als «befähigende Geste» aufgenommen, die zeigt, wie sehr die eigenen Worte der Person wertgeschätzt werden.

Traditionelle Assessments beruhen gewöhnlich auf einer *hochprofessionellen* Beziehung, bei der die Pflegeperson oder eine andere Fachperson der «Experte» ist.

- Im ganzheitlichen Assessment werden *Gemeinschaftlichkeit* und *Dialog* betont, wobei anerkannt wird, dass die gepflegte Person die *Expertin* für diese Probleme oder Bedürfnisse ist.

Wann sollte das Assessment ausgefüllt werden?

Ziel des ganzheitlichen Assessments ist, die Sichtweise der Person hinsichtlich ihres Pflegebedarfs herauszufinden. Es kann daher in jedem Akut-Setting – auf einer Station der Akutversorgung, in einem kommunalen Setting, in der Tagespflege etc. – eingesetzt werden.

- Das ganzheitliche Assessment sollte *so bald wie möglich* nach Eintritt der Person in die jeweilige Einrichtung durchgeführt werden.
- Wo die Person (ganz gleich aus welchen Gründen) außerstande oder nicht bereit ist, beim Assessment zu kooperieren, sollte es auf später verschoben und ein provisorischer Plan zur unterstützenden Pflege eingeführt werden, der von der Pflegeperson oder dem Team der Akutversorgung konzipiert wird.

Wie sollte das Assessment durchgeführt werden?

Das Assessment sollte in einem Setting durchgeführt werden, wo Privatsphäre und ein Minimum an Störungen garantiert sind.

Die Pflegeperson sollte sich um eine angenehme Arbeitsatmosphäre bemühen, bevor sie mit dem Assessmentprozess beginnt.

Die Person sollte eine Kopie des Assessments erhalten, um während des Interviews darauf zurückzugreifen. Dies kann vor der Sitzung geschehen.

Die Pflegeperson sollte den Zweck des Assessments erklären und dabei auf jede Seite einzeln eingehen.

Die Person sollte gebeten werden, ihre Antworten auf jede der Hauptfragen im Laufe des Assessmentprozesses aufzuschreiben (den Stift zum Notieren der Antworten sollte ihr die Pflegekraft anbieten). Dies wird die befähigende Natur des gesamten Vorgangs betonen.

Wenn die Person außerstande (oder nicht bereit) ist, die Zusammenfassung selbst auszufüllen oder es lieber nicht täte, füllt die Pflegeperson die Dokumentation der Antworten auf die Fragen *anstelle* der Person aus.

Noch bevor irgendetwas dokumentiert wird, sollte die Pflegeperson mit der Person prüfen, dass diese das Gesagte korrekt verstanden hat. Solch stetes Überprüfen steigert die gemeinschaftliche Natur des Assessments und stärkt das Vertrauen der Person in die Pflegekraft.

Wie sollte das Assessment dokumentiert werden?

Herkömmlicherweise werden Assessments in der Sprache der Fachperson zusammengefasst und präsentiert, wie zum Beispiel: «Der Patient gab an, er habe Schlafstörungen» oder: «Sie sagte, sie sei müde».

Das Assessment ist auf das unmittelbare Verstehen der Probleme und Bedürfnisse der Person ausgerichtet. Demzufolge werden Einzelheiten in der Sprache der Person wiedergegeben.

Wer sollte das Assessment ausfüllen?

Das *ganzheitliche Assessment* sollte von einem Mitglied des Teams ausgefüllt werden, das wahrscheinlich in größerem Umfang an der Pflege der Person beteiligt sein wird. Dabei kann es sich um die der Person zugewiesene *Bezugspflegeperson*, einen *Case-Manager* oder eine *professionelle Bezugsperson* handeln, die für das Gesamtkonzept, die Erstellung und das Management des Pflegeplans verantwortlich ist.

Sollte noch jemand anderes am Assessment beteiligt sein?

Gewöhnlich führt die Pflegeperson das Assessment allein mit der Person durch und stellt dabei Privatsphäre und Vertraulichkeit sicher. In manchen Fällen bittet die Person unter Umständen der moralischen Unterstützung halber um Anwesenheit eines Verwandten, einer Freundin oder eines Fürsprechers. In solchen Fällen trägt der Freund oder Fürsprecher jedoch gewöhnlich nicht zum Assessmentprozess bei, sondern hilft der Person lediglich, ihre eigenen Antworten zu geben.

Bei manchen Gelegenheiten mag es als angemessen gelten, das Assessment mit der Person und einem Familienmitglied durchzuführen. Wo solch ein gemeinsames Assessment durchgeführt wird, sollte die Pflegeperson sicherstellen, dass die wahrgenommenen Probleme, Erfordernisse und Bedürfnisse sich von denen des Familienmitgliedes unterscheiden.

Wie oft sollte das Assessment wiederholt werden?

Üblicherweise werden Assessments in zeitlichen Abständen wiederholt, um Veränderungen zu messen oder neue Probleme zu identifizieren. Das *ganzheitliche Assessment* dient primär dazu, der Person zu helfen, ihre Geschichte zu erzählen. Es dient auch dazu, die Person in die kooperative Beziehung mit der Pflegeperson sowie den gemeinschaftlichen Pflegeplan einzuführen.

Der aus dem *ganzheitlichen Assessment* entstehende Pflegeplan weist aus, wie die Person und das Team auf die identifizierten Lebensprobleme reagieren sollten. Dieser Pflegeplan umfasst spezifische Einzelsitzungen, die für ein fortlaufendes Assessment von Veränderungen der Art und Funktion spezifischer Lebensprobleme sorgen. Dementsprechend ist eine Wiederholung des *ganzheitlichen Assessments* unnötig.

Ausfüllen des ganzheitlichen Assessments

Jede Seite des Assessments sollte zusammen mit der Person (und jeder Bezugsperson) ausgefüllt werden. Dies erhöht das Vertrauen in Ihr Bestreben, von Anfang an mit der Person zusammenzuarbeiten.

Einführung

Benennen Sie auf der ersten Seite des *ganzheitlichen Assessments* (s. Anhang S. 248) die Person und die Pflegeperson, die das Assessment ausfüllen, zusammen mit Datum und Uhrzeit des Assessments.

Tragen Sie eine kurze Zusammenfassung der Umstände ein, welche die Person in die Einrichtung (Station, Einheit oder ambulantes Programm) geführt haben.

Notieren Sie schließlich noch die der Person zugewiesene Bezugspflegeperson oder professionelle Bezugsperson.

Übersicht des Problems oder Bedürfnisses

Zu Beginn des formellen Teils des *ganzheitlichen Assessments* sollte die Pflegeperson zu erheben versuchen, was die Person ihrer Wahrnehmung nach in die Klinik oder Pflege (etc.) geführt hat, oder alternativ, worüber sie sprechen möchte.

Fragen Sie vorsichtig nach «Problemen» – viele Menschen glauben nicht, dass sie Probleme haben! Stellen Sie vielmehr offene Fragen, die es der Person ermöglichen, in eigenen Worten darüber zu berichten, was für sie *wichtig* ist.

Anschauliche Beispiele

- «Gut, Bob, sagen Sie mir, was Sie mitgebracht haben, worüber Sie sprechen möchten (oder müssen).»
- «Worüber möchten Sie gern sprechen? Woran denken Sie? Wo sollen wir beginnen?»
- «Was hat Sie hierher (Klinik, Einheit, Programm) geführt?»
- «Warum hat man mich Ihrer Ansicht nach gebeten, mich mit Ihnen zu treffen?»
- «Was ist bei Ihnen kürzlich geschehen, über das Sie mit mir sprechen möchten (oder müssen)?»

Ursprünge des Problems («So begann alles»)

Der Fokus des Assessments liegt auf dem *jetzigen* Erleben der Person. Menschen erwarten oder möchten jedoch einige Zeit darauf verwenden, ihre gegenwärtige Situation in einen Kontext zu setzen. Aus diesem Grund ist es wichtig, *am Anfang zu beginnen.* Fragen Sie die Person nach dem Hintergrund dessen (was immer es sein mag), was sie in die Einrichtung geführt hat.

Anschauliche Beispiele

- «Wann ist Ihnen das Problem zum ersten Mal *aufgefallen*?»
- «Wann sind Sie sich das erste Mal *bewusst geworden*, dass …?»
- «… und wann hat all das begonnen?»
- «… erzählen Sie mir ein wenig davon, was gerade in Ihrem Leben geschah, als all das angefangen hat.»

Frühere Problemfunktion («So wirkte es sich auf mich aus»)

Mit der nächsten Reihe von Fragen soll untersucht werden, wie die Person das Lebensproblem unmittelbar erlebt: Welche Auswirkung hatte es auf ihr Leben? Auf hilfreiche Weise lassen sich diese Fragen einführen, indem man kurz die Ursprünge des Problems zusammenfasst. Dies zeigt der Person auch, dass die Pflegeperson der sich entfaltenden Geschichte sorgsam zugehört hat.

Anschauliche Beispiele

- «… wie hat Sie das (Zusammenfassen der Ursprünge) anfänglich beeinträchtigt?»
- «Erzählen Sie mir ein wenig mehr darüber, wie Sie das beeinträchtigt hat.»
- «… was für eine Wirkung hatte das also auf Sie und Ihr Leben?»

Frühere Emotionen («So fühlte ich mich zu Anfang»)

In den Fragen werden die anfänglichen emotionalen Auswirkungen des Problems untersucht.

Anschauliche Beispiele

- «... und wie haben Sie sich zu diesem Zeitpunkt dabei gefühlt?»
- «... und wie haben Sie sich am Anfang dabei gefühlt?»

Entwicklungsverlauf
(«So haben sich die Dinge mit der Zeit verändert»)

Die Pflegeperson bekommt allmählich eine gute Vorstellung davon, wo das Problem im Leben der Person zuerst auftauchte, wie es die Person beeinträchtigte und welche Gefühle (damals) mit dem Problem einhergingen. Jetzt versucht die Pflegeperson, die Situation auf den *neuesten Stand* zu bringen.

Anschauliche Beispiele

- «So, das war damals (kurze Zusammenfassung der Ursprünge des Problems, seiner Auswirkungen und Gefühle). Wie haben sich die Dinge jetzt für Sie verändert?»
- «Wie haben sich die Dinge im Laufe der Zeit von damals bis heute verändert?»
- «Wie würden Sie die Dinge jetzt beschreiben? Was ist jetzt anders?»

Beziehungen («So beeinträchtigte dies meine Beziehungen»)

Selbst sehr persönliche Probleme werden zwischenmenschlich erfahren. Selbst wenn andere Menschen, die die Welt der Person teilen, sich des feinen Details des Problems nicht bewusst sind, können sie durchaus davon beeinträchtigt werden und sogar dazu beitragen. Die Pflegeperson untersucht nun kurz die Auswirkung des Problems auf die Beziehungen der Person.

Anschauliche Beispiele

- «... und wie hat all dies (das Problem) Ihre Beziehungen zu anderen Menschen beeinträchtigt?»
- «Erzählen Sie mir ein wenig darüber, wie das Ihre Beziehungen zu Freunden, zur Familie (Arbeitskollegen, sofern angemessen) oder einfach nur ‹anderen Menschen› beeinträchtigt hat.»
- «Was sagen andere Leute dazu (zu dem Problem)?»

Aktuelle Emotionen («So fühle ich mich jetzt»)

Im nächsten Stadium der «Aktualisierung des Problems» geht es darum, den gegenwärtigen emotionalen Kontext zu sondieren: «Wie fühlen Sie sich jetzt?» Oder: «Wie geht es Ihnen *jetzt* mit all dem (Problem)?» Oder: «Wie fühlen Sie sich jetzt, in *diesem Augenblick*, bei ... (Problem)?»

Ganzheitlicher Inhalt («Was bedeutet das meiner Ansicht nach?»)

Nachdem die Pflegeperson nun eine sehr gute Vorstellung von Art und Funktion des Problems hat, ist es Zeit, seine *Bedeutungen* zu erkunden. Die Pflegeperson könnte die Person direkt fragen, was das alles ihrer Ansicht nach bedeutet, oder sie könnte diese Frage mit einem Hinweis auf die Wichtigkeit einleiten.

Anschauliche Beispiele

- «(Kurz zusammenfassend) Sie wurden sich also erstmals dieses ... bewusst und zu der Zeit geschah ... in Ihrem Leben, beeinträchtigte Sie durch ... und Sie fühlten sich ... Jetzt denken Sie, es habe Ihre Freunde und Familie ... beeinträchtigt und fühlen sich jetzt ...»
- «Darf ich Sie jetzt fragen, was all das für Sie bedeutet?»
- «Ich hätte gern, dass Sie über die nächste Frage nachdenken. Es ist eine wichtige Frage. Ich wüsste nämlich gern, was all das für Sie *bedeutet*. Sie haben mir Ihre Geschichte dessen erzählt, was Sie hier-

her geführt hat (oder: was mit Ihnen geschehen ist, was Ihrer Ansicht nach nicht stimmt) und wie es Ihnen damit geht. Was also bedeutet all dies für Sie – *auf einer persönlichen Ebene*?»

Ganzheitlicher Kontext («Was sagt all dies über mich als Person aus?»)

Auf der nächsten Stufe des Sondierens von Bedeutungen bittet die Pflegeperson die Person, darüber nachzudenken, was «all dies» für sie «als Person» bedeuten könnte.

Anschauliche Beispiele

- «Was sagt all dies Ihrer Meinung nach über Sie als Person aus?»

Erfordernisse, Bedürfnisse und Wünsche («Was muss jetzt geschehen/was möchte oder wünsche ich, das als nächstes geschieht?»)

Nachdem die Pflegeperson ein eingehendes Bild des Problems und seines erweiterten Kontexts gewonnen hat, geht sie nun dazu über, zu überlegen, was mittels einer pflegerischen Intervention getan werden müsste. Die Antwort auf die letzten beiden Fragen in diesem Abschnitt hilft dem Team, zu entscheiden, welche Art von Intervention die Person für geeignet halten könnte.

Anschauliche Beispiele

- «… und was hoffen Sie, dass gegen all dies (Zusammenfassen des Problems) getan wird?»
- «… und was möchten Sie, dass jetzt geschieht?»
- «Wenn ich Ihnen in Zusammenhang mit all dem, worüber wir gesprochen haben, einen Wunsch gewähren könnte, was würden Sie sich wünschen?»
- «… und was könnten Sie sich *sonst noch* wünschen?»

Erwartungen

Am Ende dieses Abschnitts versucht die Pflegeperson festzustellen, welche Erwartungen die Person an das Pflegeteam hat. Was soll die Pflegeperson oder andere Mitglieder des Teams für sie tun?

Anschauliche Beispiele

- «Dies ist die letzte Frage in diesem Abschnitt und eine wichtige. Was erwarten Sie, das ich für Sie tue? Wie könnten meine Kolleginnen und Kollegen Ihnen Ihrer Ansicht nach helfen?»

Evaluieren des Problems (S. 4)

Im nächsten Abschnitt wird die Pflegeperson versuchen, das Problem zu evaluieren, indem sie sich eines einfachen Bewertungsformulars bedient. Bevor sie zu diesem nächsten Stadium übergeht, sollte sie erneut darum bitten, fortfahren zu dürfen.

- «Ich bekäme jetzt gern eine Vorstellung davon, wie ‹groß› ein Problem dieser Art für Sie ist.»
- «Ist es in Ordnung, wenn wir weitermachen?» (Wenn die Person verneint, kommen Sie später auf diesen Punkt zurück.)
- «Ich möchte Ihnen drei Fragen stellen. Sie stehen am Anfang der Seite. Es sind sehr wichtige Fragen, wie ja all diese Fragen wichtig sind. Diese drei jedoch helfen meinen Kollegen und mir, eine Vorstellung davon zu bekommen, wie belastend Sie dieses Problem finden. Es wird uns auch zeigen, in welchem Ausmaß es Ihr Leben durcheinanderbringt. Und schließlich wird es uns zeigen, wie viel Kontrolle Sie Ihrer Ansicht nach über das Problem haben – in welchem Ausmaß Sie damit umgehen können. Wie klingt das für Sie?»

Vor Beginn der Bewertung muss die Pflegeperson wissen, ob das Problem «als Ganzes» evaluiert werden soll oder ob es verschiedene «Teile» hat.

- «Wir können dieses Formular verwenden, um eine Vorstellung davon zu bekommen, wie ‹groß› das Problem ist. Möchten Sie über das Problem als Ganzes sprechen oder möchten Sie es in einige der Teile untergliedern, über die Sie gesprochen haben? Wir können entweder ‹das Ganze› notieren oder es in verschiedene Teile aufteilen. Was meinen Sie?»

Die Pflegeperson sollte dann mit der Person jeden «Teil» des Problems oder «das Ganze» evaluieren.

- «Wenn Sie diese Bewertungsskala hier (s. Anhang 1) verwenden, auf der 1 bedeutet, dass Sie überhaupt nicht leiden, und 10 bedeutet, dass Sie sich nicht vorstellen können, stärker zu leiden, wo würden Sie Ihrer Ansicht nach stehen? Wie viel Leiden, zwischen 1 und 10, verursacht Ihnen dieses Problem gegenwärtig?»
- «Und – wenn Sie dieselbe Skala verwenden – in welchem Ausmaß beeinträchtigt oder stört Sie (Bezeichnung des Problems) dabei, Ihr Leben zu leben?» 1 bedeutet, es stört Ihr Leben überhaupt nicht, und 10 hieße, Sie könnten sich kein stärker beeinträchtigtes Leben vorstellen.»
- «Zum Schluss bekäme ich gern noch eine Vorstellung davon, inwieweit Sie meinen, (Bezeichnung des Problems) beherrschen zu können. 1 bedeutet, dass Sie glauben, nichts tun zu können, um das Problem zu beeinflussen oder zu kontrollieren; 10 hieße, dass Sie es völlig unter Kontrolle haben. Wo würden Sie sich im Augenblick positionieren?»

Die Bewertungen sollten für jeden Aspekt des Problems in die jeweiligen Kästchen eingetragen werden, bevor man zu den abschließenden Stadien des Assessments kommt. *Füllen Sie diese Bewertungen für jedes identifizierte «Teilproblem» aus.*

Persönliche Ressourcen

Die Pflegeperson erweitert jetzt das Assessment, um einige der persönlichen «Aktiva» oder «Ressourcen» der Person zu betrachten. Welche Menschen, Dinge und Überzeugungen sind der Person wichtig? Das könnte eine Rolle beim letztendlichen Pflegeplan spielen.

Wichtige Menschen

- «Erzählen Sie mir ein wenig über die Menschen, die Ihnen im Leben wichtig sind.»
- «Wer sind sie und auf welche Weise sind Sie Ihnen wichtig?» (Der Name jeder Person sollte zusammen mit einer kurzen Anmerkung, *warum* sie nach Ansicht der Person wichtig ist, im Kasten eingetragen werden.)

Wichtige Gegenstände

- «Erzählen Sie mir von den Dingen, die Ihnen im Leben wichtig sind. Welche «Dinge» würden Sie vermissen, wenn diese plötzlich nicht mehr da wären?»
- «... und warum ist (Bezeichnung des Gegenstandes) für Sie wichtig?» (Die Bezeichnung eines jeden Gegenstandes sollte zusammen mit einer kurzen Beschreibung seiner Bedeutung im Kasten eingetragen werden.)

Die wichtigen Vorstellungen über das Leben

Auch hier sollten diese Vorstellungen, Überzeugungen oder Werte zusammen mit einer Erläuterung, warum sie wichtig sind, notiert werden.

- «Welche Überzeugungen in Bezug auf das Leben im Allgemeinen sind Ihnen wichtig?»
- «Menschen haben oft bestimmte Werte oder Regeln, nach denen sie ihr Leben führen – eine persönliche Philosophie vielleicht. Welches sind die Werte oder Regeln für Ihr Leben?»

Lösung des Problems oder Bedürfnisses

Im letzten Stadium des Assessments fragt die Pflegekraft die Person, wie es wäre, wenn das Problem gelöst oder das Bedürfnis befriedigt worden wäre. Die Antwort hilft, das Endziel jeglicher Intervention in den eigenen Worten der Person herauszuarbeiten.

Woran erkenne ich, dass das Problem gelöst oder das Bedürfnis befriedigt wurde?

Gemeinsam mit der Person sondiert die Pflegeperson die Vorstellung, wie es sein wird, wenn deren «Problem» kein Problem mehr ist oder ihr «Bedürfnis» befriedigt wurde. Falls angemessen, wird die Person ermutigt, zu «imaginieren», wie es wäre. Beim Formulieren dieser Fragen ist es wichtig, anzunehmen, dass dies geschehen *wird.* Die Frage auf diese Weise zu formulieren, wird der Person helfen, sich eine Zukunft ohne das Problem vorzustellen.

- «Woran *werden* Sie erkennen, wenn dieses Problem (Bezeichnung des Problems) Ihnen nicht länger Probleme bereitet oder Ihnen das Leben schwer macht?»
- «Wie *wird* das Leben für Sie sein, wenn dieses Problem (Bezeichnung des Problems) nicht länger ein Problem ist?»
- «Wenn ich einen Zauberstab schwingen und Ihr Problem verschwinden lassen könnte – was ich natürlich nicht kann –, was würden Sie als erstes bemerken, das anders ist?»
- «Was wird anders sein, *wenn dies (Bezeichnung)* für Sie kein Problem mehr ist?»
- «Was *wird* sonst noch anders sein?»

Was muss sich ändern, damit dies geschieht?

Die letzte Frage lädt die Person zum Nachdenken darüber ein, was nötig sein könnte, um diesen Wandel herbeizuführen.

- «Was muss sich Ihrer Ansicht nach ändern, damit dies nicht länger ein Problem für Sie ist?»
- «Was können Sie dazu beitragen, dass dies geschieht?»
- «Was kann jemand anderes dazu beitragen, das helfen könnte, damit dies geschieht?»
- «Was werden Sie Ihrer Ansicht nach bei sich selbst oder anderen bemerken, das Ihnen zeigt, dass die Dinge sich ändern?»

- «Wenn dies kein Problem mehr für Sie darstellt, was werden andere Menschen Ihrer Ansicht nach an Ihnen bemerken, das an Ihnen anders ist?»

Abschluss des Assessments

Am Schluss des Assessments sollte die Pflegeperson der Person Gelegenheit geben, abschließende Bemerkungen oder Anmerkungen zum Assessmentprozess selbst zu machen.

Dann sollte die Pflegeperson die Person darauf hinweisen, «was als nächstes geschieht» und ihr für die Unterstützung beim Assessment danken.

- «Nachdem wir nun geendet haben, werde ich eine Kopie davon machen und Sie Ihnen bringen. Diese können Sie behalten, damit Sie genau wissen, worüber wir hier heute gesprochen haben. Das Original lege ich in Ihre Pflegeakte, damit das übrige Team weiß, was wir hier erörtert haben. Man wird dies sehr hilfreich finden.»
- «Bevor wir gehen, möchte ich Ihnen für Ihre Hilfe hierbei danken. Ich weiß, dass so etwas sehr schwierig sein kann und manchmal scheinen wir alles noch einmal zu durchleben. Ich habe dies jedoch als wirklich hilfreich empfunden und bin sicher, meine Kolleginnen und Kollegen werden dies auch tun. Nochmals vielen Dank.»

12. Die Einzelsitzung

Zurückfordern der Geschichte

Beim Ausfüllen des ganzheitlichen Assessments hat die Person begonnen, die Geschichte dessen zu erzählen, was sie in die psychiatrische Dienstleistung geführt hat. Noch wichtiger ist, dass sie begonnen hat, ihre persönliche Geschichte als den *bedeutungsvollsten* Bericht über das Geschehen, das sie in die psychiatrische Dienstleistung geführt hat, *zurückzufordern.* Der Akt des *Zurückforderns* ist unserer Ansicht nach der erste Schritt zu *Recovery.* Bevor die Person ihr Leben wiedergewinnen kann, muss sie dessen Geschichte *zurückfordern* und sie dabei in ihre persönliche Erfahrung einbetten. Verschiedene Mitglieder des Gesundheits- und des Sozialdienstleistungsteams schreiben in Form von Anmerkungen, Akten, Briefen, Berichten etc. viele Geschichten über die Person. Die *wesentlichste* Geschichte ist jedoch stets die Geschichte der Person: «Meine Geschichte!» Sie ist entscheidend, weil sie eben jene Geschichte ist, die von der Person gelebt wird. Alle übrigen sind nur Geschichten über die Person aus der Perspektive des Betrachters.

Dieses Gespräch über «meine Geschichte» wird fortgesetzt in gezielten *Einzelsitzungen*, in denen die Person ermutigt wird, diese Lebensprobleme eingehender zu erörtern, indem sie darüber spricht, was *heute* ein Problem, ein Thema oder eine Schwierigkeit darstellt. Der Schwerpunkt dieser Einzelsitzungen liegt hauptsächlich darauf, der Person zu helfen, sich stärker darüber klar zu werden, wie Wandel ein Teil des Lebens ist und wie sich die Probleme, die sie erlebt, unter bestimmten Bedingungen verändern – und sei es nur in ganz geringem Maße. Die Entwicklung dieses Bewusstseins begann beim *ganzheitlichen Assessment*, als die Pflegeperson der Person zu erörtern half, wie es wäre, das Problem nicht zu haben, und was sich ändern oder was geschehen müsste, um diesen Wandel herbeiführen zu helfen.

«In-Gang-Bringen» der Person

In jedem Pflege- und Dienstleistungssetting sollte Zeit für fokussierte *Einzelsitzungen* aufgewandt werden. Anfänglich mag dieser Kontakt in hohem Maße informell sein, während die Pflegeperson das Vertrauen der Person zu gewinnen sucht und beginnt, die Kooperationsbeziehung weiterzuentwickeln. Nach und nach wird die Pflegeperson diese Beziehung auf eine stärker fokussierte Grundlage bringen, indem sie die Person ermutigt, zu sondieren, wie sich Dinge verändern, wie es wäre, wenn sich die Situation ändern würde, und wie es früher war, als die Person dieses besondere Problem noch nicht hatte.

Zweck

Die *Einzelsitzung* sollte wie ein «normales Gespräch» erscheinen. Ihr Zweck besteht darin, sich über Folgendes klar zu werden:

- *Veränderungen*, die bereits in der Person stattfinden,
- wie die Einzelsitzungen helfen könnten, diese Veränderungen weiterzuentwickeln,
- wie das Pflegeteam oder andere Personen eine Rolle dabei spielen könnten, *kleine, aber stetige Veränderungen*, wie die Person fühlt oder denkt, was sie auf alltäglicher Basis tun kann, zu fördern.

All dies ist Teil des Prozesses des «In-Gang-Bringens» («powering up»), bei dem die Person ermutigt wird, in sich selbst Ressourcen zu finden, die dazu dienen können, verschiedene Lebensprobleme anzugehen.

Anmerkung: Wandel ist ein kontinuierlicher Prozess, auch wenn Menschen oft auf ihn «warten». Sie wandeln sich schon beim Lesen dieser Worte. Wandel durchströmt die Person nahezu unsichtbar, wie Wasser. Ziel der Pflegeperson ist es, der Person zu helfen, nach und nach diese kleinen Veränderungen zu erkennen, die die kleinen Schritte auf dem langen Weg der Recovery darstellen. Zunächst muss sich die Person jedoch erst einmal vorzustellen beginnen, wie diese Recovery-Reise aussehen könnte. In diesem Sinne beginnt eine Reise von 1000 Kilometern tatsächlich in der Fantasie.

Anschauliches Beispiel

In der in **Abbildung 12-1** wiedergegebenen *Einzelsitzung* trifft Clare Sweeney auf die Pflegeperson Mary Burns. Bei der Sitzung geht es um ein Gespräch zwischen den beiden, in dem die Pflegeperson Clare zu helfen versucht, kleine Veränderungen ihrer Gefühle zu *bemerken* und dann eine praktische «Aufgabe» auszuhandeln, die sie selbst durchführen kann und bei der dieses «persönliche Wissen» zur Anwendung kommt. Ziel dieser Sitzung ist, Clare «in Gang zu bringen», indem man ihr hilft, sich bewusst zu werden, was sie für sich selbst tun kann und welche ungenutzten Fähigkeiten sie haben könnte. Die Pflegende bespricht aber auch, wie sie und ihre Kollegen und Kolleginnen Clare unterstützen könnten, im Umgang mit diesem Problem etwas anders zu machen.

Da es sich hier um einen Aspekt der Pflege handelt, die Clare erhält, werden Einzelheiten zur Uhrzeit und zum Datum aufgenommen, und – soweit irgend möglich – unterschreiben sowohl die Pflegeperson als auch die Person das Formular, um zu bestätigen, dass dies ihre gemeinsame Arbeit ist.

Wie beim *ganzheitlichen Assessment* beginnt die Pflegeperson, indem sie den Zweck der Sitzung umreißt und Clare auffordert, in deren weiterem Verlauf ihre Antworten niederzuschreiben. Wenn sie nicht imstande oder bereit ist, füllt die Pflegeperson dies aus, aber *in Clares eigenen Worten.*

Name: Clare Sweeny Pflegeperson: Mary Burns	Datum: 22.06.2012 Uhrzeit: 15.15 Uhr
3. Mein Ziel: Mich in Bezug auf mich selbst besser fühlen	
4. Was hat sich meines Erachtens geändert? Wenn ich draußen bin und gehe 5. Was tat ich? Den Vögeln zuschauen. Mich fragen, wie es wäre, ein Vogel zu sein. 6. Was kann ich damit tun? Weniger herumsitzen – mehr tun	10. Was haben wir erörtert? Clare hat sich nie sonderlich gemocht und hat sich selbst gegenüber eine wirklich negative Einstellung. Wir sprachen darüber, wie sie damit umgehen kann – welche Optionen sie gerade jetzt hat.
7. Was werde ich als nächstes tun? Versuchen, einen Plan für meinen Tag zu machen.	8. Wie wird das Team helfen? Clare ermutigen, etwas mit anderen Menschen zu unternehmen Clare auffordern, sich mehr auf das «Tun» als auf das «Fühlen» zu konzentrieren
11. Wie fand ich diese Sitzung? Dies ist wirklich schwierig, aber ich sehe jetzt, worum es geht.	9. Wie wird das Team allgemeine Unterstützung anbieten? Clare an ihren Tagesplan erinnern Clare zwei- bis dreimal am Tag fragen, wie sie vorankommt
Unterschrift: Clare Sweeny — Datum: 22. Juni 2012	Unterschrift: M. Burns — Datum: 22. Juni 2012

Abbildung 12-1: Protokoll einer Einzelsitzung

Das in Abbildung 12-1 wiedergegebene Einzelsitzungsformular enthält zwei Spalten zur Dokumentation. Die linke (schattierte) Spalte ist dazu bestimmt, die Antworten und Anmerkungen der Person während der Sitzung zu dokumentieren. Die rechte Spalte dient Anmerkungen, die das Team über die Sitzung und darüber informieren, was die Teammitglieder zur Unterstützung der Person wissen müssen.

Anmerkung: Wir haben die Fragen nummeriert, um auf die Reihenfolge aufmerksam zu machen, in der sie kommen. Die Dokumentation enthält diese Nummerierung nicht.

1. Einführen der Sitzung

Mary: «Hallo Clare, es ist schön, Sie wiederzusehen. Wir hatten gestern eine dieser Sitzungen, nicht wahr? Ich dachte, das ging fürs erste Mal sehr gut. Alles kann ein wenig seltsam erscheinen, ich weiß. Aber, wie ich gestern sagte, ist dies einfach für Sie reservierte Zeit, um jetzt über das zu sprechen, was Ihnen wichtig ist. Indem wir miteinander sprechen, kommen Ihnen hoffentlich ein paar Ideen, wie Sie mit der Art von Dingen zurechtkommen könnten, die Sie quälen. Sind Sie bereit, zu beginnen?»

Clare: «Ich denke schon.»

2. Wie lautet das Problem?

Es ist wichtig, der Person ein paar Minuten Zeit zu geben, um über «das Problem» oder Thema oder über die Schwierigkeit zu sprechen. Sie braucht diese Zeit, um mit der Geschichte in Kontakt zu treten.

Es ist aber auch wichtig, das Gespräch darauf hinzuführen, das zu besprechen, «was sich tun ließe».

Mary: «*So*, was haben Sie mitgebracht, über das Sie sprechen möchten? Was ist heute für Sie wichtig?»

Clare: «Naja … ich weiß nicht. Es ist alles so sinnlos. Ich glaube einfach nicht … Ich meine, es ist … Ich bin so hoffnungslos. Ich bin es. Ich weiß, dass ich es bin. Ich bin diejenige, die sinnlos ist. Ich bin die Nutzlose.»

Mary: «In Ordnung. Erzählen Sie mir etwas mehr über dieses Gefühl von ‹Hoffnungslosigkeit› und ‹Sinnlosigkeit›. Worum geht es da?»

Clare: «Oh, ich habe es immer gefühlt. Naja, nicht immer, aber lange Zeit. Ich bin nutzlos. Ich bin es, ich weiß, dass ich es bin.»

Mary: «Sie finden sich selbst schlecht, nicht wahr?»

Clare: *(lacht und weint zugleich)* «Das können Sie laut sagen. Oh, ich bin einfach so *nutzlos*!»

3. Zukunft imaginieren

Mary: «Sie mögen sich also nicht, das sehe ich. Wie würden Sie sich gerne fühlen? Wie wären Sie gern?»

Clare: *(nach einer langen Pause)* «Nun, nicht so. Ich weiß nicht. Ich fände mich selbst gern besser … oder besser als so. Ich habe mich nie gut gefunden.»

Mary: «Sie fänden sich also gerne besser, oder?»

Clare: «Ja. Besser.»

Mary: *(zeigt auf das Formular)* «Hier steht: ‹Mein Ziel›. Würden Sie hier eintragen, dass Sie sich gern besser fänden?»

Clare: «Ich habe keine Lust dazu. Wenn Sie möchten, tun Sie es.»

Mary: *(schreibt)* «Gut. Ich schreibe hier, als wenn Sie es wären: ‹Ich fände mich gern besser.›»

Clare: «O.k. Ich schätze, das ist es … Aber es wird nicht viel nützen. Ich bin so nutzlos. Es ist sowieso alles mein Fehler.»

4. **Veränderung wahrnehmen** (Was hat sich meines Erachtens geändert?)

Clare wurde aufgefordert, sich an einen Spaziergang zu erinnern, den sie vor einigen Tagen mit ein paar Frauen und einem Mitarbeiter auf dem Gelände unternommen hatte. Mary forderte Clare auf, dazu auf dem Formular eine Notiz zu machen.

Mary: «Erzählen Sie mir über das letzte Mal, wo Sie sich mit sich nicht so schlecht gefühlt oder auf die eine oder andere Weise vielleicht nicht über sich nachgedacht haben.»

Clare: «Oh, das ist schwierig.»

Clare erinnert sich daran, dass die Pflegende über die Vögel im Garten sprach und dachte sich: «Wie wäre es, ein Vogel zu sein – frei zu sein.» Mary forderte sie auf, dazu einen Eintrag im Dokumentationsbogen zu machen.

6. Erfahrung nutzen (Was kann ich damit tun?)

Mary: «Das ist wirklich interessant. Es scheint also, dass Sie sich Ihrer selbst und wie Sie über sich denken *irgendwie* weniger bewusst sind, wenn Sie Dinge tun wie ‹draußen spazierengehen› und ‹nachdenken, wie es ist, ein Vogel zu sein›. Sie scheinen diese Selbstbetrachtung, von der Sie viel sprechen, zu verlieren. Ist das richtig?»

Clare: «Ich nehme es an. Ich muss aufgehört haben, über mich nachzudenken, weil ich daran dachte, wie es wäre, dieser kleine Vogel zu sein. Ja.»

Mary: «Was könnten Sie also damit anfangen... mit diesem *Wissen*, das Sie über sich haben?»

Clare sollte darüber sprechen, was sie mit ihrem Wissen über sich selbst «tun» könnte. Schließlich sagte sie: «Ich nehme an, ich könnte mehr Dinge tun. Ich verbringe viel Zeit in meinem Zimmer, weil es mir schwerfällt, etwas zu tun – mit Menschen zu sein. Mary forderte sie auf, sich zu notieren, was sie tun *könnte*, und Clare schrieb: «Weniger rumsitzen. Mehr Sachen machen.»

7. Tun, was getan werden muss (Was werde ich als nächstes tun?)

Mary: «Lassen Sie uns darüber sprechen, wie Sie das tun werden, Clare: weniger rumsitzen, mehr Sachen machen. Was *müssen* Sie als nächstes tun? Was müssen Sie als allererstes tun?»

Nach ein paar Minuten entschied Clare, dass das, was sie wirklich tun müsste, darin bestand, «zu versuchen, eine Art Plan für meinen Tag zu machen», und Mary forderte sie auf, eine Notiz auf dem Formular zu machen.

8. Hilfe von anderen annehmen (Wie wird das Team helfen?)

Mary: «Gut. Nun haben Sie eine Art Plan, was Sie als nächstes tun müssen. Wie könnte ich Ihnen helfen, ihn einzuhalten? Oder wie könnten andere Mitglieder des Teams helfen, ihn einzuhalten?»

Clare entschied, dass die Pflegenden sie einfach nur ermutigen sollten, mehr mit anderen Menschen zu unternehmen, wie etwa Spaziergänge machen. Sie dachte auch, dass sie vielleicht mehr Zeit damit zubringen sollte, etwas zu tun, und weniger Zeit damit, herumzusitzen, zu reden und über sich selbst und ihr Leben nachzudenken. Mary notierte dies auf dem Formular.

9. Allgemeine Unterstützung (Wie wird das Team allgemeine Unterstützung anbieten?)

Mary: «Das Team wird Ihnen also diese ‹Anstöße› geben, wenn Sie möchten, um Ihnen zu helfen, weiterzumachen. Was könnten wir – im Allgemeinen – sonst noch tun, um Sie zu unterstützen? Was fänden Sie hilfreich?»

Clare entschied, dass sie im Augenblick nur daran erinnert werden wollte, sich an das zu halten, was sie für sich selbst festgelegt hatte, und vielleicht könnten die Teammitglieder sie «zwei- bis dreimal am Tag» fragen, wie es liefe. Mary notierte dies für ihre Kolleginnen und Kollegen.

10. Der Schwerpunkt der Sitzung (Was haben wir erörtert?)

Mary: «Nun, wir kommen allmählich zum Abschluss. Aber vorher möchte ich Sie fragen, was ich dem übrigen Team sagen soll, worüber wir heute gesprochen haben.»

Clare dachte einige Minuten darüber nach und sagte dann: «Alles dreht sich darum, dass ich mich nie sonderlich gemocht habe und mir selbst gegenüber wirklich negativ eingestellt bin.» Mary fragte, ob es in Ordnung wäre, wenn sie dies auf dem Formular eintrüge, und Clare stimmte zu. Sie fügte hinzu: «Sagen Sie ihnen auch, dass wir darüber gesprochen haben, wie ich damit besser umgehen könnte. Welche Optionen ich zurzeit habe.» Mary fasste dies unter Verwendung von Clares eigenen Worten auf dem Formular zusammen.

11. Reflexion (Wie fand ich diese Sitzung?)

Mary: «Nun, Clare, sagen Sie mir zum Abschluss, wie Ihnen diese Sitzung gefallen hat. Ich fand sie sehr interessant. Wie war es für Sie?»

Clare sagte, es fiele ihr «noch immer sehr schwer, über sich zu sprechen». «Das ist nichts Neues», fügte sie hinzu, «aber ich glaube, ich erkenne jetzt, worum es geht. Beim letzten Mal, als wir miteinander gesprochen haben, war ich nicht so sicher.» Mary bat Clare, ihre Anmerkungen zu der Sitzung zu machen und fragte dann, ob sie das Formular unterschreiben wolle, um zu zeigen, dass sie allem zustimmte, was aufgeschrieben worden war.

Kooperation, Pflege und Kommunikation

Die *Einzelsitzung* kann an unterschiedlichen Orten durchgeführt werden – im förmlichen Sprechzimmer oder unter einem Baum im Garten. Der Ort ist nicht so wichtig wie der *Zweck*.

Der Zweck einer *Einzelsitzung* besteht darin, ...

- ... der Person echte *Pflege* zu geben, indem nachhaltig Interesse an ihr als *Person* geäußert wird. Dies erreicht man, indem man die Aufmerksamkeit darauf richtet, was die Person *erlebt*, dazu ein Gespräch beginnt und ausbaut und dabei stets die Worte, Sätze und Metaphern respektiert, welche die Person zur Beschreibung ihrer Erfahrungen verwendet.
- ... der Person zu helfen, das Gefühl zu haben, dass die Pflegeperson *mit* ihr arbeitet – ehrlich daran interessiert, dieses Gespräch im wahren Geist der Gemeinschaftlichkeit zu entwickeln. Dies erreicht man, indem die Pflegeperson wiederholt mit der Person überprüft, dass sie sie richtig gehört hat, und auch sicherstellt, dass man sich in vollem Umfang darüber geeinigt hat, was besprochen wird.

Der *wichtigste* Zweck dieser Sitzungen besteht darin, ein Verstehen dessen zu vermitteln, «was ***jetzt*** getan werden muss!» Was muss die Person tun – und *was müssen* die Pflegeperson, ihre Kolleginnen und Kollegen oder vielleicht jemand anderes, der der Person wichtig ist, *tun*, um einen konstruktiven Wandel unterstützen zu helfen?

Die Dimension der Anderen – Gruppenarbeit nach dem Gezeiten-Modell

In der Dimension der Anderen helfen wir der Person, ein Bewusstsein für die vielen Aspekte ihres Lebens zu entwickeln, die nicht zerrüttet, geschädigt oder anderweitig «problematisch» sind. Diese wertvollen Aktiva, Stärken und positiven Attribute werden eine ganz wichtige Rolle beim Recovery spielen.

Hier wird die Person auch ein Bewusstsein für die Unterstützungsquellen entwickeln, die sich bei anderen, zeitweilig «im selben Boot» befindlichen Menschen – bei anderen in Fürsorge und Pflege befindlichen Menschen – finden.

Die Person wird auch ein Bewusstsein dafür entwickeln, wie sie andere unterstützen kann und dabei ihren eigenen Wert als Person erkennt.

Diese Erfahrungen des «Selbst und Anderer» werden gefördert durch drei verschiedene Arten von Gruppen: *Entdeckungsgruppe*, *Informationsgruppe* und *Lösungsgruppe*.

13. Die Gezeiten-Gruppe

Der Zweck von Gezeiten-Gruppenarbeit besteht darin, für soziale Settings zu sorgen, in denen Menschen ihre Probleme mit anderen teilen, Bewusstsein für ihren einzigartigen Wert entwickeln und ihre Identität als Person zurückfordern können.

Menschsein allgemein

Die jeweiligen Lebensprobleme jeder Person sind einzigartig und für diese Person und ihre Lebensumstände spezifisch. Allerdings sind Lebensprobleme, die Menschen in psychiatrische Dienstleistungen führen, einander überraschend ähnlich und haben gemeinsame Nenner. Menschen glauben oft, im Erleben ihres Leidens oder ihrer Beschwernis *allein* zu sein, aber dies ist nur selten der Fall. Angesichts unserer allgemeinen Erfahrung des «Menschseins» können Menschen oft große Unterstützung und Trost in der Tatsache finden, dass ihre Schwierigkeiten von einem breiten Spektrum anderer Menschen geteilt werden, die etwas sehr Ähnliches in ihrem Leben erfahren.

Unsere Probleme menschlichen Lebens haben vieles gemeinsam. Demzufolge stellt Gruppenarbeit einen ganz entscheidenden Teil des Recoveryprozesses im *Gezeiten-Modell* dar. Gruppenarbeit spiegelt die Erfahrungen wider, die Menschen im Laufe ihres Lebens beim «Erlernen, Mensch zu sein» gehabt haben.

Beim Heranwachsen gehen Menschen in die Grundschule, aufs Gymnasium, in eine Ausbildung und oft zur Universität, um etwas über verschiedene Themen und Fachgebiete zu lernen, etwa, um Pflegeperson, Arzt oder Kraftfahrzeugmechaniker zu werden.

Frage: Wo lernen Menschen, ein menschliches Wesen zu sein?

Antwort: Zu Anfang des Lebens, in ihrer Familie, dann mit verschiedenen Gruppen von Freunden oder Kollegen, mit denen sie über ihr Leben sprechen und unterschiedliche Erfahrungen miteinander teilen.

Wir wachsen zu reifen Menschen heran, indem wir an den verschiedenen informellen Gruppensitzungen in der «Universität des Lebens» teilnehmen – hinter den Fahrradunterständen an der Schule, in der Kneipe mit unseren Kumpeln, durch Mitgliedschaft in Clubs und Vereinigungen.

Das *Gezeiten-Modell* reproduziert diese «Universität des Lebens», indem es verschiedene informelle Gruppen abhält, in denen Menschen mehr über sich selbst – was sie denken, fühlen und glauben – und mehr über andere Menschen, mit denen sie ihre Erfahrungswelt teilen, lernen können.

In Gruppensituationen haben Menschen Gelegenheit, ...

- … ihre Erfahrungen von Beschwernis und Leiden mitzuteilen.
- … Unterstützung von anderen Menschen zu erhalten, die «im selben Boot sitzen».
- … ihre Probleme – und ihr Leben – durch andere Menschen aus einer anderen Perspektive zu sehen.
- … die Erfahrung zu machen, «Helfer» bei einem Wandel zu sein, indem sie anderen Menschen Unterstützung bieten.
- … neue Optionen für den Umgang mit Problemen zu sondieren.
- … aus den Erfahrungen anderer zu lernen.
- … eine Bilanz ihres Lebens und ihres Wertes als Person zu ziehen.

Die drei Gezeiten-Gruppen

Das Gezeiten-Modell nutzt drei Arten von Gruppenarbeit, die im Folgenden kurz zusammengefast werden. Es ist unwahrscheinlich, dass sie die einzige Form der Gruppenarbeit darstellen, die für die Person hilfreich sein könnte. Je nach Ermessen des Teams dienen andere Freizeit-, Entwicklungs- oder Therapiegruppen dazu, den jeweiligen Bedürfnissen der Person oder Familie gerecht zu werden.

Unsere Erfahrung mit dem Gezeiten-Modell in den vergangenen 10 Jahren spricht jedoch dafür, dass Gezeiten-Gruppen nicht zuletzt aufgrund ihrer Einfachheit und Gewöhnlichkeit wirkungsvoll sind. So sehr unterscheiden sich die Gezeiten-Gruppen von den anderen «Therapie»-Gruppen, dass Menschen oft vergessen, dass diese Gruppe Teil ihres Recovery-Programms ist.

Die Entdeckungsgruppe

Ursprünglich als *Recovery-Gruppe* bezeichnet, wurde sie von Menschen in der forensischen Psychiatrie Rangiaipa in Neuseeland umbenannt. Sie sagten uns, sie hätten so viel über sich selbst, über andere in der Einheit und unter dem Personal entdeckt, dass sie «Entdeckung» als Bezeichnung der Gruppe für geeigneter hielten.

Die *Entdeckungsgruppe* bietet ein Setting, in dem Menschen Gelegenheit haben, mit anderen sich in Pflege befindenden Menschen in hochgradig unterstützender Atmosphäre über sich selbst und Aspekte ihres Lebens zu sprechen. «Patient» in einer Einrichtung psychiatrischer Dienstleistungen zu werden, kann oft eine verunsichernde Erfahrung sein. Oft entziehen sich Menschen alltäglichen sozialen Situationen, indem sie sich von der Welt und allem, was soziales Leben zu bieten hat, zurückziehen. Dies kann das Gefühl von Isolation und persönlichem Versagen der Person verstärken und die Selbstwahrnehmung, vor allem ihren Wert als Person, beeinträchtigen.

Ziel der *Entdeckungsgruppe* ist es, für ein Setting zu sorgen, in dem Menschen eine Steigerung ihres Selbstwertgefühls erfahren könnten. Die *Entdeckungsgruppe* bietet den Mitgliedern Gelegenheit zur Entwicklung ihrer Fähigkeit, sich anderen auf einfacher, aber hoffentlich lohnender Basis mitzuteilen, indem sie einfach miteinander sprechen.

Es gibt keine festen Regeln für die Gruppe, aber für uns war das folgende Format von immensem Wert. Dies wurde bestätigt durch die konstante Überprüfung der Wirkungen des Gezeiten-Modells auf Menschen und Einrichtungen.

Die Moderatoren

Zwei Pflegepersonen oder andere Angehörige des Personals agieren als Moderatoren. Sie nehmen, soweit angemessen, an der Gruppe teil, um das Gespräch in Gang bringen zu helfen, aber auch, um als «Vorbild» dafür zu dienen, wie wertvoll es ist, «über sich selbst zu sprechen». In anderen «Therapie»-Gruppen wahren die Moderatoren oft Distanz, indem sie eine deutliche «professionelle Rolle» beibehalten. In der *Entdeckungsgruppe* ist es wichtig, dass die Menschen in der Gruppe etwas über die Mitarbeiterinnen und Mitarbeiter *als Personen* erfahren. Dies hilft ihnen, zu erkennen, dass wir nicht «Patient» und «Mitarbeiter», sondern allesamt Menschen sind – mit einem eigenen Leben, Träumen und Alpträumen, Ambitionen und Unzulänglichkeiten.

Zu Beginn stellen sich die Moderatoren vor und liefern eine einfache Begründung für die Gruppe, bevor sie fortfahren:

«Guten Morgen allerseits. Ich heiße Sandy und das ist Jill. Wir sind hier, um zu helfen, heute Morgen die Entdeckungsgruppe abzuhalten. Für die Neuen in der Gruppe hoffen wir, dass sie ihnen gefällt. In den kommenden 40 Minuten sprechen wir miteinander. Am Schluss erwarten wir, dass jeder den anderen ein wenig besser kennt. Wenn die heutige Gruppe so ist, wie andere Gruppen, in denen wir waren, erwarten wir, dass wir auch uns selbst am Schluss wesentlich besser kennen. Lasst uns also beginnen. Als Erstes brauchen wir vier oder fünf Freiwillige, die einen Umschlag nehmen. Wer ist der Erste?

Die gesprächsorientierte Struktur

Ziel der Gruppe ist es, eine recht leichte Unterhaltung entstehen zu lassen, die Menschen auch Gelegenheit gibt, über sich selbst, ihr Leben und was ihnen wichtig ist nachzudenken.

Es gibt keine allein gültige Form, um dieses Gespräch zu entwickeln, seit mehreren Jahren haben wir uns jedoch folgender Vorgehensweise bedient:

- Eine Reihe von Karten, jede in einem verschlossenen Umschlag, wird auf einen Stuhl gelegt.
- «Freiwillige» werden gebeten, sich einen Umschlag zu nehmen.

- Die «Freiwilligen» werden gebeten, ihren Umschlag festzuhalten, während die Moderatoren erklären, was darin steckt.
- Jeder Umschlag trägt eine Nummer (z.B. 1 bis 10).
- In jedem Umschlag steckt eine Karte mit *drei Fragen.*
- Die Person mit dem Umschlag Nr. 1 wird gebeten, ihn zu öffnen, die Fragen auf der Karte vorzulesen und dann eine Frage *auszuwählen*, die sie beantworten möchte.
- Die Person wird dann aufgefordert, die Frage laut vorzulesen, bevor sie sie beantwortet.
- Nachdem die Person gesprochen hat, geben die Moderatoren die Frage an die übrige Gruppe weiter und fordern andere auf, das von der ersten Person Gesagte zu kommentieren oder ihre eigene Antwort auf die Frage zu geben.
- Wichtig ist, dass auch die Gruppenmoderatoren sprechen, indem sie sich vielleicht gegenseitig fragen, wie sie diese Frage beantworten würden.
- Die Gruppe schließt, nachdem alle Umschläge geöffnet und die jeweils gewählten Fragen beantwortet wurden.

Beispielfragen

Wir haben Hunderte von Fragen entwickelt, nach Themenüberschriften geordnet, sodass jede Karte drei Fragen zu einem ähnlichen Thema enthält. Die Abfolge der Fragen reicht gewöhnlich von ziemlich einfachen bis hin zu anspruchsvolleren und scheinbar provokanten Fragen.

Einfache Fragen:

- Welches Buch oder welche Schallplatte/CD hätten Sie gerne mit auf einer einsamen Insel?
- Beschreiben Sie Ihr Lieblingsfoto.
- Welchen Gegenstand würden Sie retten, wenn Ihr Haus in Brand stünde?

Anspruchsvollere Fragen:

- Was würden Sie in Zukunft erreichen wollen?
- Wenn Sie drei Wünsche frei hätten, was würden Sie sich wünschen?
- Gesundheit, Wohlstand oder Glück: Was ist Ihnen am wichtigsten?

Leichte Unterstützung:

- Welche Frage würden Sie gern der *ganzen Gruppe* stellen?
- Welche Frage würden Sie gern *einer Person* in der Gruppe stellen?
- Welche Frage würden Sie gern *den Moderatoren* stellen?

Da es auf keine der Fragen «richtige» oder «falsche» Antworten gibt, ist es wichtig, den Teilnehmenden zu helfen, sich wohl zu fühlen. Die Gruppe möchte hören, was die Teilnehmenden denken und fühlen – nicht mehr und nicht weniger. Viele der Fragen werfen bei Menschen jedoch wichtige Fragen auf und werden die Teilnehmenden hoffentlich sanft dazu ermutigen, ihre Stärken und die Schritte, die sie bereits zu ihrer Recovery unternommen haben, zu erkennen.

Die *Entdeckungsgruppe* kann anfänglich von Mitgliedern des Teams geleitet werden, aber mit der Zeit können sich Gruppenmitglieder in der Sitzungsleitung abwechseln. In vielen Gezeiten-Projekten haben die sich in Fürsorge und Pflege befindenden Menschen eine wichtige Rolle beim Entwickeln des Formats und der Struktur der Gruppe sowie bei Vorschlägen für Alternativen, wie die Gruppe betrieben werden sollte, gespielt. Dieses Gefühl des zwischen dem sich in Fürsorge und Pflege befindenden Menschen und dem Personalteam *geteilten Eigentums* steht im Zentrum der Philosophie des *Gezeiten-Modells.*

Die *Entdeckungsgruppe* ist, wie der Name schon sagt, darauf ausgerichtet, Menschen zu helfen, Dinge bei sich selbst und anderen Menschen, deren Leben sie teilen, zu entdecken. Dieser Schwerpunkt ist konstruktiv, hoffnungsvoll, optimistisch und lebensstärkend. Bei solch einem Fokus ist es unangemessen, «Probleme» zu diskutieren. Wenn Mitglieder in der Gruppe Probleme ansprechen und den Wunsch äußern, sie zu erörtern, sollten die Moderatoren die Person auffordern, sie in die *Lösungsgruppe* einzubringen oder das Thema in der *Einzelsitzung* anzusprechen.

Timing der Entdeckungsgruppe

Die Erfahrung hat uns gelehrt, dass der späte Vormittag, kurz vor dem Mittagessen eine gute Zeit ist, um die Entdeckungsgruppe abzuhalten. Vielen Menschen fällt es schwer, früh am Morgen «in Gang zu kommen». Die Gruppe gegen 11.00 Uhr abzuhalten, sorgt für einen guten Start in den Tag und liefert oft Interessantes, über das sich beim Mittagessen sprechen lässt.

Die Informationsgruppe

Die psychiatrische Dienstleistung kann oft eine bestürzende Erfahrung sein. Die Sprachen der Psychiatrie, Psychologie und Sozialarbeit können enorme Stolpersteine für das Verstehen darstellen, vor allem, wenn Fachsprache verwandt wird, um oft einfache, alltägliche Begrifflichkeiten neu zu definieren. Infolgedessen brauchen in Fürsorge und Pflege befindliche Menschen (und oft auch deren Familien) Informationen über die angebotenen Dienstleistungen und andere Unterstützungsmöglichkeiten, die unter Umständen jenseits des aktuellen Dienstleistungssettings liegen. Einiges von diesem Informationsbedarf wird im Rahmen des Kontakts mit den Teammitgliedern abgedeckt. Da jedoch ein Großteil der Information, die Menschen benötigen, als Einzelinformation in Gruppen von Menschen inhärent ist, ist es von großem Wert, zusammenzukommen, um diese Dinge zu besprechen und die Informationen auszutauschen.

In der *Informationsgruppe* ließe sich eine beliebige Anzahl von Themen erörtern. Hier haben wir einige der beliebteren, in verschiedenen Gezeiten-Projekten angesprochenen Themen aufgelistet:

- *Medikation:* Auswirkungen, Nebenwirkungen etc. Oft wird diese Gruppe durch den Pharmakologen geleitet, der sich auskennt, aber nicht direkt für die Medikation der Gruppenteilnehmenden beauftragt ist.
- *Gesprächstherapien:* Welche Art von Psychotherapie oder Beratung steht zur Verfügung? Was beinhaltet sie? Wie nützlich ist sie? Dies könnte durch einen Therapeuten oder Berater der Einrichtung geleitet werden.

- *Sozialleistungen und Zuschüsse:* Wie beantragt man sie und wer ist bezugsberechtigt? Ein Vertreter einer entsprechenden Einrichtung oder ein Fürsprecher ist hier der nützlichste Moderator.
- *Kommunale Unterstützung:* Welche Unterstützung steht zur Verfügung, wenn die Person die Klinik verlässt? Wer bietet sie und was beinhaltet sie? Vertreter von Selbsthilfegruppen oder des «Hearing Voices Network» können nützlichen Rat erteilen.
- *Polizei und Justiz:* Vertreter der Ortspolizei oder Rechtsberatungsdienste können Menschen helfen, juristische Angelegenheiten zu erörtern sowie zu besprechen und wie sie dabei in der Gemeinde Unterstützung einholen könnten.

Organisieren der Gruppe

In den meisten Settings werden Vorkehrungen getroffen, um herauszufinden, welche Themen die Menschen in der Einrichtung interessieren würden. Ein extra dazu bestimmtes Whiteboard (Weißwandtafel) könnte einladen, Ideen für eine Gruppe festzuhalten. Hat das Team erst einmal das beliebteste Thema herausgearbeitet, kann eine geeignete Person zur Einberufung benannt und Zeit und Ort der Sitzung können vereinbart werden.

Es sollte zur Teilnahme an *Informationsgruppen von Fürsprechern für Nutzer oder Peerworker beziehungsweise Genesungsbegleiter mit Spezialwissen* aufgefordert werden. Viele von ihnen haben wertvolle Kenntnisse über Einrichtungen oder Methoden im Umgang mit verschiedenen Lebensproblemen als Teil ihrer täglichen Lebensweise erworben. Der Beitrag von Menschen mit solcher Erfahrung kann nicht überschätzt werden. In vielen Fällen sind diese Menschen imstande, mit der Person in Pflege auf Wegen zu kommunizieren, die Fachpersonen verschlossen sind.

Timing der Informationsgruppe

Obwohl solche Gruppen in Settings wie einer Akutstation oft nur gelegentlich, zum Beispiel wöchentlich, angeboten werden, kann es sehr wertvoll sein, sie der Anregung *und* Information halber täglich anzubieten. Diese Gruppen funktionieren am besten abends, wenn die

Menschen entspannter sind und sich langsam vom Tagesgeschehen lösen. Dies ist oft auch die beste Zeit für Menschen, die ihre Hilfe anbieten, um die Gruppe abzuschalten.

Die Lösungsgruppe

Bei der Lösungsgruppe geht es darum, Menschen zu helfen, mehr über sich selbst und ihre Probleme zu lernen und ihnen *Zuversicht* in ihren Recoveryprozess zu vermitteln. Herkömmliche «Gruppentherapie» dient oft dazu, sich darauf zu konzentrieren, wie man seine gegenwärtigen Probleme entwickelt hat, und zielt darauf ab, etwas von den komplexen Zusammenhängen zu entflechten, die die Ursprünge der Probleme umgeben. In der *Lösungsgruppe* setzt sich der Schwerpunkt der Einzelsitzungen fort, in denen die Person erkundet, wie schon jetzt, als Teil ihres Lebens, ein Wandel stattfindet.

Die *Lösungsgruppe* ist hochgradig praxisbezogen und auf Gespräche über Veränderung ausgerichtet, wobei sie die Person ermutigt, Gemeinsamkeiten mit anderen Personen und gemeinsame Grundlagen zu finden.

Die *Lösungsgruppe* sollte von Pflegenden geleitet werden, die auch an der unmittelbaren individuellen Pflege der Personen beteiligt sind.

Organisation der Gruppe

Gewöhnlich werden Teilnehmende durch das auf individueller Basis direkt mit ihnen arbeitende Personal zur Teilnahme aufgefordert. Oft schlägt die Pflegeperson vor, ein Thema oder Problem könnte auf nützliche Weise in der *Lösungsgruppe* erörtert werden. Damit haben, wenn sich die Gruppe trifft, schon zwei oder drei Personen ein wenig darüber nachgedacht, ein Thema oder Problem anzusprechen. Gewöhnlich umfasst eine Gruppe sechs bis acht Personen, von denen jedoch möglicherweise nur eine oder zwei ein Thema zur Diskussion einbringen.

Gruppenstruktur

Gewöhnlich eröffnet der Moderator die Gruppe und gibt eine Einführung und Begründung für die Gruppe.

«Guten Tag allerseits, mein Name ist Brenda. Ich leite heute die Gruppe. Ich sehe ein paar vertraute Gesichter – schön, Sie wieder dabei zu haben. Den Neuen unter uns bringt der Nachmittag hoffentlich etwas. Meine Aufgabe hier besteht nur darin, den Gesprächsfluss zu lenken. Ich werde keine aktive Rolle spielen außer der, Sie zu ermutigen, miteinander zu sprechen. Gleich werde ich jemanden bitten, über ein Problem oder eine Schwierigkeit zu sprechen, die er gerade hat, und werde die Übrigen bitten, mit ihm darüber zu sprechen. Das ist ziemlich einfach. Wir haben festgestellt, dass viele Menschen viel Unterstützung dadurch erhalten, einfach nur zu sprechen. Ich hoffe, dass dies auch heute geschieht. Lassen Sie uns beginnen. Wer hat etwas mitgebracht, über das er sprechen möchte?»

Menschen «in Gang bringen»

Menschen können sich in einer Gruppe sehr eingeschüchtert fühlen, vor allem, wenn sie als einzige im Mittelpunkt der Aufmerksamkeit stehen. Daher ist es wichtig, die Person zu unterstützen, damit sie den Eindruck gewinnt, nicht allzu sehr unter Druck gesetzt zu werden. In der *Lösungsgruppe* tun wir dies, indem wir sicherstellen, dass die Person stets das Ruder in der Hand hat und ihren eigenen Kurs durch die Unterhaltung steuert.

«Gut, Jack. Danke, dass Sie sich melden. Was haben Sie mitgebracht, über das Sie sprechen möchten oder vielleicht auch müssen? Sagen Sie einfach, was immer Sie können.»
(Nachdem die Person ein paar Minuten Zeit zur Eröffnung der Themas oder Problems bekommen hat.) «Gut. Gewöhnlich fragen wir jetzt die Gruppe, ob jemand Jack etwas zu der Geschichte fragen möchte, die er uns erzählt hat. Ist das für Sie in Ordnung, Jack?»
«Gut. Wer hat eine Frage an Jack? Wir nehmen zwei oder drei Fragen auf und lassen dann Jack entscheiden, welche er beantworten möchte. Vielleicht möchte er überhaupt keine beantworten, dann können wir noch ein paar Fragen aufnehmen.»

Wichtig ist, dass die Person stets das Gefühl hat, Kontrolle zu haben. Indem man Fragen aufnimmt und der Person die abschließende Wahl – auch des Zurückweisens der Fragen – überlässt, kann sich die sprechende Person emotional geborgen fühlen.

Während die Person Fragen anderer Gruppenmitglieder beantwortet, beginnt sich auf ganz natürliche Weise die Geschichte des Leidens oder der Beschwernis aufzurollen. (Unserer Erfahrung nach gleicht es sehr der Art, in der Menschen in «gewöhnlichen» Gruppen miteinander sprechen, wenn jemand ein Problem hat oder ihm etwas schwerfällt. Durch diesen Prozess «normalisieren» wir das Gruppengespräch.

Erlaubnis einholen

Nach ein paar «Fragenrunden» fragt der Moderator die Person, ob sie bereit wäre, zu hören, was andere zu dem Problem oder Thema zu sagen hätten.

«Ich denke, wir haben jetzt eine recht gute Vorstellung von dem, worüber Sie sprechen, Jack. Wie wäre es für Sie, zu hören, was andere darüber denken?»
(Wenn die Person zustimmt:) «Gut. Was denken die übrigen über die Geschichte, die Jack uns erzählt hat? Was möchten Sie ihm sagen? Vielleicht hat jemand von Ihnen ähnliche Erfahrungen gemacht, von denen er ihm erzählen möchte?»
(Wenn die Person nicht bereit ist, werden mehr Fragen eingeholt.)

Gruppenempathie und -sympathie

An diesem Punkt werden einige Gruppenmitglieder «Vorschläge» machen: «An Ihrer Stelle würde ich …» und andere werden weiterhin Fragen stellen. Unserer Erfahrung nach «hören» jedoch zu diesem Zeitpunkt viele Teilnehmende ihre eigene Geschichte, wiedergegeben vom Erzählenden. Die Geschichte lässt etwas in ihnen «anklingen» und es entwickelt sich eine Art Sympathie.

«Es ist nicht genau das Gleiche, aber Ihnen zuzuhören erinnert mich daran, was mir neulich passiert ist. Ich kann einfach nicht schlafen. Hab alles versucht. Nichts bringt was. Wirklich ein wenig wie bei Ihnen. Nur ein anderes Problem, wenn Sie verstehen, was ich meine.»

Der Moderator ermutigt die Gruppenmitglieder, sich einzubringen und fordert dabei den ursprünglich Sprechenden (Jack) auf, zu antworten, wenn er möchte, indem er vielleicht seinerseits eine Anmerkung macht.

Durch diesen hochgradig unterstützenden Prozess entwickelt die sprechende Person oft ein Bewusstsein dafür, dass «ihr Problem» sich von dem anderer unterscheiden mag, sich aber dennoch recht ähnlich auf ihr Leben auswirkt. Häufig bekommt der Sprechende von anderen auch Sympathie und Ermutigung, die ausnahmslos mehr geschätzt werden, als kämen sie von einem professionellen Therapeuten.

Beim Vorbereiten des Abschlusses dieser Diskussion stellt der Moderator eine letzte wichtige Frage.

«Bevor ich Ihnen im Namen der Gruppe danke, Jack, habe ich noch eine Frage, die ich Ihnen stellen möchte. Sie haben uns vor 20 Minuten diese Geschichte über (Benennen des Themas oder Problems) mitgebracht. Nachdem Sie nun mit uns gesprochen haben, sagen Sie uns bitte: *Was hat sich geändert?*»

Anmerkung: Der Moderator fragt *nicht*, *ob* sich etwas geändert hat. Vielmehr wird die Person aufgefordert, auf der Grundlage, dass Dinge nicht exakt so bleiben können, über «Unterschiede» nachzudenken.

Der Beginn einer Lösung?

Die *Lösungsgruppe* ist in vieler Hinsicht schlecht benannt. Sie sucht nicht aktiv nach einer Lösung und nur selten gelangt jemand zu einer klar umrissenen Antwort auf die Probleme, die er in die Gruppe gebracht hat. Die Person hat jedoch einige sehr wichtige Schritte getan, indem sie das Problem mit anderen erörtert und gehört hat, wie es mit deren Erfahrungswelt in Beziehung steht. In diesem Sinne hat sie unter Umständen durchaus entscheidende Schritte *in Richtung* einer Art – wenn auch vorübergehender – Lösung des Problems getan.

«Jack, im Namen der Gruppe möchte ich Ihnen danken, dass Sie heute gesprochen haben. Das ist nie leicht. Ich bin sicher, wenn ich an Ihrer Stelle gesessen hätte, wäre es mir wirklich sehr schwer gefallen. Sie haben uns erzählt, dass Sie sich etwas anders fühlen, nachdem Sie hörten, was die anderen gesagt haben, und Sie erkennen, dass Sie damit nicht allein sind. Das ist gut. Daher haben Sie zwar vielleicht noch nicht die «Antwort» darauf gefunden, aber vielleicht haben Sie einige wirklich wichtige Schritte getan, um Ihre eigene Antwort – Ihre eigene Lösung – zu finden. Wir alle wünschen Ihnen dazu alles Gute.»

14. Noch einige Gedanken

Mit Menschen zu arbeiten, die schwere Probleme menschlichen Lebens haben, ist selten leicht. Es erfordert erheblichen Zeitaufwand und emotionalen Einsatz. In diesem Handbuch bieten wir die einfachste der Einführungen in das *Gezeiten-Modell.* Um sie in ein bedeutungsvolles Verständnis des Gezeiten-Befähigungs- und Förderungspotenzials umzusetzen, müssen Sie sich auf unsere Ideen einlassen und ihnen in Ihrer eigenen Praxiswelt Bedeutung verleihen.

Verschiedentlich haben wir das Wort Fürsorge verwandt, ein einfaches Wort, das dennoch erhebliche Macht birgt, die sich mit großem Effekt als Recovery-Hilfe nutzen lässt. Wenn Sie, wie wir, das Glück hatten, sind Ihre ersten Erinnerungen als Kind die, dass für Sie in der Familie gesorgt wurde. Beim Heranwachsen werden Ihnen viele Menschen begegnet sein, die sich um Sie als Person gekümmert haben, ob Freundin, Liebhaber, Kollegin oder Verwandter. Das *Gezeiten-Modell* umfasst diese wichtigen Formen des Fürsorgens und fügt Eigenes hinzu – das *Fürsorgen mit Menschen*: in einer Weise mit ihnen zu arbeiten, dass sie sich unterstützt fühlen, zu tun, was immer sie für wichtig halten. Wir glauben, dass solches «Fürsorgen mit» für beide Seiten der Beziehung des Fürsorgens wichtig ist. Ab einem Punkt vergessen wir, wer «fürsorgt» und erkennen, dass wir uns beide in einer «Beziehung des Fürsorgens» befinden.

Wir heben Fürsorgen noch aus einem anderen wichtigen Grund hervor. Viele Menschen – einschließlich einiger Pflegepersonen – bringt es heutzutage in Verlegenheit, über Fürsorgen zu sprechen. Ist es zu altmodisch oder «soft»? Unserer Ansicht nach sind Modeerscheinungen unbeständig, sie kommen und gehen. Fürsorgen kann nicht Teil einer Mode sein, da es seit Anbeginn der Menschheit existiert und weltweit gepriesen wird, wohin wir auch kommen. Was noch wichtiger ist: Wir waren Zeuge einiger der schönsten Beispiele von «Fürsorgen», geboten und umgesetzt von einigen bemerkenswert imposanten, deftigen Männern und Frauen, die in anderen Situationen durchaus abstoßend und furchterregend erscheinen könnten. Daher ist es jetzt vielleicht an der Zeit, unseren Fürsorge-Stereotypen zu entrinnen, indem wir akzeptieren, dass *Fürsorgen menschlich ist.* Es ist in jeder zivilisierten Gesellschaft eine der höchstgeschätzten Aktivitäten.

Wir wünschen Ihnen viel Erfolg dabei, Menschen zu helfen, den Kurs ihrer Recovery-Reise zu bestimmen.

Wir wünschen Ihnen viel Erfolg, ein erfülltes und bedeutungsvolles Leben zu leben.

Wir hoffen, dass die Ideen in diesem Handbuch Ihnen helfen, diese beiden wichtigen menschlichen Ziele zu erreichen.

In Freundschaft, Ihre

Poppy und Phil

Gezeiten-Modell – Umsetzung und Diskurs

15. Die praktische Umsetzung der 10 Verpflichtungen

Christian Burr

Wie alles begann

Die Initialzündung war der Besuch des Referats von Phil Barker auf dem Dreiländerkongress für psychiatrische Pflege in Bielefeld 2007. Da begann die Idee des Recovery-Projekts für die Station Lüthi der Universitären Psychiatrischen Dienste (UPD), Bern, Form anzunehmen. In seinem Vortrag stellte Barker die 10 Verpflichtungen und die dazu gehörenden Befähigungen des Gezeiten-Modells vor. Seine wertschätzende Haltung gegenüber Nutzenden und ihren Erfahrungen und die Betrachtungsweise, psychische Krisen, seelische Erschütterungen oder Krankheiten als integralen Bestandteil des menschlichen Lebens anzusehen, beeindruckte mich sehr. Sie kam meiner Haltung und meinen Erfahrungen in der Praxis sehr nahe. Die zentrale Metapher des Gezeiten-Modells, «das Leben als Reise auf dem Ozean der Erfahrungen» zu sehen, spiegelt diese Haltung meines Erachtens sehr gut wider.

Erste Schritte

In den folgenden Monaten las ich mich in die Literatur des Modells ein und fing an, das Modell in Teamsitzungen und einer Retraite vorzustellen. Im Verlauf dieser Zeit entwickelte sich in Gesprächen mit der Fachverantwortlichen der Station, meinem Vorgesetzten Chris Abderhalden und anderen Mitwirkenden die Idee, ein Projekt auf der Station

Lüthi zum Thema Recovery zu machen. Darin sollten das Gezeiten-Modell und speziell die 10 Verpflichtungen mit den dazugehörenden Befähigungen eine tragende Rolle spielen. Der Informationsaustausch beim Besuch in einer anderen Klinik, die bereits über praktische Erfahrungen mit der Integration des Modells verfügte, unterstützte uns maßgebend in der Umsetzung des Projekts. Wir begannen mit dem Erarbeiten eines Projektplans. Der Versuch, das ganze interdisziplinäre Team ins Projekt einzubeziehen, scheiterte leider. Wir konnten uns jedoch mit der damaligen Oberärztin darauf einigen, das Projekt im Pflegeteam durchzuführen und die interdisziplinären Mitarbeitenden regelmäßig zu informieren. Folgende Zitate dienten uns im Verlauf des Projektes als Leitsätze:

> Recovery als ein Prozess von persönlichem Wachstum und Entwicklung, in dem Nutzende die persönlichen, sozialen und gesellschaftlichen Folgen einer psychischen Erkrankung überwinden und zurück zu einem erfüllten, sinnhaften und selbstbestimmten Leben finden und einen positiven Beitrag in der Gesellschaft leisten können. (Amering/Schmolke, 2007)

> Die Person ist die Schlüsselfigur in diesem Genesungsprozess, doch der sorgende Praktiker kann helfen, ihr Potenzial zur Genesung zu erschließen. (Buchanan-Barker/Barker, 2008)

Bei Recovery geht es darum, ...

> ... wie wir Menschen mit psychischen Problemen am besten dabei helfen, ihr Leben so zu leben, wie sie selbst es leben wollen. (Repper, 2009)

Die Station

Name: Station Lüthi

Auftrag/Angebot: Richtet sich an Patientinnen und Patienten mit psychotischen Störungen aller Art. Es gibt ein breites allgemeinpsychiatrisches Angebot. Im Mittelpunkt steht die Behandlung von Menschen in akuten Krankheitsphasen, die auch von selbst- oder fremdgefährdendem Verhalten begleitet sein können. Nach Abklingen der akuten Phase folgen akut-rehabilitative Maßnahmen. Das

Behandlungsangebot umfasst Psychopharmakotherapie, Psychotherapie, sozialarbeiterische Beratung, Ergo-, Kunst-, Musik-, Physio- und Körpertherapie sowie Sport-, Werk- und Recovery-Angebote in gruppen- oder einzeltherapeutischem Rahmen.

Das interdisziplinäre Team: Zum Behandlungsteam gehören Fachleute aus Medizin, Psychologie, Sozialarbeit, Pflege, Kunst- und Ergotherapie, Musiktherapie, Physio- und Körpertherapie und Fachpersonen für bildernisches Arbeiten sowie eine Betroffenenvertretende als Expertin durch Erfahrung.

Das Pflegeteam: 11,1 Vollzeitstellen einschließlich Stationsleitung und Leitung Stationsaktivitäten, aufgeteilt auf 16 meist diplomierte Pflegefachpersonen. Zusätzlich jeweils zwei bis drei Studierende der höheren Fachschule und Lernende Fachfrau/-mann Gesundheit (FaGe EFZ) in allen Ausbildungsstufen.

Anzahl Plätze: 18 voll-und zwei tagesstationäre Plätze

Durchschnittliche Aufenthaltsdauer: 25 Tage (Tendenz im Laufe des Jahres 2011 eher sinkend; Dez. 2011: 14 Tage)

Das Projekt

Mit dem Projekt wurde die stärkere Einbeziehung von Nutzenden und Nutzendenvertretungen in die klinische Arbeit und die kontinuierliche Reflexion der Arbeitshaltung bezüglich recovery-orientierten Themen beabsichtigt. Dazu wurden sechs Ziele und dazugehörende Interventionen definiert. In Bezug auf das Gezeiten-Modell war es das folgende Ziel: *Die Mitarbeitenden entwickeln eine Haltung gegenüber den Nutzenden, die von Respekt, Glaube an eine Genesung oder Verbesserung, Hoffnung, Ressourcenorientierung und dem Willen und der Bereitschaft, sich auf eine Beziehung einzulassen, geleitet ist.*

Um dieses Ziel zu erreichen, planten wir folgende Intervention: *Sensibilisierung und Reflexion der eigenen Arbeit und Haltung mit Hilfe der 20 Befähigungen des Gezeiten-Modells. Diese werden im Zwei- bis Dreiwochenrhythmus als Reflexions- und Sensibilisierungsziele definiert, gut sichtbar im Stationsbüro aufgehängt und im Rahmen der Pflegefallbesprechungen der Station in die tägliche Arbeit integriert.*

Diese Intervention fand über die gesamte Länge des Projektes von Februar 2010 bis November 2011 statt.

Die Arbeit mit den Verpflichtungen und Befähigungen

Im Team wurden in regelmäßig stattfindenden Besprechungen die Verpflichtungen und die dazugehörenden Befähigungen des Gezeiten-Modells thematisiert. In einem weiteren Schritt wurde festgelegt, wie jeder einzelne Mitarbeitende diese Verpflichtungen in seiner täglichen Praxis umsetzen sollte.

In einer Kickoff-Veranstaltung zu Beginn des Projektes wurde das gesamte interdisziplinäre Team über die Inhalte und das Vorgehen informiert.

In einer Veranstaltung wurde das Modell dem Pflegeteam nochmals detailliert vorgestellt. Die Mitarbeitenden erhielten danach einen Leseauftrag zum Thema (*Eine Klärung der grundlegenden Werte von Recovery: Die 10 Tidal-Verpflichtungen* [Buchanan-Barker/Barker, 2008]). In einer darauf folgenden Sitzung wurden offene Fragen aufgenommen, diskutiert und geklärt.

Die Besprechungen

An den Besprechungen nahmen alle pflegerischen Mitarbeitenden teil, die an diesem Tag anwesend waren. Es wurde darauf geachtet, dass möglichst alle daran teilnehmen konnten. Dies ergab jeweils eine Gruppengröße von sechs bis acht Personen. Zudem wurde alle zwei Monate die Besprechung in die obligatorische Teamsitzung integriert. Dies ermöglichte es, als ganzes Team zusammen am Thema zu arbeiten.

Das Arbeitsblatt

Als Hilfsmittel für die Besprechungen wurde zu jeder Befähigung ein Arbeitsblatt erstellt (s. Kasten). Die zu Beginn des Projektes angestellte Betroffenenvertreterin, die langjährige eigene Psychose- und Psychiatrieerfahrung mitbrachte, half mit, eine übersetzte Version der Ver-

Arbeitsblatt zu Befähigung 9

Die Praktiker hilft dem Menschen zu identifizieren, welche Art von Veränderung ein Schritt in Richtung der Lösung oder Sich-Entfernens von einem spezifischen Problem des Lebens wäre.

Wie kann die Umsetzung in der Praxis aussehen?

- Wir bearbeiten mit dem Betroffenen zusammen das Assessment und das Fokusassessment. Dabei lassen wir ihn selber in seinen Worten schreiben.
- Obiger Punkt kann auch bei der Pflegeplanung angewandt werden.
- Wir beziehen seine Anliegen und Wünsche, seine Erfahrung beim Lösen von Problemen und seine Vorstellungen für die Zukunft in unsere Arbeit ein und dokumentieren diese auch als solche.

Wo/wie in meinem Arbeitsalltag kann oder möchte ich diese Befähigung in den nächsten 3 Wochen üben/einbringen?

- ____________________
- ____________________
- ____________________

Bedenken der Teammitglieder

- ____________________
- ____________________
- ____________________

Evaluation der Befähigung 9 (Haben sich die Bedenken bestätigt? Was war schwierig, was war gut umsetzbar?)

- ____________________
- ____________________
- ____________________

pflichtungen und Befähigungen in diese Arbeitsblätter zu integrieren. Darauf waren neben dem Titel und einer kurzen Beschreibung der jeweiligen Befähigung, Abschnitte zu folgenden Themen vorgedruckt:

- mögliche Umsetzungsvorschläge in der Praxis
- eigene Ziele für die Umsetzung in der Praxis
- Bedenken/Befürchtungen bezüglich der Umsetzung der Ziele
- Evaluation bezüglich der Umsetzung der eigenen Ziele.

Ablauf der Besprechungen

Die Besprechungen wurden jeweils von der Stationsleitung oder der Fachverantwortlichen Pflegefachperson moderiert. Für die in der Regel 30–40 Minuten dauernden Besprechungen war folgender Ablauf vorgesehen (**Tab. 15-1**).

Rückschau

Zu Beginn jeder Sitzung hatten alle Teilnehmenden kurz Zeit, sich bezüglich der Umsetzung ihrer selbst formulierten Ziele, Befürchtungen und Bedenken aus der letzten Besprechung Gedanken zu machen. Anschließend wurde zusammengetragen:

- welche Ziele erfolgreich umgesetzt und welche positiven Erfahrungen gemacht wurden.
- welche der Bedenken und Befürchtungen aus der letzten Besprechung bezüglich der Umsetzung der eigenen Ziele sich bewahrheitet hatten und welche nicht.

Vorschau

Im zweiten Teil wurde zu Beginn die neue Befähigung kurz vorgestellt und es wurden Arbeitsblätter zur jeweiligen Befähigung abgegeben. Danach hatte jeder Zeit, sich Gedanken bezüglich der eigenen Ziele, der Bedenken und der Befürchtungen zur jeweiligen Befähigung zu machen und auf dem Arbeitsblatt zu notieren. Zum Schluss berichtete jeder von einem eigenen Ziel und einem Bedenken oder einer Befürchtung für die nächste Umsetzungsperiode.

Tabelle 15-1: Schema für den Ablauf der Besprechungen

Zeit	Thema	Inhalt	Dokumentation
10'	Rückschau Evaluation	Gedanken und Austausch zu den in der letzten Besprechung definierten Zielen und Bedenken zur jeweiligen Befähigung. Dies anhand der persönlichen Arbeitsblätter jedes einzelnen.	Alle auf ihrem persönlichen Arbeitsblatt Moderator auf Arbeitsblatt für Projekttagebuch
5'	Vorstellen der neuen Befähigung	Die moderierende Person stellt kurz die neue Verpflichtung und die dazugehörende Befähigung vor. Jedes zweite Mal wird das «Erinnerungsplakat» im Stationszimmer durch das aktuelle ersetzt.	
5'	Vorschau – gedanklich	Jeder macht sich Gedanken zur aktuellen Befähigung und zu möglichen persönlichen Zielen und diesbezüglichen Bedenken und Befürchtungen zur jeweiligen Befähigung anhand des persönlichen Arbeitsblattes.	Alle auf ihrem persönlichen Arbeitsblatt
10'	Vorschau – im Austausch	Austausch und Zusammentragen der verschiedenen definierten Ziele, Bedenken und Befürchtungen	Moderator auf Arbeitsblatt für Projekttagebuch
5'	Abschluss	Kurzer Austausch über die Besprechung und die dabei gewonnenen Erkenntnisse, aber auch über die Struktur, die Inhalte und die Atmosphäre	

Abschluss

Am Schluss jeder Sitzung tauschte man sich kurz darüber aus, wie die Besprechung bezüglich der Inhalte, Struktur und Arbeitsatmosphäre von den einzelnen wahrgenommen wurde.

Dokumentation

Bei jeder Besprechung wurden von der moderierenden Person die zusammengetragenen Ziele und Befürchtungen für die nächste Periode auf einem Arbeitsblatt notiert und im Projekttagebuch abgelegt und das Arbeitsblatt der letzten Besprechung wurde mit Aussagen zur

Evaluation der letzten Periode ergänzt. Das half einerseits den Abwesenden, sich im Nachhinein einen kurzen Überblick bezüglich der gelaufenen Besprechungen zu verschaffen und andererseits war es ein Beitrag zur formativen Projektevaluation und -dokumentation.

Für jede Verpflichtung und die zwei dazugehörenden Befähigungen wurde ein Plakat kreiert und für eine bestimmte Zeit im Stationszimmer prominent aufgehängt, um die Teammitglieder regelmäßig daran zu erinnern, an welcher Verpflichtung respektive Befähigung im Moment gerade gearbeitet wurde.

Ergebnisse

Ergebnisse dieses Teils des Projekts können aus den Protokollen der jeweiligen Schlussrunden der Besprechungen zu den Befähigungen, dem Projekttagebuch und der externen Projektbegleitevaluation entnommen werden. Hier folgt eine kurze Zusammenstellung der Ergebnisse aus den ersten beiden Quellen. Die Ergebnisse der externen Begleitevaluation wurden bereits publiziert (Burr et al., 2013).

Schlussrunde der Tidal-Besprechungen

Wiederkehrend kam die Rückmeldung aus dem Team, dass die Vorstellung der einzelnen Befähigungen in den Besprechungen nicht ausreichten, um sich ein gutes Bild von diesen zu machen und zu erfahren, was dies für die Praxis bedeuten könnte. Daraufhin wurde die Vorstellung der jeweiligen Befähigungen etwas erweitert. Die moderierende Person illustrierte diese mit einer ihr passend erscheinenden Metapher oder einer dazu passenden Erfahrung oder Geschichte. Dies half den Teilnehmenden, ein vertiefteres Verständnis für die jeweilige Befähigung zu bekommen. Da die Arbeit mit den Befähigungen im Projektverlauf zeitlich im Verzug war, wurde nach der zehnten Befähigung eine kurze schriftliche Befragung der Teammitglieder durchgeführt. Darin konnten sie ihre Prioritäten bezüglich der verbleibenden 10 Befähigungen äußern. Anhand dieser Befragung wurde dann entschieden, alle Verpflichtungen außer der neunten und der beiden dazugehörenden Befähigungen weiter zu bearbeiten.

Projekttagebuch

Die im Projekttagebuch abgelegten Protokolle der jeweiligen Besprechungen geben Auskunft darüber, welche Interventionen im Alltag erfolgreich umgesetzt wurden. Hier folgen als Illustration einige Einträge aus diesen Protokollen:

- «Kann mehr loslassen im Gespräch. Mein Gegenüber hat eine aktivere Rolle und übernimmt diese.»
- «Ließ meinen Bezugspatienten das Fokussassessment ausfüllen. Habs selber auch getan. Beim Vergleich wurden mir die unterschiedlichen Perspektiven bewusst und wie viel besser ich so meinen Bezugspatienten verstehen kann.»
- «Nachdem ich mit meiner Bezugspatientin zusammen das Assessment abschloss und wir daraus zusammen eine Pflegeplanung erstellt haben, sagte sie mir spontan, dass sie sich sehr ernst genommen fühlte.»
- «Es half mir, meine eigenen Grenzen zu akzeptieren. Ich kann nicht alles steuern und beeinflussen. Das entlastet auch.»
- «Nun frage ich meine Patientinnen immer, wo sie das Gespräch manchen wollen. Dies kann auf einem Spaziergang, in der Cafeteria oder im Zimmer sein.»
- «Wenn ich es schaffe, auch in kurzen Gesprächen, z.B. auf dem Gang, wirklich da zu sein in dem Moment, hilft das mir und auch meinem Gegenüber, danach ein besseres Gefühl zu haben.»
- «Bei Einträgen in die Pflegedokumentation versuche ich vermehrt, die Wörter und Sprache der Patienten zu übernehmen. Beim Lesen ist dies am Anfang noch gewöhnungsbedürftig.»

Bei den Befürchtungen und Bedenken wurden sehr oft die fehlende Zeit im Alltag, die zunehmend kürzere Aufenthaltsdauer der Patientinnen und Patienten sowie akute Krisensituationen genannt.

Von Seiten der Mitarbeitenden wurde häufig das Bedürfnis geäußert, sich im Rahmen einer Weiterbildung noch eingehender mit dem Gezeiten-Modell und dem Recovery-Ansatz auseinanderzusetzen, um ein umfassenderes und tieferes Verständnis dieser Haltungen und Einstellungen zu erlangen. Diesem Bedürfnis konnte im letzten halben Jahr des Projektes mit entsprechenden halbtägigen Weiterbildungen Rechnung getragen werden. Für ein weiteres vergleichbares Projekt wünschten sich die Mitarbeitenden eine intensivere interdisziplinäre Zusammenarbeit.

Literatur

Amering, M. & Schmolke, M. (2007). *Recovery. Das Ende der Unheilbarkeit.* Bonn: Psychiatrie-Verlag.

Buchanan-Barker, P. & Barker, P. (2008). Eine Klärung der grundlegenden Werte von Recovery: Die 10 Tidal-Verpflichtungen. *Zeitschrift für Pflegewissenschaft und psychische Gesundheit, 2*(1), 12–22.

Burr, C., Seidel, E. & Abderhalden, C. (2013). Umsetzung eines recovery-orientierten Konzeptes auf der psychiatrischen Station Lüthi. Praxisbericht und Evaluation aus der Schweiz. In Burr, C., Schulz, M., Winter, A. & Zuabani, G. (Hrsg.), *Recovery in der Praxis. Voraussetzungen, Interventionen, Projekte.* Köln: Psychiatrie-Verlag.

Repper, J. (2009). Recovery, Psychiatrie und Pflege. *Zeitschrift für Pflegewissenschaft und psychische Gesundheit, 3,* 1–11.

16. Das Gezeiten-Modell im Spiegel der wissenschaftlichen Diskussion

Michael Schulz, Gianfranco Zuaboni und Christian Burr

Mit der ersten Auflage im Jahre 2013 wurde erstmalig das gesamte Gezeiten-Modell in deutscher Sprache übersetzt, obwohl erste englische Publikationen schon aus dem Jahre 1998 stammen. In dieser Publikation waren die Fragen leitend, warum es so lange gedauert hat, bis eine Übertragung ins Deutsche stattgefunden hat, wenn das Modell so lange keine Rolle gespielt hat, warum wir uns gerade jetzt damit befassen sollten und was wir über die Wirksamkeit wissen, bzw. wie die wissenschaftliche Rezeption des Modells in den vergangenen Jahren erfolgte.

Nun sind schon wieder einige Jahre vergangen und die zweite Auflage des Buches liegt vor. Wir denken, dass die deutsche Übersetzung geholfen hat, dass sich das Modell auch im deutschen Sprachraum weiterverbreitete und Einzug in die psychiatrische Pflege erhalten hat. Dennoch bleiben die vorherigen Fragen für uns aktuell. Dafür haben wir das bestehende Kapitel überarbeitet und die neueste internationale Rezeption in der Fachliteratur des Modells integriert.

Das Modell gilt als wissenschaftlich basiert. Vorausgegangen waren Studien zur Art des Bedarfs an psychiatrischer Pflege (Barker, Jackson & Stevenson, 1999). Spezifischer auf das zukünftige Modell fokussierte eine Buchpublikation zur Analyse der pflegerischen Beziehung und ihr stärkendes Potenzial im Sinne von Empowerment (Barker, Leamy & Stevenson, 2000). Wichtige Bezugspunkte für das Gezeiten-Modell sind die Schriften von Hildegard Peplau und damit auch die des Psychiaters Harry Stack Sullivan, der wiederum Peplaus Werk stark beeinflusst hat.

Barker bezieht sich im Hinblick auf die zentralen Überlegungen zu dem Modell auch explizit auf die systemische Sichtweise von Alanen, Lethinen und Altonen – jene Autorengruppe, die auch die bedürfnisangepasste Behandlung («Need-Adapted Treatment») entwickelt hat (Barker, 2001). Demnach erlebt niemand seine psychische Krankheit und deren Folgen allein. Vielmehr sind signifikante Bezugspersonen und deren Erfahrungen immer auch Teil des (Pflege-)Geschehens. Von daher bedarf es psychosozialer Interventionen, wie Verhaltens- oder Familientherapie, die diese Perspektiven mitberücksichtigen. Barker mahnt davor, diese Interventionen lediglich zur Stützung eines biologisch-medizinischen Krankheitsverständnisses zu verwenden.

Die Verbreitung des Modells fand außerhalb des deutschen Sprachraums in zahlreichen Ländern statt. Nachdem zunächst Kliniken in Großbritannien Erfahrungen gesammelt hatten, gibt es mittlerweile nicht nur im angloamerikanischen, sondern auch im asiatischen Raum zahlreiche Einrichtungen, die nach dem Modell arbeiten.

Auch wenn bis zum Erscheinen der ersten Auflage der deutschen Fassung eine Übernahme des Gezeiten-Modells in größerem Stil im deutschen Sprachraum nicht erfolgte, gab es früh einzelne Vertreter der Berufsgruppe, die das Potenzial des Modells erkannten und auf dessen Grundlagen Praxisprojekte realisierten. An dieser Stelle sei der Pflegeexperte Guntram Fehr genannt, der im Jahre 2007 in der Klinik St. Pirminsberg ein entsprechendes Pionierprojekt für den deutschsprachigen Raum realisierte (Fehr & Arpagaus, 2008). Die Verspätung, mit der das Buch in deutscher Sprache erschien, hat etwas mit der Asynchronizität von Entwicklungen zu tun. In Deutschland wurde nach dem Zweiten Weltkrieg das Thema Psychiatrie tabuisiert. Im Hinblick auf die Psychiatrie erfolgte die Deinstitutionalisierungs- und Reformbewegung Mitte der 70er Jahre des 20. Jahrhunderts im Vergleich zu England ungefähr 20 Jahre später. In Croyden bei London hatte es bereits 1954 erste Community Psychiatric Nurses gegeben, was vor allem mit der Überbelegung psychiatrischer Kliniken zu tun hatte. Von Überbelegung konnte in deutschen Kliniken in der Folge der Euthanasiemorde während des nationalsozialistischen Regimes, von dem auch psychisch kranke Menschen Opfer wurden, keine Rede sein.

Im Nachkriegsdeutschland ist aufgrund der mangelnden akademischen Entwicklung in der Pflege und damit einhergehender fehlender

Englischkenntnisse die Annäherung an die internationale Entwicklung verpasst worden. Dasselbe gilt wenn auch in unterschiedlicher Ausprägung ebenfalls für Österreich und die Schweiz.

Akademisierungsmöglichkeiten in der Pflege waren in England nach dem Krieg flächendeckend vorhanden und in der Psychiatrischen Pflege waren die Entwicklungen in den 70er Jahren des 20. Jahrhunderts durch Annie Altschul geprägt. Diese für ihr Lebenswerk mit dem britischen Verdienstorden geehrte Pflegefachfrau musste in ihrer Jugend vor den Nazis aus Wien nach Großbritannien flüchten. Dort war sie in der Folge maßgeblich für die akademische Entwicklung der Psychiatrischen Pflege verantwortlich.

Phil Barker war einer der ersten Lehrstuhlinhaber für Psychiatrische Pflege in England. Er lehrte an der Universität von Newcastle. Gemeinsam mit seinem Kollegen Chris Stevenson entwickelte er zwischen 1995 und 1998 das Gezeiten-Modell. Barker zufolge basiert es auf empirischen Studien, die das Potenzial der Beziehung zwischen Pflegefachpersonen und Patienten untersuchten (Barker, 2001).

Im Jahre 2000 wurde es in einer Psychiatrischen Klinik in Newcastle implementiert. In einer Übersichtsarbeit, die 2010 veröffentliche wurde, haben Phil Barker und Poppy Buchanan-Barker die bisherigen Forschungsergebnisse zusammengefasst (Barker & Buchanan-Barker, 2010).

Zwei konträre Denkschulen – der Barker-Gournay-Diskurs

Die 90er Jahre des 20. Jahrhunderts standen im Zeichen eines Konflikts über die fachliche Ausrichtung der Psychiatrischen Pflege. Dieser Konflikt hat seine Spuren hinterlassen und taucht gelegentlich wieder in aktuellen Debatten auf. Phil Barker hat sich mit seinem humanistischen Ansatz und dem Gezeiten-Modell als bedeutendster Vertreter der einen Seite etabliert. Diese Position wird unter anderem auch von Julie Repper oder Stephen Tilly vertreten. Die individuellen Bedürfnisse der betroffenen Person und der Beziehungsprozess stehen dabei im Zentrum der pflegerischen Handlungen und des Verständnisses.

Dem entgegengesetzt stehen Vertreter einer Position gegenüber, die die technische Intervention zur Verbesserung eines Krankheitszustands in den Vordergrund stellen. Kevin Gournay gilt als ein Vertreter dieser

Richtung. Barker und Gournay waren Gegenspieler und haben diesen Richtungsstreit stellvertretend für den Fachbereich der Psychiatrischen Pflege ausgetragen.

Für das Verständnis des Gezeiten-Modells erscheint es sinnvoll, sich die Positionen innerhalb dieser Auseinandersetzung zu vergegenwärtigen. Interessant dabei ist auch die Tatsache, dass sich in diesen unterschiedlichen Positionen grundsätzliche Fragestellungen manifestieren, die im psychiatrischen Fachbereich immer wieder diskutiert werden. Phil Barker hat sich als Professor für Psychiatrische Pflege im Rahmen eines professionellen Diskurses Auseinandersetzungen mit Prof. Dr. Kevin Gournay, dem Leiter der Abteilung für Psychiatrische Pflegeforschung am Institute of Psychiatry, geliefert. Ihre fachlichen Auseinandersetzungen trugen sie über das Journal of Psychiatric and Mental Health Nursing (JPMHN) aus. Dank dieses Umstands sind die Debatten gut dokumentiert und stellen für die Psychiatrische Pflege beispielhaft einen fachlichen Diskurs dar, der grundsätzliche Fragen aufnahm und die Lesenden zur Reflektion der eigenen Position brachte. Im deutschen Sprachraum fehlen derlei Diskurse derzeit noch, was aus unserer Sicht ein Zeichen dafür ist, dass die psychiatrische Pflege in ihren Diskussionen dieses Abstraktionsniveau noch nicht erreicht hat. Barker und Gournay haben ihre Auseinandersetzungen als einen Beitrag für die wissenschaftliche Entwicklung der Disziplin verstanden. Dazu Barker: «Discussion and Debate is the lifeblood of any discipline» (Barker & Gournay, 1998, S. 227).

Im JPMHN sind drei dieser fachlichen Auseinandersetzungen zwischen den beiden dokumentiert:

- What to do with Nursing Models? (Baker & Reynolds, 1996)
- What future for research in mental health nursing? (Gournay & Ritter, 1997)
- Prescribing for mental health nurses (Gournay & Barker, 2002).

In der Auseinandersetzung über Pflegemodelle vertrat Kevin Gournay den Standpunkt, dass diese entbehrlich seien. Aus seiner Sicht liegt Pflegemodellen ein anachronistisches Wissen zugrunde und biologische Erkenntnisse finden darin meist keine Berücksichtigung. Selbst

Hildegard Peplau, so seine Aussage, habe beispielweise in ihrer Theorie zu Halluzinationen keine biologischen Annahmen berücksichtigt.

Zudem handele es sich um Ideologie, die – ähnlich der Psychoanalyse – einer Evidenzbasierung durch empirische Untersuchungen nicht zugänglich sei. Dies sei im Zeitalter evidenzbasierter Pflege und Medizin nicht mehr zeitgemäß. Neben weiteren Kritikpunkten führte er an, es brauche im Zuge einer multidisziplinären Ausrichtung von Teams berufsgruppenübergreifende Ansätze und eine Fokussierung auf eine einzelne Berufsgruppe sei nicht zielführend. Barker antwortete in einem Artikel mit dem Titel «Rediscovering the proper focus of nursing: a critique of Gournay's position on theory and models» (Barker & Reynolds, 1996).

Für ihn ist die Unterscheidung zwischen Modellen und Theorien an dieser Stelle wichtig: Modelle sind keine Theorien und finden daher keine universelle Anwendung. Er stimmt Gournay darin zu, dass man Pflegemodelle kritisieren kann, weist aber darauf hin, dass man deshalb nicht auf alle Theorien schließen sollte. Die fehlende Berücksichtigung biologischer Grundlagen in Peplaus Modell sieht er weniger als Problem, da im Gegenzug in biologischen Ansätzen Peplaus Modell auch keine Berücksichtigung finde.

Aus seiner Sicht braucht es Modelle, damit das Profil der Pflege geschärft werden kann. Nur so kann sich die Berufsgruppe ihrer einzigartigen Rolle bewusst werden und eine entsprechende professionelle Herangehensweise entwickeln. In Gournays Äußerungen sieht er vielmehr eine schädliche Aufweichung der Professionsgrenzen und statt einer Schärfung des Berufsprofils eine Übernahme des medizinischen Modells der Psychiater. Dies ginge einher mit einer Unterordnung unter den medizinischen Dienst. Damit würden Pflegende zum «mental health worker» und das Verschwinden der Psychiatrischen Pflege würde gefördert. Der seiner Meinung nach so wichtige pflegerische Fokus ginge verloren:

> «Unser erstes Interesse gilt der Person und nicht dem, was Patienten gewöhnlich von anderen Menschen unterscheidet» (Barker & Reynolds, 1996, S. 79).

Im Jahre 1997 leitete Gournay die zweite Debatte ein zu der Frage, welche Forschung Psychiatrische Pflege brauche. Aus seiner Sicht befand sich das Fach im Hinblick auf Forschung in einem bedauernswerten

Zustand, da es sich zunehmend von anderen Disziplinen isoliert habe. Vor allem beklagte er, dass die Forschungsaktivitäten nicht mit einer evidenzbasierten Medizin in Einklang zu bringen seien:

> «Much of this work uses methods that are completely unacceptable to any conventional research discipline» (Gournay & Ritter, 1997, S. 441).

Aus seiner Sicht gab es zu wenige Studien, die quantitative Forschungsmethoden verwendeten. Zudem entspräche die Qualität von Dissertationen im Fach nicht dem Niveau anderer Disziplinen, wie zum Beispiel der Medizin oder der Psychologie. Des Weiteren beklagte er die fehlende Beteiligung an multiprofessionellen Forschungsteams und forderte, den Fokus auf die Wirksamkeitsprüfung von Pflegeinterventionen und die Evaluation von Schulungsprogrammen zu richten.

Barker antwortet mit einer Kritik auf die Dominanz quantitativer Forschungsmethoden in der Medizin und besonders in der Psychiatrie. Er verwies auf den Bedarf an unterschiedlichen Methoden und verwahrte sich, quantitative und qualitative Forschungsmethoden gegeneinander auszuspielen («criticising a car for being a bad bicycle», Rolfe, 1997, S. 444). Auch habe es bis Mitte der 90er Jahre des 20. Jahrhunderts keine Konkurrenz zwischen den beiden Forschungsmethoden gegeben. Oder wie es Rolfe einmal ausdrückte:

> «Psychiatrische Pflege ist nicht wegen eines zu geringen wissenschaftlichen Erkenntnisstandes in einer schlechten Verfassung, sondern weil sie sich selbst überflüssig macht. Auf ein medizinisches Paradigma und das multidisziplinäre Team zu fokussieren, würde das Ende der psychiatrischen Pflege bedeuten» (Rolfe, 1997, S. 446).

Im Jahre 2002 kam es zu einer letzten Auseinandersetzung zwischen den beiden (Gourney & Barker, 2002). Diesmal ging es um die Frage, ob psychiatrisch Pflegende Medikamente verschreiben sollten. Für Gournay gab es keinen Zweifel daran, dass dies zu befürworten und zu fördern wäre. Er argumentierte mit fehlenden Medizinern und deshalb unterversorgten Patienten. Er verwies auf das hohe Fachwissen der Pflegefachpersonen in diesem Bereich. Aus seiner Sicht ging es nicht darum, dass Pflegende sich als kleine Ärzte aufspielten. Vielmehr sah er es als logische Erweiterung des pflegerischen Berufsprofils an.

Barker stieß ins entgegengesetzte Horn: Aus seiner Sicht lenke das Privileg der Verschreibung vom eigentlichen Auftrag der Pflege ab. Zu diesem gehöre es, die individuellen Pflegemaßnahmen für Patienten zu entwickeln. Es gebe keinen Grund, sich zu bemühen, Medikamente verschreiben zu können, es sei denn, man wolle sich im Licht der Psychiater sonnen. Darüber hinaus würde dies dazu führen, dass mit Ausweitung der Anzahl der Verschreibenden auch die Verschreibungen zunähmen: Die Zahl derjenigen Professionellen, die Medikamente als primäres Interventionsangebot ansähen, würde ausgeweitet werden. Durch diese erweiterte Kompetenz würde sich die Pflege auf die Rolle des «Spritzengebers» und Kontrolleurs beschränken und würde es verpassen, sich zu einem eigenständigen Berufsprofil hin zu entwickeln.

Heutzutage ist es Pflegefachpersonen in England nach entsprechender Ausbildung und Prüfung erlaubt, spezielle Medikamente zu verschreiben beziehungsweise weiter zu verschreiben. Und auch in deutschsprachigen Ländern wird diese Möglichkeit aktuell in Zusammenhang mit dem Ärztemangel und den Berufsprofilen der APNs geprüft.

Die Auseinandersetzung zwischen Phil Barker und Kevin Gournay, der am ehrwürdigen Institute of Psychiatry in London lehrte und exzellente Verbindungen in die Politik besaß, hatte etwas vom Kampf Davids gegen Goliath. In diesem Zusammenhang prägte Barker den Satz: «I'm not a lonely voice but I am the loudest other voice.» (Barker & Gourney, 1998, S. 40).

Beide Protagonisten haben sich im Übrigen respektvoll übereinander geäußert. Sie waren sich in der großen Bedeutung des Caring- beziehungsweise Fürsorgegedankens einig und beschrieben ihr Verhältnis einmal als «looking after the same thing in a different way» (Barker & Gourney, 1998, S. 41).

Barkers Positionen in den Diskussionen machen deutlich, welches Fundament dem Modell zugrunde liegt.

Das Gezeiten-Modell in der wissenschaftlichen Literatur

Nachdem das Buch zum Gezeiten-Modell erstmals 2001 publiziert wurde, sind in den vergangenen Jahren mehrheitlich Publikationen über die Anwendung des Modells erschienen. Die darin behandelten Themen, werden im Folgenden kurz vorgestellt.

Eine erste Pilotstudie unter Beteiligung von Fletcher und Stevenson erschien 2001 im Nursing Standard (2001). Auf insgesamt neun Akutstationen im Newcastle City Health Trust wurde das Gezeiten-Modell implementiert. Eine Evaluation erfolgte sechs Monate vor und sechs Monate nach der Implementation. Die als «vorläufig» bezeichneten Ergebnisse der Untersuchung zeigten einen Rückgang von Personen, die auf gesetzlichen Grundlagen (Mental Health Act) zwangsweise behandelt wurden. Die Anzahl der Aufnahmen hatte sich verdoppelt, während die Verweildauer deutlich gesunken war. Zudem konnte festgestellt werden, dass die Zeit zwischen Aufnahme und Assessment deutlich verkürzt werden konnte. Auch gingen Selbstverletzungen, Gewalt und Zwangsmaßnahmen zurück. Pflegende wurden mit Fragebögen befragt. Hier fanden die Autoren heraus, dass das Modell gut angenommen wurde. Die Forscher schlossen aus diesen Ergebnissen, dass das Modell einen positiven Effekt auf die Versorgung hat und die Pflegefachpersonen mit dieser Art der personenzentrierten Pflege zufrieden waren.

Ebenfalls im Nursing Standard wurde auf diese Publikation unter dem Titel «Do we need another model of care?» über die Studie diskutiert (Noak, 2001). Noak kritisierte, dass er nicht erkennen könne, was an diesem Modell neu sein solle. Eine gute Pflege-Patienten-Beziehung sei ein wichtiges Merkmal einer jeden Pflegebeziehung, so seine Argumentation. Zudem wurde die bildhafte Sprache beanstandet, die von Barker und Kollegen verwendet wurde («What does rescuing a person in mental distress mean?»). Außerdem meinte er zu erkennen, dass es sich um eine grundsätzliche Ablehnung biologischer Erkenntnisse und Ansätze handelte. Dem widerspricht Stevenson im selben Beitrag, weist aber darauf hin, dass Psychiatrische Pflege sowohl vom Denken der generalistischen Pflege als auch von Medizin, Psychologie und Soziologie unterdrückt werde. Zudem unterscheide sich dieses Modell deutlich von allen bisher dagewesenen, da es unter anderem als einziges bei den Pflegefachpersonen und Praktikern hohe Akzeptanz genieße. Auch Barker sieht in diesem Beitrag die große Akzeptanz, etwa durch Klicks auf der Homepage des Modells (http://tidal-model.com) oder durch die große Anzahl an Workshops als Belege für die Bedeutung des Modells (Noak, 2001). In einem Artikel für das International Journal of Mental Health Nursing kritisiert Barker (2003) die Forschungsansätze der modernen Psychiatrie als kolonialisierend und stellt die Sicht der Psychiatrie auf die Patienten in eine Reihe mit der Unterdrückung der Frauen sowie der Ausgrenzung von Menschen mit anderer Hautfarbe. Als Beleg führt er unter anderem an, dass die Patienten dem Aspekt der Zuversicht und der Hoffnung einen zentralen Stellenwert zumessen, während dieser Aspekt in der traditionellen psychiatrischen Forschung so gut wie keine Rolle spiele. Dies betreffe uns alle: «Contemporary psychiatry may be working hard to reform itself but the shadow of psychiatric colonization still hangs over us all» (Barker, 2003, S. 102). Demgegenüber biete das Gezeiten-Modell einen alternativen Blick und damit die Chance, von den Patienten zu lernen, wie sie durch Pflegende bestmöglich unterstützt werden können (Barker, 2003).

Die Ergebnisse der Studie sowie die Studie aus Newcastle selbst spielen in einer späteren Publikation nochmals eine Rolle. Gordon, Morton und Brooks (2005) beschreiben die Evaluationsergebnisse aus Newcastle (2001) und aus Birmingham (2004).

Im JPMHN publizierten Stevenson, Barker und Fletcher (2002) die weiteren Ergebnisse der Newcastle-Evaluationsstudie. Bei der Prä-Post-Studie wurden 69 Patienten vor und 81 Patienten nach der Implementation des Modells in die Studie aufgenommen. Als Daten wurden vor allem quantitative Routinedaten ausgewertet. Im Ergebnis zeigte sich, dass nach der Einführung des Modells die durchschnittliche Liegezeit von 24,6 auf 18,8 Tage zurückging. Auch die Maßnahmen für intensive Überwachung nahmen deutlich ab. Das Assessment des Gezeiten-Modells wurde nach Aufnahme schnell durchgeführt. Die Autoren der Studie sahen einen Zusammenhang zwischen der Bedeutung des Assessments und der reduzierten Liegezeit.

Insbesondere die Herausgabe der ersten Auflage des vorliegenden Buches im Jahre 2013 trug zu einer weiteren Verbreitung des Modells im deutschen Sprachraum bei. Ein gutes Beispiel dafür ist ein dreijähriges Praxisentwicklungsprojekt an der Uniklinik in Köln, welches insbesondere durch Johannes Kirchhof initiiert und geleitet wurde (siehe auch das Kapitel 17 in diesem Buch). Im Rahmen dieses Projekts fanden umfangreiche Schulungen zum Gezeiten-Modell für alle Mitarbeitenden der Pflege statt und es wurden insbesondere die Assessmentinstrumente des Modells in der Praxis umgesetzt. In den Tageskliniken und offenen Stationen gelang es sehr gut, die systematische Umsetzung im

Alltag auf einen hohen Grad zu etablieren. Auf den geschlossenen Akutstationen war die Umsetzung noch etwas abhängiger vom Engagement von Einzelpersonen. Das Projekt wurde anhand der Fragen evaluiert, wie die Mitarbeitenden die Arbeit mit dem Modell erleben, wie zufrieden sie damit sind und inwieweit sich das Verhältnis und Verständnis zu den Patientinnen und Patienten verändert hat (Bohlscheid & Kirchhof, 2018). Die Resultate zeigten, dass etwas weniger als die Hälfte der Befragten denken, dass das Gezeiten-Modell als Standard der Bezugspflege geeignet ist und die Qualität der Patientenbetreuung sich verbessert hat und ein Großteil der Teilnehmenden findet, dass die Patienten vom Gezeiten-Modell profitieren können. Die Mitarbeitenden fanden zudem, dass das Modell insbesondere hilft, das Verständnis für die persönliche Situation des Patienten zu verbessern, die Arbeit zu strukturieren und es scheint auch eine Wirkung darauf zu haben, dass die Mitarbeitenden Informationen zusammenhängender deuten können. Einige Teilnehmende gaben an, dass dies aber nur mit einem höheren Zeitaufwand zu bewerkstelligen sei, was auch als wichtigster Hinderungsgrund genannt wurde, nicht mit dem Model zu arbeiten. Insgesamt bewerten die Autoren das Projekt als sehr positiv, da das Modell von den Pflegenden gut angenommen und als sinnvolles Instrument gewertet wurde und die wesentlichen Ziele des Projektes – beispielsweise eine Verständnissteigerung für die Sicht der Patientinnen und Patienten – fast geschlossen erreicht wurden.

Im Jahr 2018 erschien von Liane Araújo Teixeira und Kolleginnen in einer brasilianischen Pflegefachzeitschrift ein Artikel über das Gezeiten-Modell. Unter Anwendung des Modells von Meleis zur Evaluation von Theorien reflektierten sie das Gezeiten-Modell als eine Theorie bezüglich der funktionalen Komponenten, Voraussetzungen, Konzepte und Alleinstellungsmerkmale. Die Autorinnen streichen dabei heraus, dass das Fokussieren auf die Sprache der Person ein wichtiger Beitrag zur Ausrichtung der Pflegeziele darstellt und die Berücksichtigung menschlicher Bedürfnisse begünstigt, indem die Pflegefachpersonen diese identifizieren und wissen, dass es um die Person selbst geht und nicht um die Pflegenden. Durch die Anwendung des Modells in verschiedenen Kontexten, durch die wissenschaftlichen Nachweise in mehreren Ländern mit unterschiedlichen Bevölkerungsgruppen und weil die Theorie als Grundlage für den gesamten Bereich der Psychiatrie eine gewisse Gültigkeit hat, bewerten sie das Modell als klar und kohärent. Abschließend folgern sie, dass trotz der nur zwei Artikel, die es in portugiesischer Sprache zum Modell gebe, diese ein weites Feld an Möglichkeiten für Forschung und Umsetzung in der klinischen Praxis der brasilianischen Pflege aufzeigen, um diesen Prozess zu unterstützen.

Das Gezeiten-Modell im Bereich der Pflege in der Jugendpsychiatrie

Natalie Vella und ihre Kolleginnen und Kollegen berichten (2017) in einem Artikel über ein Praxisentwicklungsprojekt einer 10-Betten-Akutstation für Adoleszente in einer psychiatrischen Klinik bei Sydney in Australien. Da es seit der Eröffnung der Station noch keine vertiefte konzeptuelle Ausrichtung der Angebote gab, sich schwierige Vorfälle mit den Jugendlichen häuften sowie eine sehr hohe Anzahl an Krankheitstagen der Pflegefachpersonen vorherrschte, wurde im Rahmen des Entwicklungsprozesses entschieden, das Gezeiten-Modell zu implementieren. Sie beschreiben diesen Entwicklungsprozess in zehn Schritten. Dabei wurde das Team nach einer allgemeinen Schulung zu Themen wie Prinzipien psychiatrischer Pflege, der Entwicklung therapeutischer Fähigkeiten sowie zu Bindungstheorien und Entwicklungspsychologie in einem nächsten Schritt im Gezeiten-Modell geschult. Neben der Vorstellung des Modells wurde der Hauptfokus auf das Ganzheitliche und das Monitoring Assessment gelegt. In folgenden wöchentlich stattfindenden «Clinical Reasoning-Sitzungen» wurden die entsprechenden Patientinnen und Patienten jeweils mittels der beiden Instrumente vorgestellt. Diese Sitzungen führten dazu, dass die Pflegefachpersonen den eigenen Worten der Jugendlichen eine größere Bedeutung zukommen ließen und dies hat ihnen ermöglicht, die individuelle «Reise» der Jugendlichen besser zu verstehen. Zudem hat sich eine Kultur der Neugier und des Mitgefühls für die besonderen Herausforderungen der Jugendlichen entwickelt. Des Weiteren wurden im Verlaufe des Projektes die Anzahl an schwierigen Vorfällen bei den Jugendlichen auf der Station und die Anzahl an Krankheitstagen der Pflegefachpersonen reduziert.

Das Gezeiten-Modell im Bereich der Pflege in der Forensik

Das neuseeländische Autorenteam Cook, Phillips und Sadler (2005) hat eine phänomenologische Studie in einem forensischen Setting durchgeführt. Im Rahmen der Untersuchung wurden die Erfahrungen von vier Pflegefachpersonen und vier Patienten mit dem Gezeiten-Modell untersucht. Im Rahmen von Interviews wurden Daten generiert und daraus fünf Themen herausgearbeitet:

- *Hoffnung:* Die Pflegefachpersonen hatten das Gefühl, Hoffnung erzeugen zu können und die Patienten waren in der Lage, Zuversicht und Optimismus auszudrücken.
- *Angleichung («levelling»):* Im Hinblick auf die Machtkonstellation erlebten die Beteiligten eine Verschiebung hin zu mehr Macht auf Seiten der Patienten.
- *Beziehung:* Interpersonale Prozesse und Beziehungen wurden von bestimmten Patienten als sehr wertvoll für die eigene Recovery-Reise gewertet.
- Sie empfanden im Rahmen des Beziehungsprozesses eine *erfolgreiche Zusammenarbeit.*
- *Die menschliche Seite («human face»):* Die Patienten empfanden die Beziehung mit Pflegefachpersonen, die nach dem Gezeiten-Modell arbeiteten, als menschlich, im Gegensatz zu der eher versachlichenden Herangehensweise in forensischen Settings.

Die Forscher schließen aus den Ergebnissen, dass das Modell die Beziehung zwischen Betreuenden und Patienten stärkt. Für Pflegende hatte das zur Folge, dass sie mit ihrer Arbeit zufriedener waren. Die Patienten fühlten eine persönliche Wertschätzung und erlebten sich in ihrer Recovery-Reise als unterstützt.

Jacob, Holmes und Buus (2008) hingegen lehnen in ihrem Artikel, den sie als Diskussionsbeitrag deklarierten, die Anwendbarkeit des Gezeiten-Modells für die forensische psychiatrische Pflege ab. Angesichts des Zwangkontextes betrachten die Autoren den Einsatz humanistischer Ansätze nicht als zielführend:

«The possibilities and healing potential of the humanistic tidal model are evident according to its internal logic but the «disciplinary» effects of the model when it is institutionalized are still not sufficiently theorized or empirically studied» (Jacob, Holmes & Buus, 2008, S. 228).

Das Gezeiten-Modell im Bereich der Pflege von Menschen mit Abhängigkeitserkrankungen

Brenda Young aus Ohio (USA) beschreibt in ihrem Artikel die Anwendung des Gezeiten-Modells bei abhängigkeitserkrankten Frauen, die in stationären Rehabilitationseinrichtungen, sogenannten «Residential Recovery Centers» untergebracht sind (Young, 2010). Die Frauen verfügen über geringe Schulbildung, sind unverheiratet, haben aber im Schnitt vier Kinder und 40–60 % der Frauen haben physische oder sexuelle Gewalt erfahren. In dem Artikel wird dargestellt, wie das Gezeiten-Modell aus der Sicht der Autoren zu einer Verbesserung der Versorgung in Primary Care Settings beitragen kann. Im Rahmen der Umsetzung waren die Zehn-Gezeiten-Verpflichtungen ein wesentlicher Teil der Umsetzung. Die Verpflichtungen haben sie in die jeweiligen konzeptuellen Gegebenheiten, wie zum Beispiel das Assessment oder das Case Management, eingearbeitet. Im Hinblick auf die Evaluation empfehlen sie sowohl quantitative als auch qualitative Methoden. Sie empfehlen, in weiteren Forschungsarbeiten relevante Outcome-Kriterien zu entwickeln. Die Autoren gehen davon aus, dass Notfälle verhindert werden können und die Anzahl der Wiederaufnahmen abnimmt. Das Gezeiten-Modell ist aus der Sicht der Autoren kein standardisiertes Programm, sondern vielmehr eine Art zu denken.

Ayşegül Savaşan und Olcay Çam berichten (2017) von einer randomisierten kontrollierten Studie am Atatürk Education and Research Hospital in Istanbul. Dabei wurden Patientinnen und Patienten mit einer Alkoholabhängigkeit, die für eine stationäre Behandlung aufgenommen wurden, randomisiert entweder in die Gruppe «übliche Behandlung» als Kontrollgruppe oder in die Gezeiten-Modell-Gruppe eingeteilt. In dieser erhielten die Teilnehmenden eine ca. zehn Sitzungen umfassende Beratung, vergleichbar den Einzelsitzungen des Gezeiten-Modells. Bei den Beratungen wurden insbesondere mit dem ganzheitlichen Assessment und dem persönlichen Sicherheitsplan gearbeitet. Zudem wurde darauf hingewiesen, dass die Zehn-Gezeiten-Verpflichtungen und die 20 Befähigungen genutzt wurden. Das Ziel der Studie war, zu evaluieren, ob die Intervention die Teilnehmenden im Bereich Selbstwert und auch der Entwicklung von neuen Coping-Strategien unterstützt. Im Gegensatz zur Kontrollgruppe stieg der Selbstwert der Teilnehmenden in der Gezeiten-Modell-Gruppe signifikant an, gleichzeitig sank der Anteil der Teilnehmenden, die wieder begonnen haben Alkohol zu konsumieren, signifikant. Zudem konnten sich die Teilnehmenden in der Gezeiten-Modell-Gruppe in acht verschiedenen Coping-Strategien (u. a. positive Neuinterpretation und Wachstum, aktives Bewältigen, Zurückhaltung, emotionale und soziale Unterstützung) gegenüber der Kontrollgruppe signifikant verbessern. Die Autorin und der Autor der Studie weisen zum Schluss darauf hin, dass die im Rahmen der Studie erfolgte Erfassung der Anzahl und Dauer der Einzelsitzungen für zukünftige Studien als Referenz genutzt werden könnte.

Praxisberichte über die Arbeit mit dem Gezeiten-Modell

In einer Rubrik des Journal of Psychiatric and Mental Health Nursing werden Praxisprojekte vorgestellt. Es handelt sich also nicht um originäre Forschungsartikel, vielmehr melden sich Manager oder Praktiker zu Wort und berichten, wie sie mit bestimmten Aspekten in der Praxis umgehen. In diesem Zusammenhang hat Berger von Joseph's Healthcare in Hamilton (Kanada) über eine Maßnahme im Sinne der Qualitätsverbesserung des interdisziplinären Behandlungsplans berichtet (Berger, 2006). Ziel war es, unter anderem die persönliche Sichtweise der Patienten und deren Ressourcen stärker zu berücksichtigen. Ein wichtiges Element dabei war ein im Sinne des Gezeiten-Modells verändertes Assessment. Für die Evaluation wurden Patienten und Pflegende vor und nach der Einführung befragt. Die Zufriedenheit auf beiden Seiten konnte demnach gesteigert werden. Pflegende berichteten über leichte Verbesserungen im Hinblick auf die Qualität der Gespräche und der Berufszufriedenheit. Seitens der Patienten wurde eine verbesserte interdisziplinäre Zusammenarbeit festgestellt.

Auch Brookes, Murata und Tansey (2006, 2008) berichten über die Implementierung des Gezeiten-Modells im Royal Ottawa Hospital

(Kanada). Dafür wurden entsprechende Schulungen durchgeführt, in denen von Phil Barker entwickelte Materialien zum Einsatz kamen. Zudem besuchten die Projektverantwortlichen die Stationen und diskutierten mit den Mitarbeitenden Möglichkeiten der konkreten Anwendung. Die Sprache des Patienten spielte in der Dokumentation eine große Rolle. Viele Pflegefachpersonen gaben an, sie hätten keine Zeit, um mit dem Gezeiten-Modell zu arbeiten. Sie wurden daraufhin aufgefordert, sich auf kurze Gesprächsangebote (10–15 Minuten pro Tag) zu beschränken und sie als «ein Geschenk der Zeit» zu deklarieren. Insgesamt zogen die Autoren eine positive Bilanz der Arbeit mit dem Gezeiten-Modell.

2013 berichtet Janette Henderson über ein Praxisentwicklungsprojekt mit ungewöhnlichem Ausgang. Im Brennpunkt der Schilderung steht die Station Ballantrae, die 2007 eine der letzten geschlossenen Stationen in der Region Ayrshire and Arran in Schottland war. Ein sehr schlechter Ruf sowie der Umstand, dass die Station geschlossen war und daher nur die «schwierigsten» Patientinnen und Patienten dahin verlegt wurden, erhöhte den Druck und auch den Wunsch bei der Führung sowie den Mitarbeitenden, etwas zu verändern. Ziel war es, auf der bestehenden Station, die bisher sehr auf Sicherheit und Risikovermeidung ausgerichtet war, eine recovery-orientierte Kultur des Wandels zu etablieren. Im Rahmen des beschriebenen Projektes wurde 2008 über neun Monate neben anderen Maßnahmen auch das Gezeiten-Modell eingeführt. Explizit wurden die sechs philosophischen Annahmen verwendet zur Entwicklung eines entsprechenden Ethos auf der Station. Zudem wurde die Dokumentation angelehnt an das Gezeiten-Modell geändert. Wichtig schien, dass die Sicht der Nutzenden mehr in Vordergrund rückte. Die Autorin berichtet zum Schluss, dass die Station 2013 geschlossen wurde, da alle Patientinnen und Patienten den Tritt außerhalb der Station wiedergefunden hatten. Die Autorin stellt die Schließung der Station mit der erfolgreichen Einführung des Gezeiten-Modells in Verbindung.

Zusammenfassung

Das Gezeiten-Modell im Spiegel der wissenschaftlichen Literatur zeigt die unterschiedlichen Sichtweisen der Forschung in der Psychiatrie. Für Evaluationen oder Wirksamkeitsnachweise, die aus der Sicht der Autoren dieses Kapitels durchaus ihre Berechtigung haben, ist das Modell nur schwer zugänglich. Phil Barker wirkt auch nicht sonderlich interessiert daran, das Gezeiten-Modell auf ein evidenzbasiertes, wissenschaftliches Fundament zu legen. Vielmehr wirft er dieser Denkweise vor, Betroffene zu «kolonialisieren».

Gleichwohl gibt es in der Literatur Versuche, die Wirksamkeit dieses Modells darzustellen. Aufgrund der vielen unterschiedlichen Länder und der damit einhergehenden unterschiedlichen Kulturen, in denen das Modell zu Anwendung kommt, sind Verallgemeinerungen der Ergebnisse eher schwierig. Die wissenschaftliche Reflexion des Modells nimmt aber auch die Herausforderungen der Praxiserfahrungen an. In einem sehr persönlichen Bericht beschreibt Jacquie Kidd aus Auckland (Neuseeland) ihre Erfahrungen mit dem Modell, mit Phil Barker und Poppy Buchanan-Barker sowie mit der großen Herausforderung, über kulturelle Grenzen hinweg helfende Beziehungen zu gestalten (Kidd, 2010). Als Trend kann aber erkannt werden, dass das Modell positive Auswirkungen auf die Beziehung zwischen Professionellen und Betroffenen hat. Dies zeigt sich zum Beispiel an einer Reduzierung von Zwangsmaßnahmen oder am Rückgang von selbstverletzendem Verhalten.

Insgesamt fällt auf, dass das Modell in vielen akuten Settings einschließlich der Forensik zum Einsatz kommt. Und wie zu erwarten war, stammen die Studien im Wesentlichen aus dem angloamerikanischen Sprachraum. Studien aus dem deutschen Sprachraum fehlen bislang. Diese Lücke konnte auch die deutsche Fassung des Gezeiten-Modells bisher noch nicht schließen.

Literatur

Barker, P. (1998). Editorial. *Journal of Psychiatric and Mental Health Nursing, 5*(3), 227–235.

Barker, P. (2001). The Tidal Model: developing an empowering, person-centred approach to recovery within psychiatric and mental health nursing. *Journal of Psychiatric and Mental Health Nursing, 8*(3), 233–240.

Barker, P. (2003). The Tidal Model: psychiatric colonization, recovery and the paradigm shift in mental health care. *Journal of Psychiatric and Mental Health Nursing, 12*(2), 96–102.

Barker, P. J. & Reynolds, B. (1996). Rediscovering the proper focus of nursing: a critique of Gournay's position on nursing theory and models. *Journal of Psychiatric and Mental Health Nursing, 3*(1), 76–80.

Barker, P. & Buchanan-Barker, P. (2010). The tidal model of mental health recovery and reclamation: application in acute care settings. *Issues in Mental Health Nursing, 31*(3), 171–180.

Barker, P. & Gournay, K. (1998). Face to face. Interview by Eileen Fursland. *Nursing Times, 94*(24), 40–41.

Barker, P., Jackson, S. & Stevenson, C. (1999). What are psychiatric nurses needed for? Developing a theory of essential nursing practice. *Journal of Psychiatric and Mental Health Nursing, 6*(4), 273–282.

Barker, P., Leamy, M. & Stevenson, C. (2000). *The construction of power and authority in psychiatry.* Oxford: Butterworth Heinemann.

Berger, J. L. (2006). Incorporation of the Tidal Model into the interdisciplinary plan of care – a program quality improvement project. *Journal of Psychiatric and Mental Health Nursing, 13*(4), 464–467.

Bohlscheid, J. & Kirchhof, J. (2018). Das Gezeiten-Modell. *Psychiatrische Pflege, 3*(3), 21–24.

Brookes, N., Murata, L. & Tansey, M. (2006). Guiding practice development using the Tidal Commitments. *Journal of Psychiatric and Mental Health Nursing, 13*(4), 460–463.

Brookes, N., Murata, L. & Tansey, M. (2008). Tidal waves: Implementing a new model of mental health recovery and reclamation. *Canadian Nurse, 104*(8), 22–27.

Cook, N. R., Phillips, B. N. & Sadler, D. (2005). The Tidal Model as experienced by patients and nurses in a regional forensic unit. *Journal of Psychiatric and Mental Health Nursing, 12*(5), 536–540.

Fehr, G. & Arpagaus, B. (2008). Ressourcenorientierung in der Langzeitpsychiatrie – Einführung und Umsetzung von Ansätzen des Tidal-Modells, von Recovery und Empowerment auf einer Station. In C. Abderhalden, I. Needham, M. Schulz, S. Schoppmann & H. Stefan (Hrsg.), *Psychiatrische Pflege, psychische Gesundheit und Recovery* (S. 225–231). Unterostendorf: Ibicura.

Fletcher, E. & Stevenson, C. (2001). Launching the Tidal Model in an adult mental health program. *Nursing Standard, 15*(49), 33–36.

Gordon, W., Morton, T. & Brooks, G. (2005). Launching the Tidal Model: evaluating the evidence. *Journal of Psychiatric and Mental Health Nursing, 12*(6), 703–712.

Gournay, K. (1996). Responses to: «What to do with nursing models – a reply from Gournay. *Journal of Psychiatric and Mental Health Nursing, 4*(3), 227–231.

Gournay, K. & Ritter, S. (1997). What future for research in mental health nursing. *Journal of Psychiatric and Mental Health Nursing, 4*(6), 441–442.

Gournay, K. & Barker, P. (2002). Prescribing: the great debate. *Nursing Standard, 17*(9), 22–23.

Henderson, J. (2013). How the tidal model was used to overcome a risk-averse ward culture. *Mental Health Practice, 17*(1), 34–37.

Jacob, J. D., Holmes, D. & Buus, N. (2008). Humanism in forensic psychiatry: the use of the tidal nursing model. *Nursing Inquiry, 15*(3), 224–230.

Kidd, J. (2010). Cultural boundary surfing in mental health nursing: a creative narration. *Contemporary Nurse, 34*(2), 277–288.

Noak, J. (2001). Do we need another model for mental health care? *Nursing Standard, 16*(8), 33–35.

Rolfe, G. (1997). Knowledge, power and authority: a response to Gournay and Ritter. *Journal of Psychiatric and Mental Health Nursing, 4*(6), 444–446.

Savaşan, A. & Çam, O. (2017). The Effect of the Psychiatric Nursing Approach Based on the Tidal Model on Coping and Self-esteem in People with Alcohol Dependency: A Randomized Trial. *Archives of Psychiatric Nursing, 31*(3), 274–281.

Stevenson, C., Barker, P. & Fletcher, E. (2002). Judgement days: developing an evaluation for an innovative nursing model. *Journal of Psychiatric and Mental Health Nursing, 9*(3), 271–276.

Teixeira, L. A., Monteiro, A. R. M., Guedes, M. V. C., Silva, L. D. F. D. & Freitas, M. C. D. (2018). The Tidal Model: analysis based on Meleis's perspective. *Revista Brasileira de Enfermagem, 71*(2), 457–462.

Vella, N., Page, L., Edwards, C. & Wand, T. (2017). Sustaining a culture of practice development in an acute adolescent inpatient mental health unit. *Journal of Child and Adolescent Psychiatric Nursing, 30*(4), 195–200.

17 Erfahrungen mit dem Gezeiten-Modell

Johannes Kirchhof

Das Assessment bietet mit seinen vier Bestandteilen die praktische Grundlage für die gemeinsame Arbeit mit den PatientInnen. Unabhängig von der Erfahrung der durchführenden Pflegeperson kann diese mit Hilfe des Assessments Fragen stellen, die letztlich helfen, den Prozess der Genesung in Gang zu setzen. Die praktische Anwendung sollte getragen werden von einer recovery-orientierten Haltung, wie sie Barker in den *Zehn Verpflichtungen* beschrieben hat. Ein Verständnis der Philosophie und der Metapher begünstigen ebenfalls, mit den Betroffenen ins Gespräch zu kommen. Die Gestaltung und der Aufbau des Assessments selbst bewirkt aber bereits, dass die PatientInnen zur Reflektion animiert werden und sich ihre eigene Geschichte vergegenwärtigen. Im Verlauf werden sie angeregt, über die Bedeutung und das Ausmaß der Probleme oder nicht erfüllten Bedürfnisse nachzudenken. Über die Fragen zu den Menschen, Dingen und Werten, die für sie bedeutsam sind und mögliche Anknüpfungspunkte auf dem Weg zur Genesung darstellen könnten, wird schließlich der Wunschzustand imaginiert und somit eine Zielvorstellung formuliert. Dies führt in den meisten Fällen schon während der Durchführung des Assessments zu einer spürbaren Veränderung. Die Vorstellung des Zielzustandes ist der erste Schritt auf dem Weg dorthin.

Der Autor dieses Kapitels schildert die Erfahrungen mit der Anwendung des Assessments seit Erscheinen der deutschsprachigen Ausgabe des Gezeitenbuchs vor sechs Jahren. 2014 wurde das Modell zur Standardisierung der Bezugspflege und zur strukturierten Verankerung der Recovery-Orientierung in der Psychiatrie der Uniklinik Köln eingeführt. Seitdem wurden mehrere tausend Menschen in psychischer Krise oder Erkrankung mit Hilfe des Assessment auf ihrem Weg zur Genesung begleitet. Von Seiten der PatientInnen wird berichtet, dass sie sich in ihrer Situation wahrgenommen und verstanden fühlen. Sie erleben die Arbeit ihrer Bezugspflegeperson ähnlich der eines Coaches, der mit ihnen in enger Abstimmung den Fortgang reflektiert und gemeinsam die einzelnen Schritte plant (Grode, 2019). Die Pflegenden schätzen die Arbeit mit dem Assessment, da es das Vorgehen strukturiert und sie befähigt, Menschen zielgerichtet und wirkungsvoll zu unterstützen. Nicht die Pflegeperson formuliert Probleme, Ressourcen und Ziele, sondern die PatientInnen selbst sind gefordert. Somit wird eine personen- und bedürfnisorientierte Pflege gebahnt. Schließlich erleben die Pflegenden eine Aufwertung ihrer Arbeit, da diese transparent und nachvollziehbar wird und die PatientInnen diese partnerschaftliche Begleitung von der Art und vom Ergebnis her sehr schätzen.

Im Folgenden werden grundsätzliche Aspekte der Anwendung des Assessments erörtert, bevor dann die einzelnen Arbeitsblätter mit ihren unterschiedlichen Bedeutungen vorgestellt werden.

Zielsetzung

«Das ganzheitliche Assessment dient dazu:

- ...der Person Gelegenheit zu geben, ihr Erleben von Krankheit und Gesundheit zu beschreiben, zu erörtern und zu untersuchen.
- ...einen persönlichen Pflegeplan zu erstellen, ausgerichtet auf die einzigartigen Bedürfnisse der Person, wie sie sie wahrnimmt.
- ...eine wechselseitige Beziehung zwischen Pflegeperson und gepflegter Person zu schaffen, mit besonderer Betonung des Zusammenarbeitens und Sondierens der Bedürfnisse und Probleme der Person.

- ...eine befähigende Beziehung zu schaffen, innerhalb derer die Pflegeperson der Person hilft, auf der Grundlage von Informationen Entscheidungen zu treffen und auszuwählen.
- ...herauszufinden, wer die Person ist.»

(Barker & Buchanan-Barker, 2013, S. 98)

Diese Zielsetzung kann nur im offenen Gespräch erreicht werden. Werden den PatientInnen die Assessmentbögen einfach ausgehändigt und sie gebeten, diese auszufüllen, kommt der Prozess der Beziehungsgestaltung nicht in Gang. Gerade das ausführliche Gespräch lässt die PatientInnen das Interesse an ihrer Person spüren und macht damit schon einen Teil der Wirkung dieses Vorgehens aus. Die offenen Fragen regen zum Erzählen der eigenen Lebensgeschichte an und so können die Pflegenden «herausfinden, wer die Person ist» (Barker & Buchanan-Barker, 2013, S. 98). Ein weiterer Grund für das gemeinsame Erarbeiten der Problem- und Bedürfnislage ist, dass «viele Menschen in Krisen nicht ihre Präferenzen abfragbar parat haben. Sie müssen sie sich selber erst bilden. Es hat etwas Zynisches, ihnen in dieser Situation einfach eine Check-List vorzulegen und sie zu bitten, ihre Präferenzen anzugeben. Es muss sich jemand mit ihnen hinsetzen, der alle Ergebnisse aus der externen Evidence kennt und bereit ist, ihnen in ihren Ängsten und Versuchen beizustehen, sich über sich selbst und ihre Ziele, Optionen und Entscheidungen klar zu werden.» (Behrens, 2019, S. 127). Allerdings scheint es nicht das Entscheidende zu sein, alle aus externer Evidenz stammenden Informationen zu besitzen. Die praktische Erfahrung zeigt, der wichtigste Faktor für das Gelingen der gemeinsamen Arbeit ist, sich auf die Person einzulassen, sich in sie hineinzufühlen und zuverlässiger Begleiter zu sein.

Zeitpunkt und Zeitraum

Aus der Zielsetzung leitet sich auch der Zeitpunkt ab, zu dem das Assessment ausgefüllt werden sollte. Menschen, die sich in einer psychischen Krise oder akuten Erkrankung befinden, erleben sich oft als macht- und hoffnungslos. Wenn diese zeitnah zu ihrer Aufnahme in die psychiatrische Institution Gelegenheit finden, ihre Nöte und Ängste mitzuteilen, entlastet sie das unmittelbar. PatientInnen, die die Arbeit mit dem Gezeiten-Modell noch nicht kennen, sind überrascht, dass sie selbst ihre Probleme, Bedürfnisse und Wünsche ausführlich darlegen können. In ihrer bisherigen Sozialisation im medizinischen Hilfesystem erlebten sie sich doch häufig als Empfänger von Hilfeleistung. Das umfasst auch die Benennung ihrer Probleme mitsamt der Einordnung in kategoriale Systeme durch die professionellen Helfer. Jetzt haben sie selbst Gelegenheit die Entstehung, Bedeutung und das Ausmaß ihrer Probleme zu schildern. Gelingt es der durchführenden Pflegeperson, durch eine zugewandte, einfühlsame und authentische Vorgehensweise das Vertrauen der PatientInnen zu gewinnen, kann schon in diesem ersten Gespräch die Hoffnungslosigkeit erschüttert werden. Auf der dritten Seite des Assessments wird erfasst, in welchem Ausmaß die Probleme belasten oder den Alltag beeinträchtigen. Hierdurch kann eine Priorisierung vorgenommen werden und der Ausgangszustand wird festgehalten. Viele PatientInnen nennen hier Suizidgedanken, die dann unmittelbar auf ihren handlungsleitenden Charakter geprüft werden müssen. Wenn die Frage nach möglicher Einflussnahme oder Kontrolle in irgendeiner Form bejaht wird, kann unter Umständen auf eine einschränkende Intensivbetreuung verzichtet werden, da der Betroffene selbst über Handlungsmöglichkeiten verfügt. Diese gilt es dann gemeinsam auszubauen, um auch kritische Momente bewältigen zu können. Mit den folgenden Fragen wird der Blick dann auf die Ressourcen gelenkt. «Welche Menschen sind wichtig und wer steht einem vielleicht zur Seite? Welche Dinge sind mir wichtig? Was hat das Leben früher bereichert?» Häufig gelingt es an dieser Stelle durch die Fragen positive Emotionen zu wecken. Hierdurch steigt die Bereitschaft und Fähigkeit sich auf die Vorstellung eines Zielzustandes einzulassen, was wiederum einen Effekt auf die eigene Zuversicht haben kann. Durch das Erleben dieser Art von Zuwendung und Aufmerksamkeit wird die gemeinsame Arbeit mit dem Assessment von einer reinen Informationssammlung zu einer wirksamen Intervention. Deshalb ist ein Ausfüllen am Aufnahmetag oder baldmöglichst danach sinnvoll. Es reduziert durch die unmittelbare Wirkung die Anwendung von einschränkenden Sicherungsmaßnahmen, die den Beziehungsaufbau erschweren würden. In der Psychiatrie der Uniklinik Köln sind für alle Arbeitsblätter, die zum Gezeiten-Modell gehören, Arbeitsanweisungen erstellt worden. Für das Ausfüllen des Aufnahmeassessments sind die ersten 24 Stunden des Aufenthaltes vorgesehen. Der erforderliche Zeitrahmen differiert von 30–60, in manchen Fällen bis zu 90 Minuten Dauer. Es hat sich in der Praxis aber auch bewährt, bei PatientInnen, die täglich einen großen Bedarf an Gesprächen und Zuwendung haben, das Besprechen und Ausfüllen der vier Seiten des Assessments über einige Tage hinzustrecken. So wird diesem besonderen Bedürfnis entsprochen und der Inhalt der Gespräche kreist nicht nur um die Symptomatik, sondern wird bereits Teil der therapeutischen Arbeit. Falls der Zustand des Patienten es nicht zulässt, z. B. bei starker kognitiver Beeinträchtigung, oder der Patient im Moment nicht gewillt ist, ein Gespräch dieser Art zu führen, wird es in den folgenden Tagen nachgeholt. In diesem Fall erstellt die Bezugspflegeperson einen vorläufigen Pflegeplan, indem sie die mutmaßlichen Bedürfnisse und Probleme benennt.

Wer füllt die Assessmentbögen aus?

In der Uniklinik Köln wurde die Arbeit mit dem Gezeiten-Modell zur Standardisierung der Bezugspflege eingesetzt. So sind die Durchführung des Aufnahmegesprächs und die wöchentlichen Evaluationsgespräche mit dem Protokoll die zentralen Aufgaben der Bezugspflegeperson. Diese Gespräche besitzen Priorität im Rahmen der psychiatrischen Bezugspflege. Die verbindliche Durchführung und die Terminierung im Wochenplan der PatientInnen führen dazu, dass diese sich auf die Gespräche mit der Pflege als eine Säule der Behandlung einstellen und verlassen können. Hierdurch reduzieren sich die Situationen, in denen PatientInnen mit einem Problem, einer Beschwerde oder der Frage nach Bedarfsmedikation an die Pflegenden herantreten, um ihrem Bedürfnis «gesehen zu werden» zu entsprechen. Dieses Bemühen führt häufig zum Gegenteil: Die Pflegepersonen versuchen die Bedeutung des Problems zu relativieren, nehmen die Beschwerde nicht an, da sie nicht der richtige Adressat sind oder reagieren auf den Wunsch nach Bedarfsmedikation mit Zurückhaltung. Die PatientInnen fühlen sich dann hingehalten, unverstanden und in ihrer Bedürftigkeit nicht gesehen. Solche Situationen und die Bestätigung negativer Erwartungen und Erfahrungen können verhindert werden, indem die Bezugspflege mit ihrem Wissen über die Verletzungen und Bedürfnisse die Gespräche mit «ihren» PatientInnen verbindlich und regelmäßig führt. Phil Barker empfiehlt, dass die Betroffenen selbst in ihren Worten das Assessment ausfüllen. So wird verhindert, dass die Pflegepersonen das Gesagte in eine Fachsprache überführen und Inhalt und Charakter verändern. In der Praxis wünschen aber die meisten PatientInnen, dass die Pflegeperson die Inhalte des Gesprächs schriftlich festhält. Der Vorteil hierbei ist, dass durch gezieltes Nachfragen, «ob man es richtig verstanden hat?», «ob dieser Begriff den Sachverhalt richtig wiedergibt?» oder durch ähnliche Rückfragen und Paraphrasieren, das Gesagte präzisiert und der Prozess der Vergegenwärtigung unterstützt wird.

Rahmenbedingungen und erforderliche Kompetenzen

Die Bezugspflegeperson informiert ihre KollegInnen über das anstehende Gespräch, um während der Dauer von anderen Aufgaben entbunden zu sein. Idealerweise findet es in einer ungestörten, ruhigen Atmosphäre statt. Wenn die Situation auf der Station und die Verfassung des Patienten es zulässt, ist es unter Umständen auch hilfreich, eine andere Umgebung zu wählen. Besprechungsraum, Bibliothek, Dachterrasse oder ein schattiger Patz im Park: Ein Wechsel des Settings schafft manchmal eine günstige Atmosphäre und erleichtert eine Begegnung auf Augenhöhe. Die Pflegeperson verfügt über kommunikative Kompetenzen, die ihr helfen, das Gespräch in Gang zu bringen. So steht der Dank für die Bereitschaft der Teilnahme und die zur Verfügung gestellte Zeit häufig gleich am Anfang des Gesprächs. Nach der Eröffnung wird nach dem aktuellen Befinden und drängenden Themen gefragt. Die Überleitung zum anstehenden Bezugspflegegespräch mit der Evaluation des Pflegeplans wird erleichtert durch die Frage nach dem Ziel in Bezug auf die aktuell belastenden Probleme. Eine wertschätzende Haltung, beschrieben in den «Zehn Verpflichtungen», und ein Bemühen um Verstehen prägt den ganzen Gesprächsverlauf. Die von Carl Rogers beschriebenen Basisvariablen (Akzeptanz, Kongruenz, Empathie) und das Wissen um die Wirkfaktoren therapeutischer Interaktion (siehe Abschnitt «Wirkung») sind wichtige Voraussetzungen für eine gelingende Kommunikation und ermöglichen eine hilfreiche Zusammenarbeit.

Anpassungen/Limitationen

Für den Pretest wurden in der Uniklinik Köln Kopien aus dem Gezeitenbuch verwandt. Nach der Auswertung wurden die Arbeitsblätter geringfügig ergänzt. Um zu erleichtern, dass die PatientInnen sich auf das Thema fokussieren, wurde jeder Seite eine Überschrift hinzugefügt. So strukturiert sich das Gespräch nach den Bereichen:

- Entstehung/Auswirkungen
- Bedeutung: Hier und jetzt
- Bewertung/Priorisierung
- Persönliche Ressourcen
- Wunschbild

Auf der ersten Seite, Entstehung und Auswirkung, wurde außerdem die Frage «So beeinträchtigte dies meine Beziehungen» abgewandelt in «So beeinflusst dies meine Beziehungen». Betroffene berichteten häufig, dass ihnen nahestehende Personen im Verlauf der Krise noch enger beistanden als zuvor. Eine Beeinträchtigung nahmen sie also nicht wahr. Dass diese Erfahrung unter Umständen eine eigene Problemfunktion sein kann, wurde ebenso häufig deutlich. Aus den Erfahrungen des Pretest wurde eine weitere Änderung vorgenommen. Auf die Fragen nach dem Ausmaß der Beeinträchtigung, des Leidens und möglicher Kontrolle über das Problem, drückten sich die Befragten häufig anders aus, als mittels der vorgegebenen Skalierung. «Stark, extrem, minimal...» sind häufig verwendete Begriffe. Sehr viele PatientInnen beantworten die Fragen mit Prozentzahlen, sodass wir in der Klinik diese Einheit gewählt haben. Schließlich wurde der Begriff «Monitoring» geändert in «Einschätzung der Selbstgefährdung», um auch hier den eigenverantwortlichen Charakter der Arbeit mit dem Assessment beizubehalten.

Auf der letzten Seite des Assessments wird nach der Zielformulierung gefragt, «Was muss sich ändern, dass dies geschieht?» Die Antworten auf diese Frage bilden die Grundlage für den Pflegeplan. Ein kleiner Teil der PatientInnen in der Akutpsychiatrie kann aber die eigenen Ziele und Bedürfnisse nicht formulieren, da sie in ihrem Krankheitserleben gefangen oder durch massive kognitive Defizite eingeschränkt sind. Auch in Fällen von Zwangsbehandlung sind die PatientInnen manchmal nicht gewillt, sich auf ein Gespräch einzulassen. Dennoch besteht die Verpflichtung, einen Pflegeplan zu erstellen. Die Pflegepersonen mutmaßen also, was die Betroffenen präferieren würden. Behandlungsvereinbarungen, die in der Klinik hinterlegt wurden und vom Betroffenen während des letzten Aufenthaltes erstellt wurden, können hier weiterhelfen. Informationen von Angehörigen und die Einschätzung des Pflegeteams können herangezogen werden. Aber auch dann, wenn die PatientInnen bereitwillig die Möglichkeit nutzen, mit der Pflegeperson zusammenzuarbeiten, muss über den subjektiven Bedarf hinaus aus pflegefachlicher Einschätzung geprüft werden, ob in anderen Bereichen als denen, die bereits genannt wurden, Unterstützungsbedarf besteht. Die Ursachen somatischer Beschwerden psychiatrischer PatientInnen werden häufig vorschnell der psychischen Erkrankung zugeschrieben. Dies führt mit weiteren Faktoren dazu, dass Menschen mit psychiatrischer Erkrankung eine wesentlich geringere Lebenserwartung haben als Personen, die nicht psychiatrisch erkrankt sind (Schulz, Zuaboni & Löhr, 2016). Um auch Risikofaktoren zu erkennen und regelmäßig zu prüfen, nutzt die Pflege in der Psychiatrie der UKK die «Strukturierte Informationssammlung» (SIS) als Formular für die Pflegeplanung. So werden die Deutungen, die Bedürfnisse und Ziele der Betroffenen mit einer pflegefachlichen Einschätzung und Risikoerfassung kombiniert. Die umfassende Erhebung des Unterstützungsbedarfs wird wöchentlich evaluiert und stellt die Basis für eine den subjektiven und objektiven Bedarf umfassende Pflege dar.

Die einzelnen Bestandteile des Assessments

Monitoring

Das Formular zur Einschätzung der Selbstgefährdung (**Tab. 17-1**) unterscheidet sich vom Ansatz her von anderen Instrumenten, die aus fachlicher Perspektive versuchen, das Risiko einer suizidalen oder

Tabelle 17-1: Monitoring/Einschätzung der Selbstgefährdung

Monitoring/Einschätzung der Selbstgefährdung			
Wie fühle ich mich (PatientIn)?			
Wie sicher und geborgen fühle ich mich (PatientIn)? 1 bis 10 (1 = sehr gering, 10 = sehr hoch)			☐
Was hilft mir jetzt?			
Wie hoch ist die Wahrscheinlichkeit, dass ich zu Schaden komme? 1 bis 10 (1 = sehr gering, 10 = sehr hoch)			☐
Könnte man mir helfen, mich geborgener zu fühlen (Patient)? 1 bis 10 (1 = sehr gering, 10 = sehr hoch)			☐
Was könnte sonst noch hilfreich sein?			
Wie zuversichtlich bin ich (PatientIn)? 1 bis 10 (1 = sehr gering, 10 = sehr hoch)	☐	Wie zuversichtlich sind Sie (Pflegefachkraft)? 1 bis 10 (1 = sehr gering, 10 = sehr hoch)	☐
Vereinbarung (PatientIn und Pflegefachkraft):			

Datum ______________ Unterschrift PatientIn ______________________________

Unterschrift Gesundheits- und KrankenpflegerIn ______________________________

selbstschädigenden Handlung zu erfassen. Aus diesem Grund wurde auch auf die Bezeichnung aus dem Gezeitenbuch «Monitoring-Assessment» verzichtet. Im Englischen wird unter Monitoring «Überwachung» verstanden. Die Fragen des Assessments zielen aber auf die Einschätzung des Betroffenen selbst ab und erzielen hier auch eine Wirkung. Statt durch Beobachtung/Überwachung von außen für Sicherheit zu sorgen, wird der Betroffene einbezogen und bleibt somit selbst mit in der Verantwortung, für seine Unversehrtheit zu sorgen. Eröffnet wird mit der Frage «Wie fühle ich mich?». Hier kann die betroffene Person jetzt versuchen, ihre Anspannung, Ohnmacht, Wut, Leere oder was sonst immer zutreffend sein könnte, im Dialog mit der Pflegeperson zu konkretisieren. Wie bereits oberhalb angeführt, werden die Dinge in dem Moment, in dem man sich bemüht, sie sprachlich zu erfassen, greifbarer. Das ist allerdings für die Betroffenen ein schwieriges Unterfangen. Deshalb gibt es in verschiedenen verhaltenstherapeutischen Ansätzen eigene Module für die Benennung von Gefühlen, von Anspannungszuständen. Verfügt die Pflegeperson über Kompetenzen, die Betroffenen beim Erspüren und Benennen zu unterstützen, ist das ein erster Schritt heraus aus der Ohnmacht, die angesichts der Anspannung empfunden wird. Die zweite Frage dient dazu, die Gefühlslage im Blick auf Sicherheit und Geborgenheit zu skalieren (1–10). Das erleichtert das Ausmaß der Gefährdung zu erfassen und bietet gleichzeitig einen Ausgangswert, mit dem die Wirksamkeit folgender Maßnahmen geprüft werden kann. «Was hilft mir jetzt?» lenkt den Blick jetzt auf diese Möglichkeiten, das eigene Befinden zu beeinflussen. Gibt es positive Erfahrungen aus ähnlichen Situationen, in denen es gelungen ist, den vermeintlich unveränderbaren Ablauf zu unterbrechen? Häufig werden hier Momente genannt, in denen das Zusammensein mit anderen und gemeinsame Gespräche die Wahrnehmung nach außen gelenkt und Beruhigung gebracht haben. Gibt es hier Ressourcen, wird die anschließende Einschätzung der Wahrscheinlichkeit, zu Schaden zu kommen, entsprechend geringer ausfallen. «Könnte man mir helfen, mich geborgener zu fühlen?» gibt nun der Pflegeperson die Möglichkeit, konkreten Beistand anzubieten. Auch diese Antwort wird in Form eines Punktewertes von 1–10 angegeben und lässt durch spätere Wiederholung die Wirksamkeit einschätzen. Abschließend werden PatientInnen und Pflegepersonen gefragt, wie groß ihre jeweilige Zuversicht ist, die

Situation schadlos zu überstehen. Die in der Regel positivere Einschätzung der Pflegeperson bietet erneut die Möglichkeit, als Holder of Hope die Zuversicht der Betroffenen zu fördern. Die negative Erwartung vieler Betroffener im Rahmen der krankheitsbedingten kognitiven Verzerrung könnte anderenfalls das Eintreten einer Schädigung begünstigen, im Sinne einer self fulfilling prophecy. Bestimmte Erwartungen besitzen demnach die Kraft, eine Verkettung von Verhaltensweisen auszulösen, in deren Folge sich die anfänglich falschen Einschätzungen bewahrheiten (Keuschnigg & Wolbring, 2017). Hier bietet das Assessment für die Einschätzung der Selbstgefährdung einen partnerschaftlichen Ansatz, die vermeintlich unaufhaltsame Abfolge von Anspannung und Selbstschädigung zu hinterfragen und Alternativen durchzusprechen. Deshalb wird das Formular in der Uniklinik Köln in erster Linie bei Menschen eingesetzt, die nicht akut suizidal sind, sondern sich durch selbstschädigende Handlungen zu entlasten versuchen. Akute Suizidalität tritt am häufigsten bei schweren, wahnhaften Depressionen auf. Diese Erkrankung ist dadurch gekennzeichnet, dass die Betroffenen sich selbst die Schuld an ihrem Zustand geben und auf die Fragen zu dem, was sie selbst für ihre Sicherheit und Geborgenheit tun können, in der Regel keine Antwort geben können. Das verstärkt dann gegebenenfalls noch ihr Schuld- und Insuffizienzerleben. Bei Menschen, die sich in der fortlaufenden Gefahr einer Selbstschädigung befinden, kommen das Verfahren der Selbsteinschätzung und der folgende «Persönliche Sicherheitsplan» regelhaft und wirksam zur Anwendung.

Persönlicher Sicherheitsplan

Der Persönliche Sicherheitsplan (**Tab. 17-2**) wird ebenfalls gemeinsam mit den Betroffenen erstellt, aber in einer Zeit, die frei von akuter Gefährdung ist. In der akuten Bedrohung ist es für die Betroffenen oft extrem schwierig, Dinge zu benennen, die hilfreich sein könnten. Sie befinden sich dann oft wie in einem Tunnel, können sich keine Alternativen als die Durchführung der Selbstverletzung vorstellen, die sie in diesem Moment als Linderung ihres Leids erleben. Das Ziel der Betreuung und Behandlung ist zum einen die Sensibilisierung der Betroffenen für die Wahrnehmung der ersten Anzeichen einer solchen Entwicklung. Zum anderen ist es enorm wichtig, die äußeren Faktoren

Tabelle 17-2: Persönlicher Sicherheitsplan

Persönlicher Sicherheitsplan
Was kann ich tun, um mich sicherer und geborgener zu fühlen?
Was können andere tun, damit ich mich sicherer und geborgener fühle?

Datum ______________ Unterschrift PatientIn ________________________________

Unterschrift Gesundheits- und KrankenpflegerIn ________________________________ zu kennen, die diese Entwicklungen begünstigen. So können sie, je nach Stadium des Verlaufs, idealerweise für jede Phase benennen, was in dem Moment hilfreich sein könnte. Hier wird wiederum geschaut, was die Betroffenen selbst und was andere Menschen dazu beitragen können, damit sich die Geborgenheit und Sicherheit erhöht. In der Praxis hat sich bewährt, je nach Skalenwert der Selbsteinschätzung, abgestuft entsprechende Maßnahmen zu benennen. So wählen viele PatientInnen bei niedrigen Werten von Anspannung oder Gefährdung Musik hören, basteln, malen oder ähnliche Dinge. Bei höheren Werten hilft es mit anderen Menschen in Kontakt zu treten, oder sich starken Reizen auszusetzen, wie kalt zu duschen, scharfe Dinge zu essen oder zu riechen. Bei akuter Gefahr wird oft nur noch die permanente Anwesenheit anderer Menschen oder der Einsatz sedierender Medikation als hilfreich erlebt. Wenn die Betroffenen sich einen solchen gestuften Plan erstellt haben, müssen sie in kritischen Situationen nicht überlegen, was zu tun ist, sondern können sich an diesen Maßnahmen orientieren bzw. Schritt für Schritt zur Anwendung bringen. Die Pflegepersonen haben ebenso eine Abfolge von Interventionen zur Hand, die auf die individuelle Situation zugeschnitten und daher erfolgversprechender sind, als ein standardisiertes Vorgehen.

Das Aufnahmeassessment

Das vierseitige Aufnahmeassessment (**Tab. 17-3**) ist vom Aufbau so gestaltet, dass Betroffene animiert werden, die Geschichte ihres Lebens zu erzählen und sich dabei der Zusammenhänge und der Bedeutung bewusst werden. Manche haben einen solchen Prozess bereits durchlaufen, haben selbst Erklärungen und Bedeutung für sich durchdrungen. Andere sind noch von den Ereignissen beeindruckt und von dem akuten Krankheitsgeschehen gefangen. Weitere sind vielleicht in einem Stadium der Ohnmacht und Resignation, in dem Verdrängung als Schutzmechanismus fungiert. Nun kann ein vertrauliches und vertrauensvolles Gespräch mit der Person die Grundlage der therapeutischen Beziehung bilden, um die Pflegebedürfnisse zu erfüllen (Barker & Buchanan-Barker, 2013). Wenn sich die Betroffenen auf die gemeinsame Suche nach Erklärung und Bedeutung einlassen, ist der Verlauf je nach Ausgangssituation unterschiedlich.

Tabelle 17-3: Aufnahmeassessment

Entstehung/Auswirkung
1. „So begann alles“ (Wann hat all das begonnen, wann ist das Problem zum ersten Mal aufgetreten?)
2. „So wirkte es sich auf mich aus“ (Wie hat Sie das beeinträchtigt? Wie hat sich das auf Ihr Leben ausgewirkt?)
3. „So fühlte ich mich zu Anfang“ (Wie haben Sie sich dabei gefühlt? Welche Gefühle hat das Geschehen in Ihnen ausgelöst?)
4. „So haben sich die Dinge mit der Zeit verändert“ (Wie hat sich das dann weiterentwickelt? Wie sieht die Situation heute aus?)
5. „So beeinträchtigte (beeinflusste) dies meine Beziehungen“ (Wie haben sich andere Menschen Ihnen gegenüber verhalten? Wie hat sich das auf Ihre Beziehungen ausgewirkt?)

Tabelle 17-3: *Fortsetzung*

Bedeutung
1. „Was bedeutet das meiner Ansicht nach?" (Diese Frage ist sehr wichtig, um zu verstehen, wie Sie das Ganze einordnen. Diese Frage hilft uns zu erkennen, wie wir Ihnen unmittelbar helfen können.)
2. „Was sagt all dies über mich als Person aus?" (Diese Frage ist die schwierigste aus dem ganzen Assessment, das Nachdenken darüber kann sehr schmerzlich sein. Sie ist aber so wichtig, weil sie Aufschluss geben kann, wo Sie jetzt stehen.)
3. „Was muss jetzt geschehen/was möchte oder wünsche ich, dass als nächstes geschieht?" (Nachdem ich jetzt ahne, welche Bedeutung das Ganze für Sie hat, möchte ich Sie fragen, was ich jetzt konkret für Sie tun kann? Was die Pflegepersonen für Sie tun können?)

Tabelle 17-3: *Fortsetzung*

Bewertung			
Problem/Bedürfnis	Wie sehr leide ich unter dem Problem/Bedürfnis?	Wie stark beeinträchtigt es mich im Alltag?	Wie weit kann ich es kontrollieren/beeinflussen?

Tabelle 17-3: *Fortsetzung*

Persönliche Ressourcen
Menschen, dir mir wichtig sind:
Dinge, die mir wichtig sind:
Überzeugungen oder Werte, die mir wichtig sind:

Tabelle 17-3: *Fortsetzung*

Wunschbild/Zielvorstellung
Woran erkenne ich, dass das Problem gelöst oder das Bedürfnis befriedigt ist?
Was muss sich ändern, damit dies geschieht?

Datum ______________ Unterschrift PatientIn ______________________________

Unterschrift Gesundheits- und KrankenpflegerIn ______________________________

Entstehung und Auswirkung

Die meisten PatientInnen reagieren zunächst erstaunt, ihre Sicht der Entstehung, Auswirkung und Bedeutung schildern zu können. Dann beginnen sie ihre Geschichte mit einer Rückfrage: «Wollen Sie wirklich wissen, wann das angefangen hat? Das war schon, als ich noch als Kind….» Und so berichten sie von frühen Erschütterungen, von den damit verbundenen Gefühlen und von der weiteren Entwicklung. Sehr häufig, ohne dass die entsprechenden Fragen aus dem Assessment gestellt werden mussten. Berichten die PatientInnen aber stockend, sind sie emotional sehr bewegt und der Erzählfluss kommt nicht in Gang, dann helfen die folgenden Fragen den Betroffenen und den Pflegepersonen in das Gespräch zu kommen und Zusammenhänge zu verstehen:

1. «So begann alles» (Wann hat all das begonnen, wann ist das Problem zum ersten Mal aufgetreten?)
2. «So wirkte es sich auf mich aus» (Wie hat sie das beeinträchtigt? Wie hat sich das auf Ihr Leben ausgewirkt?)
3. «So fühlte ich mich zu Anfang» (Wie haben Sie sich dabei gefühlt? Welche Gefühle hat das Geschehen in Ihnen ausgelöst?)
4. «So haben sich die Dinge mit der Zeit verändert» (Wie hat sich das dann weiterentwickelt? Wie sieht die Situation heute aus?)
5. «So beeinträchtigte (beeinflusste) dies meine Beziehungen» (Wie haben sich andere Menschen Ihnen gegenüber verhalten? Wie hat sich das auf Ihre Beziehungen ausgewirkt?)

Diese Fragen versuchen also, den Prozess der Vergegenwärtigung der eigenen Geschichte zu unterstützen und dabei die Person und die Entwicklung kennen und verstehen zu lernen. Jede Antwort wird nochmal kurz zusammengefasst, um zu prüfen, ob sie richtig verstanden wurde und um zu bestätigen, dass ungeteilte Aufmerksamkeit geschenkt wird. Die Fragen nach den Auswirkungen, nach dem aktuellen Stand und dem Einfluss auf die Beziehungen kann unter Umständen auch schon Hinweise auf die Funktion des Problems geben. Alle Menschen durchlaufen in ihrem Leben kritische Phasen, in denen Verluste und Verunsicherungen mehr oder weniger bewältigt werden. Die sind im Vergleich zu manifesten psychischen Erkrankungen in der Regel weniger bedrohlich, dennoch lohnt es sich, prüfend zu betrachten, weshalb der betroffene Mensch seine Krise oder Krankheit nicht überwinden konnte, sondern institutionelle Hilfe beanspruchen muss. Durch die aufgeführten Fragen erkennt die Pflegeperson oft schon zu diesem Zeitpunkt, welche Faktoren den Fortbestand der Krankheit begünstigten bzw. welche gefehlt haben, um die Krise zu überwinden. Zahlreiche Menschen, die sich in psychiatrischer Hilfe befinden, haben in ihrer Kindheit kein stabiles, schützendes und nährendes Umfeld erfahren. Sind vielleicht deshalb schon weniger gefeit vor den kommenden Herausforderungen und Belastungen. So beginnen viele Geschichten, die in der gemeinschaftlichen Arbeit mit dem Assessment berichtet werden, damit, «dass ich schon von Kindheit an kämpfen musste…»oder «dass ich mich nie zugehörig gefühlt habe….». Im Verlauf der Entwicklung haben sich dann manchmal Schutzmechanismen manifestiert, die zu Isolation und Einsamkeit geführt haben. In anderen Fällen mündet die Hilflosigkeit der Betroffenen durch den Beistand und die kompensatorische Hilfe der Angehörigen in einem Zustand der Abhängigkeit. Schließlich finden sich zahlreiche Beispiele, in denen das Fortbestehen bestimmter Symptome die Betroffenen davor «bewahrt», wieder in ein «normales» Leben eintreten zu können, und sie so vor erneutem Scheitern und leidvollen Erfahrungen zu schützen. Diese Schutzfunktion zu erkennen, ist sehr hilfreich, um die Betroffenen wirksam unterstützen zu können. So tragen die Fragen der ersten zwei Seiten des Assessments bereits zur motivationalen Klärung (siehe Abschnitt «Wirkung») bei. Das Entstehen und der Fortbestand der Problematik kann oft schon zu diesem frühen Zeitpunkt nachvollzogen werden.

Bedeutung

Auf der zweiten Seite des Aufnahmeassessments geht es um die Bedeutung der Problematik. Zunächst wird nach dem momentanen Befinden gefragt. «Wie fühlen Sie sich jetzt?» Hier fallen die Antworten oft völlig gegensätzlich aus. Die Personen, die auf Hilfe hoffen und vielleicht schon längere Zeit gewartet haben, bis es überhaupt zur Aufnahme gekommen ist, sind erleichtert und erwarten sich Linderung. Diese Personen gehen davon aus, an einer behandelbaren Krankheit zu leiden und sind bereit, sich auf Behandlung und Pflege einzulassen, sehnen sie sogar oft herbei. Andere sind verstört von den Ereignissen, können das Geschehen noch nicht einordnen und sind oft in die Klinik gebracht worden, ohne das selbst gewünscht zu haben. In der Praxis sieht man PatientInnen, die sich selbst die Schuld an ihrer Misere geben, die sich vorwerfen, sich schuldig gemacht zu haben, die die gerechte Strafe für ihre Taten erwarten. Andere sehen die Schuld im Außen, fühlen sich als Opfer von Intrigen oder Verfolgung und sehen sich zu Unrecht in die Klinik gebracht und sich ihrer Freiheit beraubt. Die Fragen nach der Bedeutung zielen darauf, zu ergründen, ob die Betroffenen eine Erklärung für ihre Krise, ein sogenanntes Krankheitskonzept haben.

1. «Was bedeutet das meiner Ansicht nach?» (Diese Frage ist sehr wichtig, um zu verstehen, wie Sie das Ganze einordnen. Diese Frage hilft uns zu erkennen, wie wir Ihnen unmittelbar helfen können.)
2. «Was sagt all dies über mich als Person aus?» (Diese Frage ist die schwierigste aus dem ganzen Assessment, das Nachdenken darüber kann sehr schmerzlich sein. Sie ist aber so wichtig, weil sie Aufschluss geben kann, wo Sie jetzt stehen.)
3. «Was muss jetzt geschehen/was möchte oder wünsche ich, dass als nächstes geschieht?» (Nachdem ich jetzt ahne, welche Bedeutung das Ganze für Sie hat, möchte ich Sie fragen, was ich jetzt konkret für Sie tun kann? Was die Pflegepersonen für Sie tun können?)

Aus den Antworten dieser Seite können die Pflegepersonen erkennen, ob sie unmittelbar entlasten sollten, wenn die PatientInnen sich selbst die Schuld an ihrem quälenden Zustand geben. Im anderen Fall, wenn PatientInnen gegen ihren Willen und ohne das Bewusstsein, erkrankt zu sein, in die Einrichtung gekommen sind, sollte behutsam geklärt werden, was man jetzt für den Betroffenen tun kann. Pflegepersonen können im Umgang mit «ihren» PatientInnen auf die diagnostische Zuordnung zu psychischen Krankheiten komplett verzichten. Der Gebrauch der Metapher «des Lebens als Reise auf dem Ozean der Erfahrungen» ermöglicht es, mit den Betroffenen ins Gespräch zu kommen, ohne sie mit kategorialen Zuordnungen wie Schizophrene Psychose, Suchtkrankheit oder ähnlichem belegen zu müssen. Zunächst gilt es, mit den oben genannten Fragen die Erklärungen der Betroffenen in Erfahrung zu bringen. Die Fragen danach, was die Pflegeperson jetzt konkret für den Betroffenen tun kann, markieren auch den Beginn der gemeinsamen Arbeit. Hiermit wird ein Auftrag eingeholt und ein Kontrakt für den weiteren Behandlungszeitraum geschlossen.

Evaluieren des Problems

Die nun folgende Seite des Aufnahmeassessments dient dazu, das Ausmaß der Problematik zu erfassen. Zunächst wird gefragt, ob das Gesamtproblem betrachtet werden soll oder ob es sich leichter in seinen unterschiedlichen Erscheinungsformen fassen lässt. Beispielhaft ein Problem, das heute immer mehr Menschen zu betreffen scheint: Einsamkeit. Dieses Problem wird nun in drei Dimensionen betrachtet. Wie stark leidet der Betroffene darunter? Wie weit beeinträchtigt es ihn im Alltag? Inwieweit kann er das Problem beeinflussen oder kontrollieren?

Ebenso gut ließe sich dieses Problem differenzierter betrachten. Alleine und ohne soziale Bezüge zu sein, ist problematisch, weil es einem Bedürfnis nach Nähe und Zusammengehörigkeit entgegensteht. So könnte man die drei Dimensionen im Hinblick auf das nicht erfüllte Bedürfnis «Zusammengehörigkeit» prüfen. Manche Menschen fühlen Einsamkeit, obwohl sie mit anderen zusammenkommen oder Teil einer Gruppe oder Gemeinschaft sind. Sie spüren keine Verbindung zu den anderen. Das ist dann ein ganz anderes Problem, als es bei Menschen vorliegt, die zum Beispiel nach dem Ausscheiden aus dem Beruf oder dem Auszug der Kinder aus der gemeinschaftlichen Wohnung weniger soziale Kontakte und Aufgaben haben. Während es hier hilfreich sein kann, über neue Aufgaben Sinn, Anerkennung und soziales Miteinander zu finden, liegt das Problem im anderen Fall tiefer und vorschnelle Ratschläge würden am Bedürfnis des Betroffenen vorbeigehen. Einsamkeit könnte auch auf seine Entstehungsbedingungen hin betrachtet werden. Scham, auf andere Menschen zuzugehen, Schwierigkeiten, Bindungen einzugehen oder zu halten, Verlusterfahrungen und anderes mehr könnten Probleme bzw. Ursachen für Einsamkeit sein. An diesem Beispiel ist zu erkennen, wie wichtig die differenzierte Betrachtung der Probleme und Bedürfnisse ist, um den Betroffenen zu verstehen und mit ihm die entsprechenden Lösungsschritte zu wählen.

Barker sieht vor, das Leid, den Grad der Beeinträchtigung und das Maß an Kontrolle in Werten auf einer Skala von 1–10 anzugeben. Häufig wird im Gespräch mehr Wert darauf gelegt, das Problem oder Bedürfnis genau zu benennen und weniger, es zu skalieren. Die PatientInnen wählen hier oft andere Begriffe oder drücken das Ausmaß in Prozentwerten aus. Deshalb haben wir in der UKK auf dem Formular die Frage auch entsprechend umformuliert: «Die Probleme oder Bedürfnisse sollen nun in Prozentwerten eingeschätzt werden. 1 % = geringe Bedeutung, 100 % = hohe Bedeutung.» Es hängt immer sehr von der Situation oder der Verfassung des Betroffenen ab, inwieweit es schon am Aufnahmetag gelingen kann, die Probleme in allen Facetten zu ergründen. In jedem Fall ist es aber sinnvoll, schon zu diesem Zeitpunkt die konkrete Problematik zu betrachten. Sie kann dann in weiteren Gesprächen vertieft werden, um so den Kern weiter zu ergründen. Außerdem ist es wichtig, einen Ausgangswert zu haben, an dem die kommende Entwicklung gemessen werden kann. Oft ist der Blick auf Veränderung verstellt, so erschwert die kognitive Verzerrung im Rahmen einer Depression die Wahrnehmung von positiver Entwicklung. Blickt man dann gemeinsam im Verlauf oder zum Ende der Behandlung auf diese Ausgangssituation, können die Betroffenen und die Pflegepersonen stolz auf das Erreichte sein.

Am Beispiel des Problems «Suizidalität» wird ebenfalls deutlich, dass dieses Vorgehen der Betrachtung in den drei Dimensionen grundlegende Bedeutung für das weitere Vorgehen hat. Sprechen PatientInnen von ihren Suizidgedanken, ist diesem Thema immer mit höchster Aufmerksamkeit zu begegnen. Eine Fehleinschätzung kann nie wieder korrigiert werden! So leidet ein Großteil der PatientInnen unter solchen Gedanken in unterschiedlicher Ausprägung. Im Alltag werden sie aber nicht immer beeinträchtigt, sie «funktionieren» oft sogar noch in ihrem Berufsleben. Die entscheidende Frage ist nun, inwieweit sie dieses Problem kontrollieren oder beeinflussen können. In vielen Fällen kennen die Betroffenen solche Gedanken seit langer Zeit aus einem Gefühl der Sinnlosigkeit, Leere oder Erschöpfung heraus, lassen sich aber von diesen Gedanken nicht leiten, halten diese Gedanken also unter Kontrolle. Anders ist die Situation, wenn diese Gedanken drängend sind, alles Denken bestimmen und einengen und schließlich nach Möglichkeiten der Umsetzung gesucht wird. In diesem Fall ist kaum

Einfluss oder Kontrolle möglich und die Betroffenen benötigen unmittelbar Beistand und Hilfe. Hier ist nun eine engmaschige intensive Betreuung angezeigt. Das gesamte Team muss unmittelbar informiert werden, alle anderen Probleme sind in diesem Fall zweitrangig. So dient die Bewertung der Probleme und Bedürfnisse auch deren Priorisierung und hilft somit, sich dem wichtigsten und drängendsten Problem zuerst zuzuwenden.

Ressourcen

Die Frage nach den Kontroll- oder Einflussmöglichkeiten im vorigen Kapitel zielt bereits darauf ab, mögliche Ressourcen zu erkennen. Schon hier ergibt sich vielleicht ein Hinweis auf in der Person oder in deren Erfahrungsschatz begründeten Handlungsmöglichkeiten. Das Wort entstammt dem Lateinischen resurgere ‚hervorquellen'. Gemeint ist hier die Quelle, die Mittel, um bestimmte Anforderungen zu bewältigen und Ziele zu verfolgen. Unterschieden werden innere und äußere Ressourcen. Hier sind es auf der einen Seite die Rahmenbedingungen, unter denen die Person lebt, wie Wohnen, Einkommen, Bildung und soziales Netz. Auf der anderen Seite sind es die eigenen Fertigkeiten, mit Herausforderungen umzugehen. Die Betrachtung der Ressourcen erfolgt im Aufnahmeassessment nach der Schilderung der Entstehung, der Bedeutung und der Problempriorisierung. Hat der Betroffene die Gelegenheit erhalten, diese ausführlich darzulegen und fühlt sich angenommen und verstanden, kann er sich darauf einlassen, den Blick jetzt darauf zu richten, was ihm an inneren und äußeren Ressourcen zur Verfügung steht. Das ist gleichzeitig die Vorbereitung auf die Formulierung des Wunsch- oder Zielzustandes. Im Berner Ressourceninventar (Trösken & Grawe, 2004) werden neun verschiedene Dimensionen betrachtet:

1. Wohlbefinden
2. Bewältigung von alltäglichem Stress
3. Unterstützung im Alltag
4. Bewältigung früherer Krisen
5. Situationen, die mit einem hohen Selbstwerterleben verbunden sind

6. Persönliche Stärken und Fähigkeiten
7. Gegenwärtige Beziehungen
8. Eigenschaften von belastbaren Angehörigen aus der Herkunftsfamilie
9. Sinnerleben

Diese Dimensionen dienen hier nur der Veranschaulichung, wie weit sich die Fragen nach möglichen Ressourcen erstrecken können. Der Zeitpunkt für eine vertiefte Betrachtung der Faktoren, die eine Veränderung begünstigen können, muss allerdings zum Verlauf der Erkrankung oder Krise passen. So sollte die Arbeit mit dem Ressourceninventar von Grawe nicht zum Zeitpunkt erfolgen, an dem sich die Person noch in der Talsohle der Erkrankung befindet. Der Blick auf das soziale Netz und auf eigene Fertigkeiten wäre durch die Depression verzerrt und die Bewertung der eigenen Möglichkeiten entsprechend negativ, das eigene Insuffizienzerleben vielleicht sogar verstärkt. Im weiteren Verlauf ist es aber ein hilfreiches Instrument, um differenziert die Unterstützungsmöglichkeiten und das eigene Potenzial betrachten zu können.

Im Barkerschen Assessment wird schon in der Aufnahmesituation nach den Menschen, den Dingen und den Werten gefragt, die auf dem Weg zur Genesung hilfreich sein könnten. Oft kommen die Antworten zögerlich, da der Blick in der aktuellen Situation getrübt ist durch Enttäuschungen, Kränkungen, Verluste. So wird häufig geantwortet, dass man ganz allein mit allem fertig werden muss, niemand einem zur Seite stehen würde. Auch bei den Dingen, die eine Bedeutung im Leben haben, kann die Antwort lauten: Nichts macht mir Freude oder bedeutet mir etwas. Hier kann die Frage jetzt ergänzt werden: Was hat das Leben in früheren Zeiten bereichert? Hierdurch wird oftmals das positive emotionale Gedächtnis aktiviert und tatsächlich werden Dinge oder Aktivitäten erinnert, die Freude bereitet haben: Sportliche Aktivitäten und das entsprechende Equipment (Fahrräder, Motorräder o.Ä.), Kulturgut (Bücher, Instrumente), Haustiere. Bei deren Nennung werden Emotionen oft unmittelbar sichtbar und es wird gezweifelt, ob die Nennung unter der Rubrik «Dinge» richtig platziert sei. So hat das Gespräch dann einen Verlauf genommen, der den Blick von den Problemen hin zu den Punkten, die für die Genesung Bedeutung haben könnten, richtet. Somit ist die Basis bereitet für die folgende Zielformulierung.

Zielformulierung

Fragt man PatientInnen psychiatrischer Einrichtungen nach den Zielen, die sie mit der Behandlung verbinden, hängt die Antwort vom Zeitpunkt ab. Zu Beginn wird die Frage oft schlicht nicht verstanden, da die PatientInnen häufig hoffnungslos sind oder resigniert haben. Manche sind auch gegen ihren Willen in der Einrichtung und mit einer Behandlung nicht einverstanden. Wenn sich die Betroffenen aber auf ein Gespräch mit den Pflegepersonen einlassen und diese die Abfolge der Fragen des Aufnahmeassessment einhalten, wird hierdurch ein Prozess durchlaufen, an dessen Ende die Zielvorstellung erfolgt. Spüren die PatientInnen das Interesse an ihrer Person und an ihrer Geschichte, sind sie bereit, sich den Fragen zu stellen. Wenn der Raum gegeben ist, die Entstehung, die Bedeutung und das Ausmaß der Problematik zu schildern, kann der Blick auch auf die zur Verfügung stehenden Ressourcen gelenkt werden. Durch Vergegenwärtigung dessen, was das Leben außer der bestehenden Problematik ausgemacht und in früheren Zeiten bereichert hat, wird die Imaginisierung des Wunschzustandes ermöglicht. Erleichtert wird diese Vorstellung durch die Wunderfrage: «Sie können es sich im Moment schwer vorstellen, aber ich bin ganz sicher, dass wir gemeinsam viele Schwierigkeiten, die Sie jetzt so belasten, überwinden werden. Einmal angenommen, wir könnten zaubern und wir würden die ganzen Probleme mit einem Schlag lösen und verschwinden lassen, wie sähe ihr Leben dann aus? Was wäre anders als jetzt?» Manche PatientInnen kommen aber auch schon mit klaren Zielvorstellungen: Dieses oder jenes Problem solle gelöst werden, dann wäre alles in Ordnung in ihrem Leben. Das können körperbezogene Probleme sein oder soziale oder wirtschaftliche Konstellationen, die die Betroffenen belasten. Diese Erwartungshaltung resultiert einerseits aus der Ohnmacht, nicht selbst etwas zur Lösung beitragen zu können, andererseits hat das institutionalisierte Hilfesystem selbst dazu beigetragen, solche Erwartungen zu schüren. Ein weiterer Grund könnte in der Abwehr der grundsätzlichen Problematik liegen. Die Zielformulierung sollte zu diesem frühen Zeitpunkt nicht mit dem Anspruch erfolgen, der SMART-Regel zu entsprechen. Hier geht es zunächst darum, überhaupt die Möglichkeit einer positiven Entwicklung ins Auge zu fassen, als ersten Schritt heraus aus Hoffnungslosigkeit und Resignation. Im weiteren Verlauf, wenn im

Protokoll zum Bezugspflegegespräch die kleinschrittigen Ziele formuliert werden, wird es dann wichtiger, sie spezifisch, messbar, attraktiv, und realistisch zu formulieren. Die abschließende Frage hilft wieder, den Betroffenen in die Verantwortung einzubinden: «Welche Schritte können dazu führen, den angestrebten Zustand zu erreichen? Was können wir jetzt tun, damit Sie ihren Zielen näherkommen?» Manchmal lautet die Antwort: «Ich kenne die Schritte, aber ich weiß nicht, wie ich das schaffen soll.» Dann ist es die Aufgabe der Pflegeperson, gemeinsam mit dem Betroffenen zu prüfen, ob die Schritte zielführend und realistisch sind. Gegebenenfalls ist das bereits die Basis der Pflegeplanung. Im anderen Fall lautet die Antwort: «Wenn ich das wüsste, wäre ich nicht hier…». Das ermöglicht der Pflegeperson, dem Betroffenen Mut zuzusprechen: «Für Sie ist das jetzt schwer vorstellbar, aber wir haben hier zahlreiche Möglichkeiten, sie zu unterstützen und Erfahrungen sammeln zu lassen, die Sie befähigen, einen Weg für sich zu finden und ihre Probleme zu bewältigen. Es ist gut, dass Sie jetzt hier sind und sich von all dem erstmal erholen können. Wir werden in kleinen Schritten die Dinge angehen und in wöchentlichen Gesprächen den Fortgang zu prüfen. Dann passen wir gemeinsam die nächsten Schritte an, bis zu einem Zeitpunkt, an dem Sie sich vorstellen können, wieder in das «normale» Leben eintreten zu können.»

Protokoll der Einzelsitzung

Dieses Protokoll (**Tab 17-4**) wird in der Klinik genutzt, um die wöchentliche Evaluation der Pflegeplanung zu strukturieren. Die Einzelgespräche mit der pflegerischen Bezugsperson sind Teil eines Prozesses, dessen Ziel darin besteht, über folgende Punkte Klarheit zu gewinnen:

- Veränderungen, die bereits in der Person stattfinden,
- wie die Einzelsitzungen helfen können, diese Veränderungen weiterzuentwickeln,
- wie das Pflegeteam oder andere Personen eine Rolle dabei spielen könnten, kleine, aber stete Veränderungen, wie die Person fühlt oder denkt, was sie auf alltäglicher Basis tun kann, zu fördern.

(Barker & Buchanan-Barker, 2013)

Tabelle 17-4: Protokoll Bezugspflegegespräch

Protokoll Bezugspflegegespräch	
Mein Ziel:	
PatientIn	**Pflegeteam**
Was hat sich meines Erachtens verändert?	Wie wird die Bezugspflegeperson helfen?
Was tat ich?	Wie wird das Team allgemeine Unterstützung leisten?
Was folgt daraus? Was denke ich darüber?	Zusammenfassung:
Was werde ich als nächstes tun?	
Person	
Wie fand ich diese Sitzung?	

Datum ______________ Unterschrift PatientIn ______________________________

Unterschrift Gesundheits- und KrankenpflegerIn ______________________________

Im Gespräch wird zunächst wieder allgemeiner gefragt, wie das aktuelle Befinden ist und welche Themen zu besprechen sind. Kommen jetzt Probleme oder Schwierigkeiten zur Sprache, kann eine hierauf bezogene Zielformulierung erfolgen. Dieses Wochenziel sollte so gewählt sein, dass eine Erreichung oder Annäherung im Zeitraum möglich scheint. Oftmals gelingt es aber nicht ad hoc, ein Ziel zu formulieren. Die Gestaltung des Formulars unterstützt aber den Betroffenen und die Pflegeperson durch die Abfolge der Fragen des Protokolls einen sinnvollen Schritt zur Veränderung zu identifizieren. Die erste Frage: «Was hat sich verändert?» zielt ab auf die aktuelle Befindlichkeit (emotionale Ebene) im Vergleich zur Vorwoche. Hier ist es die Aufgabe der Pflegeperson die PatientInnen zu sensibilisieren für die Wahrnehmung der kleinsten Veränderungen. Diese Aufgabe wird dadurch erschwert, dass viele PatientInnen das eigene Selbst, das Umfeld und die Zukunft verzerrt betrachten. Diese negative Triade beeinflusst die gesamte Wahrnehmung, deshalb ist hier Geduld und Behutsamkeit gefragt, um den Blick auf die positiven Veränderungen richten zu können. Die zweite Frage im Rahmen der kognitiven Verhaltenstherapie (s. **Abb. 17-1**) lautet: «Was habe ich getan?» (Handlungsebene). Hier können alle Tätigkeiten der letzten Woche aufgeführt werden, die im weitesten Zusammenhang mit der Problematik und der Behandlung stehen: die Teilnahme an den Therapieangeboten, Kontakt zu Mitpatienten, Gespräche mit den Mitarbeitern, Einnahme der Medikation, Aktivitäten, aber auch Ruhe, Entspannung, Klärung etc. Um jetzt Zusammenhänge zu erkennen zwischen dem, was man getan hat, und den Gefühlen und Veränderungen, wird schließlich nach der Bewertung gefragt: «Was kann ich damit tun?» oder: «Was folgt daraus für mich, was schlussfolgere ich daraus?» (kognitive Ebene).

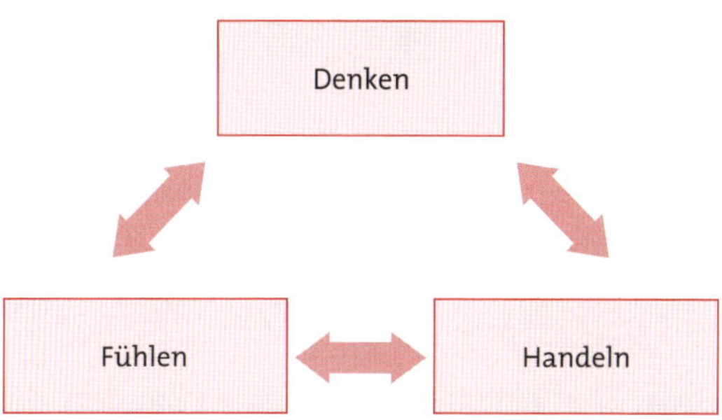

In der kognitiven Verhaltenstherapie führt die getrennte Beobachtung der drei Ebenen dazu, eigene Handlungsmöglichkeiten zu erkennen, um selbst wirksam werden zu können.

Abbildung 17-1: Ebenen der kognitiven Verhaltenstherapie. Quelle: Autor

Selbstwirksamkeitserwartung ist die Voraussetzung für Veränderung. Die gemeinsame Arbeit mit dem Protokoll der Einzelsitzung verdeutlicht Woche für Woche, welche Schritte positiven Einfluss auf Veränderungen und die damit verbundenen Gefühle haben. Genauso wichtig ist es aber auch, zu erkennen, wann der richtige Zeitpunkt gekommen ist, sich um Veränderung zu bemühen. Betroffene, die dazu neigen, die Ursachen für Krise oder Krankheit sich selbst anzulasten, neigen auch dazu, sich aus der Misere herausarbeiten zu wollen. Wie Bandura erkannte, bedienen sie sich häufig untauglicher Mittel und erfüllen so die eigenen negativen Erwartungen. «If self-efficacy is lacking, people tend to behave ineffectually, even though they know what to do" (Bandura, 1982, p. 127). So kann die Frage im Protokoll: «Was werde ich als nächstes tun?», zu Beginn der Behandlung oft nicht mit Aktivitäten, sondern mit «Geduld, will mich ausruhen, muss die Krankheit akzeptieren» oder ähnlichem, beantwortet werden. Behutsam, in wohlüberlegten Schritten, kann so der Prozess der Genesung in Gang kommen und die Betroffenen erleben die Schritte als zielführend und nehmen den eigenen Anteil an der Veränderung wahr.

Nachdem die PatientInnen die Fragen beantwortet haben, halten die Pflegepersonen fest, wie sie helfen werden bzw. «wie das Team allgemeine Unterstützung leisten wird». Schließlich folgt die Zusammenfassung: «Was haben wir erörtert?» und der Betroffene erhält noch die Möglichkeit, ein Feedback zu geben: «Wie fand ich diese Sitzung?». Am Ende unterschreiben beide das Protokoll und die Pflegeperson bietet an, eine Kopie anzufertigen, damit der ganze Prozess transparent und nachvollziehbar ist.

Wirkung

Ein Teil der Wirkung der gemeinsamen Arbeit mit dem Assessment ist im partnerschaftlichen Prinzip begründet. Die Wertegrundlage des Modells («die Zehn Verpflichtungen») beschreibt den respektvollen, akzeptierenden und um Verstehen bemühten Umgang. Schon in der Aufnahmesituation erfährt der Betroffene Interesse an seiner Person und an seinem Wohlergehen. Der narrative Charakter gibt ihm die Möglichkeit, seine Situation zu reflektieren und sich seiner eigenen Geschichte zu vergegenwärtigen. Dies ist die Basis dafür, den Blick in die Zukunft zu richten und den oftmals beschwerlichen Weg der Veränderung zu beginnen.

Der Aufbau des Assessments macht den anderen Teil der spürbaren Wirkung des Modells aus. Barker hat Erkenntnisse aus der Therapieforschung genutzt und die wesentlichen Wirkfaktoren therapeutischer Interaktion in das Assessment integriert. So fanden sich für diejenigen Therapien, die eine besonders gute Wirkung erzielten, eine Reihe gemeinsamer Merkmale (Grawe, 2005):

- Wirkfaktor Ressourcenaktivierung,
- Wirkfaktor Problemaktualisierung,
- Wirkfaktor Problembewältigung,
- Wirkfaktor motivationale Klärung,
- bei allen Therapien trägt darüber hinaus die Qualität der Therapiebeziehung signifikant zu einem besseren oder schlechteren Therapieergebnis bei: Wirkfaktor Therapiebeziehung.

Hierdurch verbindet die Anwendung des Gezeiten-Modells evidenzbasiertes Vorgehen mit der Orientierung auf die Bedürfnisse der Betroffenen. Die Pflegepersonen werden befähigt, den persönlichen Recoveryprozess zielgerichtet zu unterstützen und erleben Selbstwirksamkeit.

Literatur:

Bandura, A. (1982). Self-efficacy mechanism in human agency. *American Psychologist, 37*(2), 122–147.

Barker, P. & Buchanan-Barker, P. (2013). *Das Gezeiten-Modell.* Bern: Huber.

Behrens, J. (2019). *Theorie der Pflege und der Therapie.* Bern: Hogrefe.

Grawe, K., Donati, R. & Bernauer, F. (1994). *Psychotherapie im Wandel: von der Konfession zur Profession.* Bern: Hogrefe.

Grawe, K. (2005). (Wie) kann Psychotherapie durch empirische Validierung wirksamer werden? *Psychotherapeutenjournal, 4*(1), 4–11.

Grode, S. (2019). *Erfahrungen mit dem Gezeiten-Modell.* In G. Zuaboni, C. Burr, A. Winter & M. Schulz (Hrsg.), *Recovery und psychische Gesundheit* (S. 188). Köln: Psychiatrie Verlag.

Keuschnigg, M. & Wolbring, T. (2017). Robert K. Merton: The Self-Fulfilling Prophecy/The Matthew Effect in Science. In K. Kraemer & F. Brugger (Hrsg.), *Schlüsselwerke der Wirtschaftssoziologie, Wirtschaft + Gesellschaft* (S. 177–184). Wiesbaden: Springer.

Schulz, M., Zuaboni, G. & Löhr, M. (2016). *Die Zweite Krankheit. Die Schwester Der Pfleger, 55,* 46–48.

Trösken, A. & Grawe, K. (2004). Inkongruenzerleben aufgrund brachliegender und fehlender Ressourcen: Die Rolle von Ressourcenpotentialen und Ressourcenrealisierung für die Psychologische Therapie. *Verhaltenstherapie & psychosoziale Praxis, 36,* 51–62.

18 Das Gezeiten-Modell in der ambulanten Psychiatrischen Pflege (APP)

Michael Theune

Die Anfänge des Gezeiten-Modells («The Tidal Model») liegen über 30 Jahre zurück. Phil Barker und seine Frau Poppy Buchanan-Barker überlegten vor dem Hintergrund ihrer psychiatrischen Tätigkeiten, wie es möglich wäre, mehr auf die Stärken der Menschen zu fokussieren als auf deren Probleme. Mitte der 1990er Jahre wurde Phil Barker von der Universität New Castle gefragt, ein alternatives Pflegemodell zu entwickeln. Um 2000 hatten die Autoren die Basis des heute als Gezeiten-Modell bekannten Konzeptes erstellt. Darauffolgend wurde das von den Autoren als Genesungs-Modell psychischer Gesundheit bezeichnete Konzept hauptsächlich durch den Einfluss von psychiatrisch Pflegenden und im Besonderen von Nutzenden psychiatrischer Dienstleistungen weiterentwickelt und verfeinert, um mehr wertzuschätzen, wie das Konzept mehr Bedeutung für ihr Leben haben kann. Dieses Modell ist ein pflegetheoretischer Ansatz, welcher die psychische Genesung und die menschliche Zuwendung in den Mittelpunkt fachkundiger Pflege stellt (Barker & Buchanan-Barker, 2015). Das Gezeiten-Modell wurde ursprünglich «für den Einsatz in akutpsychiatrischen und kommunalen Settings entwickelt» (Barker & Buchanan-Barker, 2013, S. 21).

Was motivierte die Entwicklung und Gestaltung des Gezeiten-Modells?

In verschiedenen Veröffentlichungen, wie im Buch «The Tidal Model» und auf ihrer Website, beschreiben Barker und Buchanan-Barker die Entstehung und ihre Motivation bei der Entwicklung des Modells. So zeigen sich Ansätze auf verschiedenen Ebenen. In ihrem Buch zum Gezeiten-Modell als auch im Interview vom 03.11.2015 führen Barker und Buchanan-Barker aus, dass sie das Modell gemeinsam entwickelten. Als Paar verbrachten sie sehr viel Zeit mit gemeinsamen Gesprächen. Als Wissenschaftler motivierte Phil Barker und letztlich auch seine Frau eine Studie: «Wozu werden Pflegekräfte in der Psychiatrie gebraucht?» So halten Barker und Buchanan-Barker hinsichtlich dieser Motivationsebene des Modells fest: «es entwickelte sich aus der Pflegeforschung, die in der Mitte der 1990er Jahre in England, Nordirland und der Republik Irland ausgeführt wurde und sich mit der Frage beschäftigte, wofür Menschen Pflegende brauchen, was Menschen und ihre Familien an der Pflege schätzen und was Pflegende taten, das einen Unterschied auszumachen schien» (Barker & Buchanan-Barker, 2007, S. 6).

Die bis dahin vorliegenden Metatheorien der Pflege waren komplex und sprachlich kompliziert. Die Autoren wollten bewusst ein verständliches Modell sowohl für die Pflegefachpersonen als auch für die betroffenen Menschen und deren Familien erstellen. Den Autoren war Kommunikation das wichtigste Anliegen. Kommunikation mit Menschen sei der Hauptzweck ihrer Arbeit. Wenn die Menschen nicht verstünden, was die Pflegefachpersonen sagen, «sei das Spiel verloren» (Barker & Buchanan-Barker, 2015). Damit sei Kommunikation die Schlüsselfunktion des Modells und unterscheide das Gezeiten-Modell somit von anderen Modellen.

Auf welchen philosophischen Überzeugungen über die Pflege basiert es?

Für Barker und Buchanan-Barker stellen die Geschichten der Person den Anfang und den Endpunkt der helfenden Unterstützung dar. Das Respektieren der Sprache des Menschen beleuchtet den Menschen in seiner Einzigartigkeit und in seiner einzigartigen Erfahrung bleibt der Mensch mit seiner Geschichte der Experte, auch in Krisenzeiten. Pflegende können aus dieser Geschichte lernen, den nächsten Schritt zur

Veränderung herstellen und die Genesungsreise stärken. Dieser Fokus verdeutlicht bereits, dass Genesung nicht für jemanden erreicht werden kann, sondern nur der individuell eigene Genesungsweg durch pflegefachliche Begleitung entwickelt und entfaltet werden kann. Entsprechend muss die Pflegeperson jederzeit nachvollziehbar handeln und die (Pflege-)Pläne gemeinsam mit der betroffenen Person erstellen. So sehen Barker und Buchanan-Barker die Person selbst als Haupttriebkraft der Genesung, das eigene Leben wieder in Besitz zu nehmen. Pflegende unterstützen über den therapeutischen Prozess die Genesung. So wird nach Barker und Buchanan-Barker die Geschichte eines Menschen durch drei unterschiedliche – aber dennoch zusammenhängende – Bereiche im Lebensraum von Menschen über das Selbst, die Welt und Andere übermittelt. Im Bereich des Selbst begegnet der Mensch seiner Lebensgeschichte und Pflegende vermitteln der Person das Gefühl von Sicherheit durch das Erstellen von Sicherheitsplänen. Im Bereich Welt überarbeitet die Person ihre eigene Geschichte. Pflegende unterstützen mit Gesprächen, einem ganzheitlichen Assessment (was konsequent eher als Gesprächsleitfaden entworfen wurde) und praktischen Schritten für den Genesungsprozess. Im Bereich der Anderen geht die Person mit anderen Menschen Bindungen ein. Innerhalb dieses Bereiches lernt die Person etwas über andere Menschen und gleichzeitig eine soziale Verbundenheit kennen. Pflegende unterstützen mit Gruppenarbeit (Barker & Buchanan-Barker, 2013).

Das Gezeiten-Modell ist ursprünglich als Prozess-Pflegemodell für Menschen in der Psychiatrie entwickelt worden, das aber auch auf Menschen, die Probleme im Leben haben, ausgedehnt werden kann. Dieser Ansatz unterstützt auch die Haltung, dass psychische Erkrankungen eine besondere Ausprägung des gelebten Lebens sind und nicht abgegrenzt auf eine kategorisierbare Personengruppe zielt. Der Zugang ist darauf fokussiert, den Menschen durch das Erzählen ihrer Geschichte (was sie erlebt haben, wie es sie betroffen hat) dabei zu helfen, herauszufinden, welche Hilfe der betroffene Mensch glaubt haben zu müssen, um im Leben weiterzugehen – wieder auf Kurs zu kommen. Noch wichtiger dabei ist, wie Helfende helfen können, dass Betroffene realisieren, welche Ressourcen sie in sich selbst haben, um den Recovery-Prozess Gestalt annehmen zu lassen. Jede Person wird als einzigartig betrachtet. Eines jeden Geschichte ist einzigartig. Das Gezeiten-Modell kann jedem

Menschen helfen und ist nicht nur für Menschen mit psychiatrischen Einschränkungen zu verstehen. Der «Patient»[8] wird zum Experten und lehrt die Pflegefachpersonen. Um das zu bewerkstelligen, bedarf es einer einfachen Form der Kommunikation. «[…] mit dem Ziel, mit derselben Stimme wie die hilfsbedürftige Person zu sprechen. Dies steht im Gegensatz zur typischen psychiatrischen Pflege, in der medizinisch-psychologische oder bürokratische Sprache oft das Wasser der fürsorgenden Beziehung trübt» (Barker & Buchanan-Barker, 2013, S. 32).

Das Gezeiten-Modell bedient sich einer metaphorischen Sprache – der Metapher des Wassers, die den Verlauf des Lebens als Bootsfahrt auf dem Meer des Lebens mit ruhigen und stürmischen Phasen erklärt. Dabei kann es zu Schiffbruch kommen, ein vom Kurs Abkommen. Die Idee der Hilfe besteht darin, den Menschen zu helfen, selbst wieder ins Boot zu steigen, den eigenen Kurs wieder zu finden, wieder aufnehmen zu können. Kontrolle sei eine Illusion. Es bedürfe einer Navigation durch all die Stürme und Herausforderungen, die das Leben präsentiere. Auf ihrer offiziellen Website «The Tidal Model» wurde von Barker & Buchanan-Barker (2015) die methaphorische Ausdrucksform des Wassers als sprachliche Hilfestellung bezeichnet, um tiefe Emotionen oder Erfahrungen in Worte fassen zu können.

Der Aspekt des Verstehens und die doppelte Handlungslogik

Anknüpfend an die Aussagen Barkers, die Sprache des Gezeiten-Modells stehe im Gegensatz zur «[…] medizinisch-psychologischen oder bürokratischen Sprache [die] oft das Wasser der fürsorgenden Beziehung trübt» (Barker & Buchanan-Barker, 2013, S. 32), erweiterte ich die Betrachtung des Gezeiten-Modells nun um die Perspektive des Verstehens.

Verstehen findet im besten Falle als gemeinsam erreichtes Kommunikationsgeschehen statt. Mit dem daran auch unmittelbar geknüpften emotionalen Erlebnis des Verstehens selbst und des verstanden Werdens, findet auch ein Beziehungserleben statt. Diese hoch indivi-

8 «Patient» wurde der deutschen Übersetzung (2013) entnommen, wird von Barker & Buchanan-Barker aber nie benutzt.

duelle Kommunikations- und Beziehungsarbeit stellt in ihrem Gelingen, dem Pflegeinteraktionshandeln, «[...] eine[n] identitätsstiftenden Kern pflegerischer Arbeitsprozesse [dar]» (Remmers, zitiert nach Remmers, 2014, S. 12). Darüber hinaus wird Pflegearbeit auch beschrieben als «Pflegearbeit, [die] hochgradig situations- und kontextgebundene Beziehungsarbeit [ist], die ihre fachliche Begründung in der komplexen, z.B. auch sinnlich mehrschichtigen Wahrnehmung von Gesamtsituationen findet» (Böhle, Brater & Maurus, zitiert nach Hülsken-Giesler, 2018).

Es kann also nicht genügen, die Vorstellung von pflegefachlicher Expertise allein darin zu sehen, möglichst viel verwissenschaftlichtes – damit allgemeingültiges – und komplexes Wissen zu psychiatrischen Erkrankungen und deren evidenzbasierter Behandlung zusammenzutragen. Diese unstrittig wichtige Kompetenz ermöglicht, Informationen und Erklärungen zu allgemeinen Behandlungs- und Krankheitsverläufen kompetent weiterzugeben und dem wie im § 135a SGB V zur Qualitätssicherung geforderten Grundsatz zu genügen, «[dass] Leistungen dem jeweiligen Stand der wissenschaftlichen Erkenntnisse [der Evidenz] entsprechen und in der fachlich gebotenen Qualität erbracht werden [müssen]» (SGB V § 135a).

Barker und Buchanan-Barker integrieren das Verstehen im Gezeiten-Modell u.a. durch die Dimension Welt: «Die Dimension Welt ist der Ort, an dem die Person einige Erfahrungen aus der Dimension des Selbst mit anderen Menschen aus ihrer sozialen Welt teilt.» (Barker & Buchanan-Barker, 2013, S. 64). In der Dimension Welt geht es um das Verstehen der Person und ihrer Lebensprobleme (Barker & Buchanan-Barker, 2005).

Für das Handlungsfeld psychiatrischer Pflege kann, gerade unter Bezugnahme auf das Gezeiten-Modell, also klar gesagt werden, dass die Dualität aus methodischen Verstehens-Kompetenzen im individualisierten Arbeitshandeln und in der Transformation theoretischer Wissensbestände von entscheidender Bedeutung sind.

Ulrich Oevermann (Oevermann, 1996) bietet aus Perspektive der Medizinethik in seiner Doppelten Handlungslogik bereits 1996 einen möglichen Begründungsansatz für das besondere Handlungsfeld der psychiatrischen Pflege. Frank Weidner schreibt dazu im Zusammenhang mit dem Professionalisierungsdiskurs des Berufes Pflege, «dass die

Professionalität einer personenbezogenen Dienstleistung [...] vorzugsweise an [der] Binnenebene des Handelns [fest zu machen ist] – also in unserem Falle an die praktische Realisierung von Pflege auf der Ebene des Einzelfalls – gebunden bleibt. Die Professionalität des Pflegehandelns bemisst sich wesentlich an der Kompetenz der konkreten beruflichen Akteure, allgemeingültigen Regeln auf der Basis eines verwissenschaftlichen Wissens, handlungspraktisch mit einem methodisch kontrollierten Fremdverstehen des Einzelfalls, also der lebensnahen Situation eines Hilfebedürftigen und [...] [der] Entscheidungsfindung in der Pflege auf dieser Basis zu begründen» (Weidner, zitiert nach Hülsken-Giesler, 2016, S. 149).

Der Pflegeprozess und die Evidenz

Beim gemeinsamen Entscheidungsfindungsprozess mit dem betroffenen Menschen, bezogen auf dessen individuellen Genesungsprozess, bedarf es also der Fähigkeit kommunikativen Verstehens im Einzelfall plus der Fähigkeit, die oben genannten Leistungen, welche dem jeweiligen Stand der wissenschaftlichen Erkenntnisse (der Evidenz) entsprechen, zu verbinden. Darin nähern wir uns also dem Evidence-based Nursing (EBN).

Evidence-based Nursing and Caring (EBN) ist «die Nutzung der derzeit besten wissenschaftlich belegten Erfahrungen Dritter ['externe evidence'] im individuellen Arbeitsbündnis zwischen einzigartigen Pflegebedürftigen oder einzigartigem Pflegesystem und professionell Pflegenden ['interne evidence']» (Behrens & Langer, 2016, S. 25). Wir verbinden also in unserem Pflegeprozess – der einzigen Vorbehaltsaufgabe des Pflegeberufe-Gesetzes (BGM 2017) – die Erfahrungen Dritter (externe Evidenz) mit den Erfahrungen und individuellen Bedürfnissen erkrankter Menschen und Pflegefachpersonen (interne Evidenz).

Für die Handlungsräume ambulanter psychiatrischer Pflege werden Leistungskataloge vorgegeben. Ambulante psychiatrische Pflege handelt in der Lebens(um)welt der Menschen und im Auftrag (Behandlungspflege) der behandelnden und letztverantwortlichen Ärzte. Diese verordnen Leistungen aus den Leistungskatalogen des Gemeinsamen Bundesausschusses (G-BA, 2019). Der G-BA wiederum stützt sich bei Erstellung seiner Richtlinien auf empirische Daten mit entsprechender

Evidenz (Graduierung). In den regelmäßigen Novellierungsprozessen zu den verbindlichen Behandlungsleitlinien (S3-LL) der Deutschen Gesellschaft für Psychiatrie und Psychotherapie, Psychosomatik und Nervenheilkunde (DGPPN) werden in einem umfangreichen Prozess aktuelle Forschungsergebnisse gesichtet und nach den Vorgaben der Arbeitsgemeinschaft der Wissenschaftlichen Medizinischen Fachgesellschaften e.V. (AWMF) in ihrer wissenschaftlichen Güte gewichtet. Da im deutschsprachigen Raum und im Kontext der ambulanten psychiatrischen Pflege nahezu keine (quantitative) Forschung zu Wirksamkeit stattfindet, gibt es diese externen Evidenzen für spezifische psychiatrische Pflegeleistungen nicht. Internationale Studien belegen sehr wohl eine positive Wirksamkeit von gemeindenaher Versorgung. Da dies aber durchweg durch multidisziplinäre Behandlungsteams erreicht wurde, kann das positive Ergebnis nicht ausschließlich auf die psychiatrische Pflegeintervention zurückgeführt werden. Differenziertes psychiatrisches Pflegewissen taucht also nicht in der auf Verallgemeinerbarkeit abzielenden, wissenschaftlichen Begründbarkeit von psychiatrischer Versorgung auf. An dieser Stelle zeigt sich die Paradoxie in der verbindlichen Funktionalität evidenzbasierter Medizin (EBM).

Die Dualität von Theorie und Praxis

Pflegeprozess und pflegerisches Handeln geschehen dennoch nicht willkürlich, sondern stützten sich auf (Pflege-)Theorien, also theoretisch fundierte und über den individuellen Einzelfall hinausgehende Vorhersagen von Ereignissen, Situationen und Handlungen. Sie setzen sich aus Konzepten zusammen, die die Phänomene einer Disziplin miteinander in Beziehung setzten (Neumann-Ponesch, 2013). «Theorie ist ein abstraktes Bild der Wirklichkeit oder einzelne ihrer Teile. Eine Theorie beschreibt ausgesuchte [Pflege-]Phänomene und die Beziehungen zwischen ihnen» (Neumann-Ponesch, 2013, S. 65). Aus Sicht der Pflegepraxis entsteht nun das Dilemma, dass es für den Pflegeprozess im Feld der ambulanten Psychiatrischen Pflege (APP) keinen konkreten, theoretischen Bezugsrahmen mit praktischer Umsetzbarkeit für die APP gibt.

Nun haben Phil Barker und Poppy Buchanan-Barker, wie eingangs erwähnt, bewusst versucht, ein verständliches Modell sowohl für die

Pflegefachpersonen als auch für die betroffenen Menschen und deren Familien zu erstellen. Jetzt war für die APP die Frage zu klären, ob das Gezeiten-Modell der psychischen Gesundheit als theoretischer Bezugsrahmen geeignet ist, in der APP Anwendung zu finden. Wäre es das, könnten der Kommunikations – und Beziehungsprozess nicht nur theoretisch begründet, sondern auch in seiner philosophischen und pragmatischen Dimension konkret in den Pflegeprozess aufgenommen werden. Das Gezeiten-Modell integriert internationale Forschung und praktische Anwendbarkeit in direktes Interaktionshandeln.

Um diesen Aussagen auch hier (pflege-) wissenschaftlich haltbare Belege zur Verfügung zu stellen, fand 2015 eine Analyse des Gezeiten-Modells statt (Theune, 2016). Jaqueline Fawcett (Professor of Nursing; PhD, New York University Author, researcher, mentor and fellow of the American Academy of Nursing) hat hierzu die entsprechenden Grundlagen und Analysevorgaben im Bereich Pflegewissenschaften geschaffen. Die methodisch definierte Analyse von Fawcett findet in der Pflegewissenschaft allgemeine Anerkennung.

Die Auswahl der Analysemethode nach Fawcett (1998, 1999) begründete sich zum einen mit der Ausrichtung von Fawcett an den Metaparadigmen der Pflege (Person, Umwelt, Gesundheit und Pflege) sowie dem Anspruch, eine Unterscheidung zwischen konzeptionellen Modellen und konkreter Theorie treffen zu können. Die Ausgangsfragestellung, ob das Gezeiten-Modell der psychischen Gesundheit als theoretischer Bezugsrahmen geeignet ist, in der APP Anwendung zu finden, zielt auf die klinische Umsetzbarkeit in der Praxis ab. Ein wesentliches Kriterium der praktischen Umsetzbarkeit einer Theorie besteht darin, den jeweils anstehenden klinischen Problemen gewachsen zu sein (Fawcett, 1999). Das Gezeiten-Modell erhebt genau diesen Anspruch als ganzheitliches Pflegemodell, auch für das Handlungsfeld der (ambulanten) psychiatrischen Pflege zu gelten (Barker & Buchanan-Barker, 2013).

Ein erstes Indiz für die praktische Umsetzbarkeit des Gezeiten-Modells im Feld der APP findet sich schon im Umfeld seiner Entstehungsgeschichte. Wurde es doch für den Fachbereich Psychiatrie und insbesondere auch für die gemeindenahe Pflege entwickelt. Die mögliche Umsetzbarkeit fußt auch auf der ursprünglich praktischen psychiatrischen Arbeit der Autoren in verschiedenen Settings, mit psychotherapeutischen, behavioristischen und sozialpsychiatrischen Bezügen. Bei der Entwicklung des Gezeiten-Modells wurden interdisziplinäre, akademische und Expertisen von Betroffenen aktiv miteinbezogen (Barker & Buchanan-Barker, 2005, 2008).

In mehr als 100 Projekten wurde das Gezeiten-Modell in unterschiedlichsten Settings im Vereinigten Königreich, Irland, Kanada, Japan, Australien und Neuseeland implementiert, adaptiert und weiterentwickelt (Barker, 2007). Veröffentlichungen aus diesen Projekten und Rückmeldungen von psychisch erkrankten «Nutzern» geben weitere Hinweise auf eine tatsächliche, praktische Umsetzbarkeit in der ambulanten Psychiatrischen Pflege (Barker & Buchanan-Barker, 2013).

Die Bundesinitiative Ambulante Psychiatrische Pflege hat in ihrem Positionspapier «Was ist psychiatrische Pflege» (BAPP, 2008) den betroffenen Menschen und dessen Anpassungsprozess in den Mittelpunkt ihres unterstützenden Begleitens gesetzt. Die BAPP spricht ebenfalls von einem Gleichgewicht und betrachtet die Pflegeleistungen als individualisiert, ressourcenorientiert und im «gewohnten Lebenszusammenhang». Gleichzeitig gibt sie dem Beziehungshandeln und dem Beziehungsprozess, als Kern gelingenden Pflegehandelns, methodisch eine besondere Bedeutung (BAPP, 2008). Diese erfahrungsbasierte Beschreibung ambulant psychiatrischen Pflegehandelns findet ihre Entsprechung in der Philosophie des Gezeiten-Modells sowie in der Konkretisierung der zehn Verpflichtungen (10 Commitments) und ihrer jeweiligen Kompetenzen (Barker & Buchanan-Barker, 2013). Für die praxisorientierte Umsetzung werden mit dem ganzheitlichen Assessment («Holistic Assessment») (Barker & Buchanan-Barker, 2005, S. 247) und dem Suizid-Risiko-Assessment («The assessment of suicide risk») (Barker & Buchanan-Barker, 2005, S. 71), dem «Monitoring Assessment» (Barker & Buchanan-Barker, 2005, S. 89), dem persönlichen Sicherheitsplan («Personal Security Plan») (Barker & Buchanan-Barker, 2005, S. 96) sowie den Anleitungen zu Einzel- und Gruppengesprächen (Barker & Buchanan-Barker, 2005), Instrumente zum praktischen Arbeitshandeln vorgelegt. Die Vorlagen finden sich ebenfalls in der deutschsprachigen Ausgabe (Barker & Buchanan-Barker, 2013)

Psychiatrisch Pflegende und das Profil des Tuns

Das Gezeiten-Modell kann also nun mit anderen wissenschaftlichen Arbeiten zum Handlungsfeld der ambulanten psychiatrischen Pflege in Zusammenhang gebracht bzw. unmittelbar verknüpft werden. Zentral ist die praxisorientierte Vereinbarkeit mit der Haltung des Recovery, wie der Titel der Ausgabe «Das Gezeiten-Modell. Der Kompass für eine recovery-orientierte, psychiatrische Pflege» (Barker & Buchannan-Barker, 2013) bereits deutlich macht.

Ebenso stellen Barker und Buchanan-Barker auf ihrer offiziellen Website: «Tidal Recovery and Reclamation» eindeutig die Bezugnahme zum Recovery Ansatz heraus. Wissenstheoretisch ist ebenso eine klare Aufnahme des auf Edmund Husserl (1859–1938) und Alfred Schütz (1899–1959) zurückgehenden Lebensweltkonzept-Bezuges in der Phänomenologie deutlich erkennbar. Objektiv beobachtbare und beschreibbare Phänomene eines Ereignisses werden in Verbindung mit einem individuellen Erleben zu einem Pflegephänomen. Sie ergänzt bestehende naturwissenschaftliche Wissensbestände um die Dimension Wesen des Erlebens (was widerfährt uns) und stellt gleichsam ein Gegengewicht zur Rationalität des Messbaren her.

Das Ereignis ist individuell an eine Person gebunden und kann nur durch das Erleben der Person erschlossen und verstanden werden. Das Erleben ist ein von der Person als bedeutsam wahrgenommener Unterschied vom Soll zum Ist; «ein aus dem Fluss des Lebens herausgerissen werden» – «the Tidal Model».

Eine zentrale soziologische Fundierung bezieht das Gezeiten-Modell – Genesungsmodell psychischer Gesundheit – in den Arbeiten zur Salutogenese von Aaron Antonovsky (1979) sowie zum Gesundheitskontinuum und dem Kohärenzgefühl.

Gute Psychiatrische Pflege

Eine Konkretisierung der Haltung und Arbeitsweise erfuhr die (ambulante) Psychiatrische Pflege durch wissenschaftliche Arbeiten aus dem ureigenen Handlungsfeld der psychiatrischen Pflege heraus sowie zunehmend durch Qualifikationsarbeiten im Rahmen der Akademisierung des Pflegeberufes.

Richter und Hahn haben beispielsweise im Jahr 2009 im Rahmen einer Meta-Synthese, auf Basis einer Literaturrecherche, qualitative Arbeiten aus dem englischsprachigen Raum ausgewertet und gliedern in ihren Ergebnissen die Merkmale der Aufgaben und Tätigkeiten in formelle und informelle Tätigkeiten.

Formelle Tätigkeiten: (1) Assessment und Monitoring der psychischen Gesundheit, (2) Assessment und Monitoring der Medikation (Wirkungen und Nebenwirkungen) und der Compliance, (3) Medikations-Management (Vergabe), (4) Prävention von Krankheitsepisoden und Hospitalisierung, (5) Anwendung psychotherapeutischer Techniken, (6) Patientenedukation und Gesundheitsförderung, (7) Einbeziehung von Angehörigen, (8) Case-Management und Kooperation mit anderen Professionen und Diensten, (9) Management akuter psychischer Krisen (z.B. Angst- und Stresssituationen) und (10) Management somatischer Begleiterkrankungen.

Informelle Tätigkeiten: (1) Aufbau von Vertrauen, (2) Dasein, Anwesenheit (‚being there'), (3) Fürsorge (‚being concerned'), Förderung der persönlichen Entwicklung des Patienten (Richter & Hahn, 2009).

In einem länderübergreifenden Forschungsprojekt zu den Aufgaben und Tätigkeiten in der APP befragten Weißflog, Schoppmann und Richter (2016) psychiatrisch Pflegende in Deutschland und der Schweiz nach ihrem (eigenen) impliziten Verständnis zu ihren Aufgaben und Tätigkeiten in der APP und ihrer Berufsrolle in Form eines Tätigkeitsprofils und verglichen diese mit internationaler Literatur. Die Forschungsfragen lauteten: «Was müssen Pflegende tun, um die ambulante psychiatrisch-pflegerische Versorgung sicherzustellen?» «Über welche Fach-, Methoden- und Sozialkompetenzen sollten Pflegefachpersonen in der ambulanten psychiatrischen Versorgung verfügen?» (Weißflog et al., 2016).

Die erhobenen Aufgaben und Tätigkeiten wurden im Ergebnis wie folgt benannt:

(1) Beziehungsgestaltung als Grundlage der psychosozialen Unterstützung
(2) Pflegediagnostischer Prozess (Schweiz)
(3) Pflegeprozess (Deutschland)

(4) Training von Alltagsfertigkeiten und sozialen Kompetenzen
(5) Management akuter psychischer Krisen
(6) Training kognitiver Fähigkeiten
(7) Gesundheitsförderung
(8) Unterstützung/Sichern der ärztlichen Behandlung
(9) Förderung des eigenverantwortlichen Umgangs mit Medikamenten
(10) Management somatischer Begleiterkrankungen
(11) Zusammenarbeit mit Familienangehörigen/Partnern/anderen Bezugspersonen
(12) Koordination und Vermittlung von Hilfen/Netzwerkbildung
(13) Kooperation mit anderen an der Behandlung beteiligten Professionen und Diensten/Networking
(14) Öffentlichkeitsarbeit
(15) Qualitätssicherung

Die Arbeit von Weißflog et al. (2016) lieferte auch eine Beschreibung der genannten Aufgaben und Tätigkeiten über entsprechende Beispiele, die der Originalliteratur entnommen werden können. In den folgenden **Tabellen 18-1 bis 18-3** sind den 15 von Weißflog et al. (2016) erhobenen Aufgaben die Befähigungen und Verpflichtungen aus dem Gezeiten-Modell zugeordnet.

Tabelle 18-1: Gegenüberstellung von Aufgaben, Tätigkeiten und explizierte Kompetenzen in der APP und den 20 Befähigungen (s. Tab. 18-2) und 10 Verpflichtungen (s. Tab. 18-3) aus dem Gezeiten-Modell. Quelle: M. Theune

Aufgaben APP (vgl. Weißflog 2016)	Beispiele für Tätigkeiten APP (vgl. Weißflog 2016)	Explizierte Kompetenzen (vgl. Weißflog 2016)	20 Gezeiten-Modell «Befähigungen»	10 Gezeiten-Modell «Verpflichtungen»
Beziehungsgestaltung als Grundlage der psychosozialen Unterstützung	Individuelle Begleitung, ausgerichtet am Bedarf der KlientInnen/PatientInnen und deren Erfahrung zur Förderung der persönlichen Entwicklung; Rahmenbedingungen für eine positive Beziehungsgestaltung schaffen: Erreichbarkeit ist 24 Stunden pro Tag organisiert, Gestaltung eines therapeutisch-individuellen Milieus; Anerkennung und Wertschätzung geben; Aufbau von Vertrauen, Hoffnung und Vertrauen in die eigenen Problemlösefähigkeiten vermitteln; Wiederholtes Aushandeln und Teilen von Sicherheit, Kontrolle, Verantwortung und Kooperation mit den Klienten/Patienten	• Respektvolle Grundhaltung; • Empathische Grundhaltung (einfühlendes Verstehen, nichtwertendes Eingehen; • Sehr gute kommunikations-methodische Kenntnisse; • Befähigung, Beziehung aufnehmen und halten zu können; • Befähigung, auf die einzelne Person und ihre speziellen Verhältnisse eingehen zu können; • Intuition (emotionale, nicht vom Verstand geleitete Einschätzung) • Sehr gute Edukationskenntnisse	1 2 3 4 6 11 12 19 20	1 2 6 7 10
Prävention	Zugänge zur eigenen Erkrankung herausarbeiten; Beratung und Schulung, um mit der Krankheit besser umgehen zu können; Erarbeiten neuer Coping-Strategien und Krisenpläne; Anleitung im Umgang mit: Angst, Aggression, formalen und inhaltlichen Denkstörungen, Antriebstörung, Unruhe, Affektstörungen usw.; Früherkennung von Krankheit/Frühsymptome; Maßnahmen einleiten, damit sich die Krankheit nicht	• Befähigung, Beziehung aufnehmen und halten zu können; • Befähigung, auf die einzelne Person und ihre speziellen Verhältnisse eingehen zu können; • Intuition (emotionale, nicht vom Verstand geleitete Einschätzung); • Berufliche Erfahrung; • Lebenserfahrung; • Sehr gute Edukationskenntnisse;	5 6 7 8 9 10 17 18	3 4 5 9

Aufgaben APP (vgl. Weißflog 2016)	Beispiele für Tätigkeiten APP (vgl. Weißflog 2016)	Explizierte Kompetenzen (vgl. Weißflog 2016)	20 Gezeiten-Modell «Befähigungen»	10 Gezeiten-Modell «Verpflichtungen»
	manifestiert; Spät- und Folgeschäden einer bereits eingetretenen Krankheit erkennen und verhüten	• Pflegetheoretische Grundlagenkenntnisse; Grundlagenkenntnisse der Pharmakotherapie; • Grundlagenkenntnisse Psychopathologie; • Kenntnisse alternativer Therapie[en]; Grundlagenkenntnisse Aggressionsmanagement		
Pflegediagnostischer Prozess (Schweiz) bzw. Pflegeprozess (Deutschland)	Datenerhebung (Pflegeanamnese) mit unterschiedlichen Instrumenten: pflegerisches Interview, bestehende Pflegeberichte und Pläne, Interview mit Angehörigen, medizinische Daten, Fremdeinschätzung der Symptome und Symptombelastung durch eingeschränkte verbale Kommunikation der Klienten/Patienten Datenerhebung (Pflegeanamnese) mit unterschiedlichen Instrumenten: Erweiterte Pflegeplanung bei Personen mit Demenz: Beobachten, Identifizieren und Interpretieren aller gleichzeitig auftretender Symptome, ihre Häufigkeit und Qualität sowie dem in Betracht ziehen von möglichen Komplikationen, Dokumentation: Hilfsbedarf, Ziele und Maßnahmen Schwerpunkten herstellen, Probleme, Ziele, Maßnahmen, Ressourcen, Evaluation, Dokumentation	• Pflegetheoretische Grundlagenkenntnisse; • Grundlagenkenntnisse Psychopathologie; • Fachsprache; • Empathische Grundhaltung (einfühlendes Verstehen, nichtwertendes Eingehen); • Flexibilität und Selbstreflexion.	5 6 7 8 9 10 11 12 13 14 19 20	3 4 5 7 8 10

Aufgaben APP (vgl. Weißflog 2016)	Beispiele für Tätigkeiten APP (vgl. Weißflog 2016)	Explizierte Kompetenzen (vgl. Weißflog 2016)	20 Gezeiten-Modell «Befähigungen»	10 Gezeiten-Modell «Verpflichtungen»
	Datenerhebung (Pflegeanamnese), Gliederung der Informationen nach Schwerpunkten, Zusammenhänge zwischen den Schwerpunkten herstellen, Probleme, Ziele, Maßnahmen, Ressourcen, Evaluation, Dokumentation			
Training von Alltagsfertigkeiten und sozialen Kompetenzen	Erkennen sozialer Kompetenzen; Erkennen, Fördern, Anleiten der Selbstfürsorgefähigkeiten und Handlungsmöglichkeiten; Selbstmanagementkompetenz fördern (zur persönlichen Kontrolle über die eigenen Lebensbedingungen und der Teilnahme an den Aktivitäten mit anderen); Unterstützung beim Erlernen von Verhaltensalternativen, die den zwischenmenschlichen Kontakt verbessern und die Sicherheit im Umgang mit anderen Menschen erhöhen; Unterstützungen bei der Umsetzung des Erlernten in konkretes Verhalten: Unterstützung/Schaffung einer stützenden Tages/Wochenstruktur; Unterstützung zur Teilhabe in Arbeit und Beschäftigung (Motivation erkennen, herausarbeiten und fördern, Standortgespräch am Arbeitsplatz); Unterstützung bei der Bewältigung von Alltaganforderungen (z. B. Ernährung, Einkauf, Arztbesuch)	• Befähigung, auf die einzelne Person und ihre speziellen Verhältnisse eingehen zu können; • Intuition (emotionale, nicht vom Verstand geleitete Einschätzung); • Sehr gute Edukationskenntnisse	17 18 7 8	4 8 9

Aufgaben APP (vgl. Weißflog 2016)	Beispiele für Tätigkeiten APP (vgl. Weißflog 2016)	Explizierte Kompetenzen (vgl. Weißflog 2016)	20 Gezeiten-Modell «Befähigungen»	10 Gezeiten-Modell «Verpflichtungen»
Management akuter psychischer Krisen	Erkennen von Krisensituationen; Krankheitszustand und Krankheitsentwicklung wahrnehmen, beobachten und reflektieren; Hilfe beim Umgang mit beeinträchtigenden Gefühlen, Wahrnehmungen und Verhaltensweisen; Bei Eigen- oder Fremdgefährdung engmaschige Betreuungs- und Gesprächsangebote; Stützen der Eigenverantwortung der Klienten/Patienten im Krankheitsprozess; Stärken von Handlungs- und Entscheidungskompetenz sowie der emotionalen Steuerungsfähigkeit; Unterstützung bei der Umsetzung von Bewältigungsstrategien; Erwirkung und Erschließung notwendiger und ergänzender Hilfen stationärer/teilstationärer Behandlung	• Respektvolle Grundhaltung; • Empathische Grundhaltung (einfühlendes Verstehen, nichtwertendes Eingehen; • Sehr gute kommunikationsmethodische Kenntnisse; • Befähigung, Beziehung aufnehmen und halten zu können; • Befähigung, auf die einzelne Person und ihre speziellen Verhältnisse eingehen zu können; • Intuition (emotionale, nicht vom Verstand geleitete Einschätzung); • Fürsorgliche Grundhaltung • (im Sinne der Care Ethik); • Pflegetheoretische Grundlagenkenntnisse; • Grundlagenkenntnisse Psychopathologie; • Fachsprache; • Flexibilität und Selbstreflexion	1 2 3 4 5 6 7 8 9 10 11 12 13 14 15 16 17 18 19 20	1 2 3 4 5 6 7 8 9 10
Training kognitiver Fähigkeiten	Erkennen und Fördern kognitiver Kompetenzen bezogen auf die Aktivitäten des täglichen Lebens; Begleiten und Schaffung von Sicherheit im Alltag bei kognitiven Einschränkungen	• Befähigung, auf die einzelne Person und ihre speziellen Verhältnisse eingehen zu können; • Intuition (emotionale, nicht vom Verstand geleitete Einschätzung); • Sehr gute Edukationskenntnisse	1 10 2 12 3 13 4 15 6 16 7 17 8 18 9	1 8 2 9 3 4 5 6 7

Aufgaben APP (vgl. Weißflog 2016)	Beispiele für Tätigkeiten APP (vgl. Weißflog 2016)	Explizierte Kompetenzen (vgl. Weißflog 2016)	20 Gezeiten-Modell «Befähigungen»	10 Gezeiten-Modell «Verpflichtungen»
Gesundheitsförderung	Gesundheitsressourcen erkennen; Gesundheitsfördernde Ressourcen stärken und einen bewussten, aktiven Umgang mit Gesundheitsressourcen durch Information, Beratung und Schulung (Edukation) fördern; Motivation zu körperlichen Aktivitäten oder Entspannungstechniken (z. B. PMR); Unterstützung zur Verbesserung der Gesundheitschancen, durch Information, Beratung und Schulung (Edukation) und/oder Stressbewältigung, Ernährung, soziale Unterstützung im Alltag)	• Befähigung, auf die einzelne Person und ihre speziellen Verhältnisse eingehen zu können; • Intuition (emotionale, nicht vom Verstand geleitete Einschätzung); • Sehr gute Edukationskenntnisse; • Grundlagenkenntnisse der Pharmakotherapie; • Grundlagenkenntnisse Psychopathologie; • Kenntnisse alternativer Therapie[en]; • Pflegetheoretische Grundlagenkenntnisse	1 2 3 4 5 6 7 8 9 10 12 13 15 16 17 18	1 2 3 4 5 6 7 8 9
Unterstützung/ Sichern* der ärztlichen Behandlung	Medikationsmanagement (Vergabe gemäß ärztlicher Anordnung, situative Anpassung der Medikation im Rahmen einer erweiterten Bedarfsmedikation in enger Absprache mit dem behandlungsführenden Arzt); Depotinjektionen; Gemeinsame Standortgespräche; Krankenbeobachtung; Interdisziplinärer Austausch	• Grundlagenkenntnisse der Pharmakotherapie; • Grundlagenkenntnisse Psychopathologie; • Kenntnisse alternativer Therapie[en]; • Pflegetheoretische Grundlagenkenntnisse; • Fachsprache	5 6 7 8 9 13	3 4 5 7

* Hierbei liegt der Fokus der Befähigungen auf der Begleitung und Ermöglichung des betroffenen Menschen. Die Tätigkeiten sind ärztlich delegiert.

Aufgaben APP (vgl. Weißflog 2016)	Beispiele für Tätigkeiten APP (vgl. Weißflog 2016)	Explizierte Kompetenzen (vgl. Weißflog 2016)	20 Gezeiten-Modell «Befähigungen»	10 Gezeiten-Modell «Verpflichtungen»
Förderung des eigenverantwortlichen Umgangs mit Medikamenten	Befähigung zur Eigenverantwortung und Selbstreflexion hinsichtlich Nebenwirkungen; Wirkweise, Wechselwirkungen der verordneten Medikamente herausarbeiten; Klienten Verantwortung hinsichtlich medikamentöser Therapien reflektieren; Erkennen der multiplen einschränkenden Faktoren hinsichtlich Einhaltung der medikamentösen Therapieabsprache (Adhärenz) (Motivation und Sinn, Umfeld, kulturelle Aspekte); Gemeinsam mit den Klienten/Patienten Strategien zur Verbesserung der Adhärenz	• Grundlagenkenntnisse der Pharmakotherapie; • Respektvolle Grundhaltung; • Empathische Grundhaltung (einfühlendes Verstehen, nichtwertendes Eingehen); • Sehr gute kommunikationsmethodische Kenntnisse; • Befähigung, Beziehung aufnehmen und halten zu können; • Befähigung, auf die einzelne Person und ihre speziellen Verhältnisse eingehen zu können; • Intuition (emotionale, nicht vom Verstand geleitete Einschätzung); • Fürsorgliche Grundhaltung • (im Sinne der Care Ethik); • Pflegetheoretische Grundlagenkenntnisse; • Grundlagenkenntnisse Psychopathologie; • Pflegetheoretische Grundlagenkenntnisse; • Sehr gute Edukationskenntnisse; • Fachsprache; • Flexibilität und Selbstreflexion	1 2 3 4 5 6 7 9 10 12 13 15 16 17 18	1 2 3 4 5 6 7 8 9
Management somatischer Begleiterkrankungen	Coachen hinsichtlich der Hinzuziehung und Zusammenarbeit mit dem Hausarzt, Facharzt oder Zahnarzt; Beratung bei chronischen somatischen Erkrankungen z. B.	• Kenntnisse alternativer Therapie[en]; • Pflegetheoretische Grundlagenkenntnisse; • Sehr gute Edukationskenntnisse;	3 4 5 6	2 3 4 5

Aufgaben APP (vgl. Weißflog 2016)	Beispiele für Tätigkeiten APP (vgl. Weißflog 2016)	Explizierte Kompetenzen (vgl. Weißflog 2016)	20 Gezeiten-Modell «Befähigungen»	10 Gezeiten-Modell «Verpflichtungen»
	Diabetes mellitus in enger Zusammenarbeit mit dem fachärztlichen Dienst und der Ernährungsberatung; Beratung bei Suchtmittelmissbrauch in Zusammenarbeit mit Suchtberatungsstellen und dem fachärztlichen Dienst	• Befähigung, auf die einzelne Person und ihre speziellen Verhältnisse eingehen zu können; • Befähigung, Beziehung aufnehmen und halten zu können; • Intuition (emotionale, nicht vom Verstand geleitete Einschätzung); • Pragmatismus (pragmatische Einstellung, Denk- und Handlungsweise); • Akzeptierende Grundhaltung; • Respektvolle Grundhaltung; • Fürsorgliche Grundhaltung (im Sinne der Care Ethik); • Empathische Grundhaltung (einfühlendes Verstehen, nichtwertendes Eingehen); • Flexibilität und Selbstreflexion	7 8 9 10 12 13 16 17 18	6 7 9
Zusammenarbeit mit Familienangehörigen/Partnern/anderen Bezugspersonen	Angehörigenberatung und Schulung; Gemeinsam mit Angehörigen Konflikte erfassen und Lösungen suchen, wenn die Klienten/Patienten das möchten; Familiengespräche	• Befähigung, auf die einzelne Person und ihre speziellen Verhältnisse eingehen zu können; • Befähigung, Beziehung aufnehmen und halten zu können; • Intuition (emotionale, nicht vom Verstand geleitete Einschätzung); • Pragmatismus (pragmatische Einstellung, Denk- und Handlungsweise); • Akzeptierende Grundhaltung; • Respektvolle Grundhaltung;	1 2 3 4 5 6 7 8 9 10 12	1 2 3 4 5 6 7 8 9 10

Aufgaben APP (vgl. Weißflog 2016)	Beispiele für Tätigkeiten APP (vgl. Weißflog 2016)	Explizierte Kompetenzen (vgl. Weißflog 2016)	20 Gezeiten-Modell «Befähigungen»	10 Gezeiten-Modell «Verpflichtungen»
		• Fürsorgliche Grundhaltung (im Sinne der Care Ethik); • Empathische Grundhaltung (einfühlendes Verstehen, nichtwertendes Eingehen); • Flexibilität und Selbstreflexion; • Sehr gute Edukationskenntnisse; • Fürsorgliche Grundhaltung (im Sinne der Care Ethik); • Empathische Grundhaltung (einfühlendes Verstehen, nichtwertendes Eingehen)	13 15 16 17 18 19 20	
Koordination und Vermittlung von Hilfen/Netzwerkbildung	Psychiatrisch-pflegerisches Management zur Erreichung des Zugangs zum Versorgungssystem einschließlich einer Ressourcenkoordination im psychiatrisch-pflegerischen Bereich; Koordinierte Einbringung von Hilfen; Bedarfsorientierte Unterstützung der KlientInnen/PatientInnen hinsichtlich ihrer Interessen und Möglichkeiten; Vermittlung von Hilfsangeboten, sozialpsychiatrische Dienste oder Mahlzeitendienst etc.; Leiten von Helferkonferenzen; Unterstützung und Beratung bei Versorgungsübergängen (z.B. Heimeintritt); Betreuung in die Wege leiten und/oder Unterstützung bei Betreuungsangelegenheiten	• Grundlagenkenntnisse Wirtschaftlichkeit; • Pragmatismus (pragmatische Einstellung, Denk- und Handlungsweise); • Akzeptierende Grundhaltung; • Respektvolle Grundhaltung; • Fachsprache; • Sehr gute kommunikationsmethodische Kenntnisse; • Berufliche Erfahrung;		

Aufgaben APP (vgl. Weißflog 2016)	Beispiele für Tätigkeiten APP (vgl. Weißflog 2016)	Explizierte Kompetenzen (vgl. Weißflog 2016)	20 Gezeiten-Modell «Befähigungen»	10 Gezeiten-Modell «Verpflichtungen»
Kooperation mit anderen an der Behandlung beteiligten Professionen und Diensten/ Networking	Vorbereitung und/oder Begleitung zu Arzt, Krankenhaus, Sozialamt, Vormundschaftsämtern, anderen Institutionen; Fallbezogene Zusammenarbeit zwischen einzelnen Institutionen; Zusammenarbeit zwischen ambulanten und stationären Versorgungsstrukturen und Dienstleistern	• Fachsprache; • Grundlagenkenntnisse Wirtschaftlichkeit; • Grundlagenkenntnisse der Pharmakotherapie; • Grundlagenkenntnisse Psychopathologie; • Kenntnisse alternativer Therapie; • Pflegetheoretische Grundlagenkenntnisse; • Sehr gute kommunikationsmethodische Kenntnisse; • Berufliche Erfahrung; • Pragmatismus (pragmatische Einstellung, Denk- und Handlungsweise; • Flexibilität und Selbstreflexion	3 4 6 7 8 9 10 11 13 14 16 17 18	2 4 5 6 7 8 9
Öffentlichkeitsarbeit*	Darstellung der erbrachten Leistungen in der Öffentlichkeit (Public Relations); Seminare (z.B. Psychose-Seminar); Beratung und Unterstützung von Pflegefachpersonen, komplementäre Partner; Referate zu Fachthemen; Fallsupervision in Pflegeteams; Hilfsmöglichkeiten transparent gestalten (Internet); Berufspolitisches Engagement; Mitarbeit in Gremien; Fachübergreifender Austausch; Kollegiale Beratung; Qualitätszirkel	• Respektvolle Grundhaltung; • Empathische Grundhaltung (einfühlendes Verstehen, nichtwertendes Eingehen); • Sehr gute kommunikationsmethodische Kenntnisse; • Befähigung, Beziehung aufnehmen und halten zu können; • Befähigung, auf die einzelne Person und ihre speziellen Verhältnisse eingehen zu können; Intuition (emotionale, nicht vom Verstand geleitete Einschätzung); • Fürsorgliche Grundhaltung • (im Sinne der Care Ethik);	Keine direkten Bezüge zu den Commitments und Befähigungen des Gezeiten-Modells	

* Allerdings finden Tidal und Recovery Kongresse zum fachlichen und evaluativen Austausch statt (vgl. Barker & Buchanan-Barker, 2005, S. 210 ff.).

Aufgaben APP (vgl. Weißflog 2016)	Beispiele für Tätigkeiten APP (vgl. Weißflog 2016)	Explizierte Kompetenzen (vgl. Weißflog 2016)	20 Gezeiten-Modell «Befähigungen»	10 Gezeiten-Modell «Verpflichtungen»
		• Pflegetheoretische Grundlagenkenntnisse; • Grundlagenkenntnisse Psychopathologie; • Fachsprache; • Flexibilität und Selbstreflexion		
Qualitätssicherung[3]	Pflegevisite; Klienten Befragung; Befragung, Kooperationspartner; Supervision	• Respektvolle Grundhaltung; • Empathische Grundhaltung (einfühlendes Verstehen, nichtwertendes Eingehen); • Sehr gute kommunikationsmethodische Kenntnisse; • Befähigung, Beziehung aufnehmen und halten zu können; • Befähigung, auf die einzelne Person und ihre speziellen Verhältnisse eingehen zu können; • Intuition (emotionale, nicht vom Verstand geleitete Einschätzung); • Fürsorgliche Grundhaltung • (im Sinne der Care Ethik); • Pflegetheoretische Grundlagenkenntnisse; • Grundlagenkenntnisse Psychopathologie; • Fachsprache; • Flexibilität und Selbstreflexion	1 2 3 4 6 11 12 19 20	3 4 5 7 8 10

* Tidal kann auch hier Anwendung finden, da es auch für die Weiterentwicklung der Praxis genutzt wird (Barker & Buchanan-Barker, 2013, S. 36).

Tabelle 18-2: Gezeiten-Modell: Befähigungen (Barker & Buchanan-Barker, 2020)

1	Der Praktiker zeigt die Kompetenz, der Geschichte der Person aktiv zuzuhören.
2	Der Praktiker hilft der Person, ihre Geschichte in ihren eigenen Worten festzuhalten.
3	Der Praktiker hilft der Person, sich stets in ihrer eigenen Sprache auszudrücken.
4	Der Praktiker hilft der Person, ihr Verständnis spezifischer Erfahrungen durch persönliche Geschichten, Anekdoten, Gleichnisse oder Metaphern auszudrücken.
5	Der Praktiker entwickelt einen Pflegeplan, der, wo immer möglich, auf den geäußerten Erfordernissen, Bedürfnissen oder Wünschen der Person beruht.
6	Der Praktiker hilft der Person, spezifische Probleme zu identifizieren und herauszuarbeiten, was getan werden kann, um sie anzugehen.
7	Der Praktiker hilft der Person, ihre Wahrnehmung für das zu schärfen, was in Bezug auf spezifische Probleme des Lebens für oder gegen sie arbeitet.
8	Der Praktiker unterstützt die Person herauszufinden, was bestimmte Menschen tun können oder könnten, um ihr beim weiteren Umgang mit spezifischen Problemen des Lebens zu helfen.
9	Der Praktiker hilft dem Menschen, zu identifizieren, welche Art von Veränderung ein Schritt in Richtung der Lösung oder des Sich-Entfernens von einem spezifischen Problem des Lebens wäre.
10	Der Praktiker hilft der Person, zu ermitteln, was in unmittelbarer Zukunft geschehen muss, um ihr zu helfen, diesen positiven Schritt in Richtung auf ihr gewünschtes Ziel nach und nach auch zu erleben.
11	Der Praktiker hilft der Person, ihre Wahrnehmungen dafür zu entwickeln, dass eine fest zugeordnete Zeit aufgewandt wird, um ihre spezifischen Bedürfnisse anzusprechen.
12	Der Praktiker erkennt den Wert der Zeit an, welche die Person dem Prozess des Assessments und der Pflege widmet.
13	Der Praktiker zeigt Interesse an der Geschichte der Person, in dem er um Klärung bestimmter Punkte und um weitere Beispiele oder Details bittet.
14	Der Praktiker zeigt Bereitschaft, der Person zu helfen, ihre Geschichte in ihrem eigenen Tempo zu entfalten.
15	Der Praktiker hilft der Person, ein Bewusstsein für die feinsten Veränderungen in Gedanken, Gefühlen oder im Handeln zu entwickeln.
16	Der Praktiker hilft der Person ein Bewusstsein dafür zu entwickeln, wie sie selbst, andere Personen oder Ereignisse diese Veränderungen beeinflusst haben.
17	Der Praktiker hilft der Person, persönliche Stärken und Schwächen zu identifizieren und ein Bewusstsein dafür zu entwickeln.
18	Der Praktiker hilft der Person den Glauben an sich selbst zu entwickeln und damit ihre Fähigkeit zu fördern, sich selbst zu helfen.
19	Ziel des Praktikers ist, sicherzustellen, dass der Person jederzeit alle Pflege- und Versorgungsprozesse klar sind.
20	Der Praktiker stellt sicher, dass die Person Kopien aller Dokumente des Assessments und der Pflege- und Versorgungsplanung zur eigenen Nutzung erhält.

Tabelle 18-3: Gezeiten-Modell: Verpflichtungen (Barker & Buchanan-Barker, 2020)

1	Die persönliche Stimme wertschätzen
2	Die Sprache respektieren
3	Zum Lehrling werden
4	Verfügbare Mittel und Wege nutzen
5	Den nächsten Schritt gestalten
6	Zeit schenken
7	Ehrliche Neugierde entwickeln
8	Wissen, dass kontinuierlich Veränderung stattfindet
9	Persönliche Lebensweisheit enthüllen
10	Transparent sein

Transfer in die Berufspraxis

Ein auf die vorgenannten Aufgaben und Tätigkeiten Bezug nehmendes Modellprojekt der Allgemeinen Ortskrankenkasse (AOK) Baden-Württemberg zur APP läuft bereits seit 2016. Hierbei wird der Ansatz von Recovery und den Grundlagen und Instrumenten aus dem Gezeiten-Modell dem Handlungsansatz zu Grunde gelegt. Die ebenfalls im Modellprojekt stattfindende Begleitevaluation wird ihre Ergebnisse allerdings nicht vor Abschluss der Modellphase 2022 vorlegen können.

In der deutschsprachigen Ausgabe «Das Gezeiten-Modell» (Barker & Buchanan-Barker, 2013) geben die deutschen Herausgeber Schulz und Zuaboni einen Überblick zu den bis 2013 vorliegenden internationalen Publikationen und Studien bezüglich des Gezeiten-Modells.

Im Folgenden komprimierten Fallbeispiel soll verdeutlicht werden, wie elementar das Eingehen und Verstehen individueller Lagebefindlichkeiten und das subjektive Erleben der Person sind. Ein aufeinander Einlassen braucht nicht nur formale Rahmenbedingungen wie eine ärztliche Verordnung, sondern auch Zeit und Einfühlungsvermögen der sich im

Leben begegnenden Menschen. Die Leitgedanken und theoretischen Wissensbestände guter psychiatrischer Pflege geben Orientierung und Sicherheit im fachlichen Handeln. Das ehrliche Interesse am Gegenüber ermöglicht aber erst das Aufnehmen eines beziehungsgestützten Genesungsweges. Der Aspekt «Dokumentation der erbrachten Leistungen» kann danach gemeinsam begonnen werden. Das Gezeiten-Modell bietet hierzu nicht nur Assessments und Gesprächsleitfäden, sondern verdeutlicht auch die Vorteile der «Live-Dokumentation» (Barker & Buchanan-Barker, 2013, S. 67). Das Gespräch wird in den Worten der Person festgehalten und nicht in Fachsprache oder gar Interpretationen übersetzt. Eine «gemeinsame Eigentümerschaft» (Barker & Buchanan-Barker, 2013, S. 67) über das Geschriebene soll auch Ausdruck von gegenseitiger Wertschätzung und geteilter Verantwortung sein.

Im Beispiel, welches stark verkürzt wurde, stand zu Beginn die Klärung von Erwartungen und unmittelbaren Bedürfnissen sowie das sich aufeinander Einlassen im Vordergrund, das Wertschätzen und der personenzentrierte Fokus. Die gemeinsame Verschriftlichung kam erst im Laufe der folgenden Begegnungen.

Ben B. (46) wurde von seinem behandelnden Arzt zur Teilnahme am Modellprojekt der AOK BW und zur Nutzung von Unterstützung durch die APP angemeldet.

Ein erster gemeinsamer Termin wurde verabredet. Der Arzt berichtet aus der Krankheitsgeschichte des Ben B. zum aktuellen Stand der Medikation und stellt heraus, dass die APP dabei helfen solle, eine Verschlechterung oder Einweisung zu verhindern. Ben B. schweigt weitestgehend und stimmt der Vereinbarung mit einem Nicken zu. Claudia P., Fachkrankenschwester für Psychiatrie mit CAS-Weiterbildung, stellt sich kurz vor und bietet Ben B. an, ihn auf Wunsch gerne nach Hause zu begleiten und mit ihm dann seine Wünsche und Vorstellungen zur neuen Situation zu besprechen. Ben B. willigt ein und in seiner kleinen Wohnung bereitet er Kaffee für beide zu. Claudia P. erzählt zunächst über ihre Tätigkeiten und das Profil der APP, tut das aber auf einfache und Ben B. zugewandte Art. Sie versucht über die sachlichen Informationen auch ihre Haltungen und ihr Interesse an der Lebenssituation von Ben B. erkennen zu lassen. Sie erzählt von ihrem Selbstverständnis als Gast im Haushalt von Ben B. und dass es ihr darum ginge, seine Situation besser zu verstehen. Den klaren Auftrag, auch die Einnahme der Medikamente zu überwachen (Behandlungspflege), spricht sie ebenfalls offen an, fügt aber hinzu, dass sie dies nicht kontrollieren wolle, sondern vielmehr Ben B. bei der selbstständigen Einnahme unterstützen werde. Ben B. redet bis hierher nicht viel und scheint sich auf die neue Situation einzulassen. Claudia P. könnte jetzt die Besuchstermine mit ihm vereinbaren, ermuntert ihn aber jetzt, zu erzählen, wie er bisher mit seiner Erkrankung und seiner Lebenssituation zurechtgekommen sei, welche Erfahrungen und Erlebnisse ihn bewegen und was ihn in die jetzige Lage geführt habe, was zu dem jetzt stattfindenden Gespräch geführt habe. Claudia P. fragt auch, was Ben B. denn als unterstützend und hilfreich erleben würde, was er glaubt, das jetzt getan werden könnte, um seine Situation besser zu machen. Ben B. schenkt Kaffee nach und beginnt zu erzählen. Am Ende des Gespräches hat Claudia P. verstanden, dass sich Ben B. nach der Trennung von seiner Partnerin, die ihn verlassen habe, einsam, wertlos und überflüssig fühle und keine Hoffnung mehr habe, dass sein Leben wieder einen Sinn ergäbe. Er wolle sich aber auf den Versuch, die APP-Besuche zuzulassen, einlassen. Im Übrigen habe ihm schon lange keiner mehr gefragt, wie er sich fühle und was er wolle. Beide verabreden sich für die nächsten Tage und wollen ihr Gespräch fortsetzen.

Claudia P. wusste auf Grund der ausgestellten Verordnung des Arztes, welche Diagnose gestellt und welche Behandlungsplanung vorgesehen – respektive verordnet – wurde.

Jetzt hat sie aber begonnen zu verstehen, welches Erleben Ben B. in diesem Moment hat und welche Bedeutung die jüngeren Ereignisse für sein Leben haben könnten.

Sie hat sich auf Basis ihrer langen Erfahrungen und mit der offenen Haltung Ben B. gegenüber auf seine Situation eingelassen und ein spürbares Interesse an seiner Situation gezeigt.

Im Gezeiten-Modell findet sich genau dieser Zugang über das ganzheitliche Assessment, welches eben nicht nüchterne Fakten abfragt, sondern einen Einstieg in Gespräche und damit in Beziehungsarbeit ermöglichen soll. Ihre Weiterbildungen und Schulungen geben ihr zusätzlich die Möglichkeiten, methodisch den passenden Ansatz zu finden. So kann Claudia P. auf Basis des theoretischen Verständnisses des Motivational Interviewing (MI) (Miller & Rollnik, 2005) – welches sich auf die Arbeiten zur Transtheoretical Therapy von Prochaska & DiClemente aus dem Jahre 1982 bezieht – einschätzen, in welchem Stadium der Veränderung sich Ben B. gerade befindet. Klassischerweise werden gerne Lösungen für belastende Situationen oder Probleme angeboten, die aus Sicht der Helfenden logisch und zielführend sind. Ob das für den betroffenen Menschen auch so wäre, macht einen Unterschied aus, der die gerade entstehende Beziehungsarbeit nachhaltig beeinflussen wird. Die Geschichte von Ben B. und Claudia P. ging nun im Laufe der Zeit weiter und entwickelte sich. Beide einigten sich auf Ziele und Aktivitäten, die auch erreichbar waren und Erfolgserlebnisse ermöglichten. Die Planungen im Pflegeprozess und die dazugehörige Dokumentation führten sie gemeinsam aus und Ben B. hatte die Freiheit, seine Medikation auch mal nicht in verordneter Dosierung einzunehmen, besprach die Gründe dafür aber offen. Daraus ergaben sich dann erfreulicherweise keine Konflikte, sondern noch mehr Themen und Möglichkeiten, wie Ben B. die Kontrolle über seine Erkrankung und die Auswirkungen auf sein Leben «in den Griff bekommen» konnte. Das Gefühl, seine Lage wieder handhaben und bewältigen zu können, erzeugte nicht nur neue Hoffnung, sondern auch Zuversicht, dass es sich lohne, neue Ziele und Sinn zu finden.

Claudia P. reflektierte ihr Tun und ihre Erfahrungen im APP-Team, was ihr wiederum Sicherheit gab und andere Kollegen und Kolleginnen inspirierte. Der verordnende Arzt wurde von Ben B. und Claudia P. regelmäßig informiert und unterstützte die gemeinsame Vorgehensweise. Die Kontrolle war kein Thema mehr. Die nicht für möglich gehaltene Entwicklung allerdings schon. Die nächsten Anmeldungen von «Patienten» hatten dann auch mehr mit dem Ansatz zu tun «schaut mal, ob und wie ihr helfen könnt. Sagt, was ihr braucht». Auch hier entstand Verstehen, Vertrauen und Beziehung.

Der Kreis zwischen Praxis und Theorie schließt sich

Im Gezeiten-Modell beschreiben Barker & Buchanan-Barker die unterschiedlichen «Types of care» in ihrem «care continuum». Sie unterscheiden zwischen «Immediate care» (Ausrichtung auf unmittelbare Pflege), «Developmental care» (Wachstumsbegleitung) und «Transitional care» (Übergangspflege) (Barker & Buchanan-Barker, 2005, S. 47; Barker & Buchanan-Barker, 2013, S. 60).

«Immediate care»/Ausrichtung auf unmittelbare Pflege:
Nach Barker und Buchanan – Barker brauchen Menschen am «scharfen Ende des Pflegekontinuums» praktische Hilfe, um mit den unmittelbaren Lebensproblemen zurechtzukommen, im Krankenhaus oder in der Gemeindepflege. Diese Ansatzform der unmittelbaren Pflege zielt darauf ab, dem Menschen zu helfen, Probleme zu lösen. Wenn Menschen eine Krise erfahren, die eine «Immediate care» erfordert, brauchen sie oftmals intensive, therapeutische Pflege. Der Gezeiten-Fokus ist das Herausfinden, was getan werden muss, damit die Menschen ihr Leben wieder aufnehmen können, so gut es geht. Entsprechend müssen für die unmittelbaren Probleme der Person Lösungen entwickelt werden. Dabei werden persönliche und interpersönliche Ressourcen identifiziert – durch ein «Holistic Assessment» (ganzheitliche Erhebung) und mit Unterstützung durch einen «Security plan» (Sicherheitsplan) = Sicherung der physischen und emotionalen Sicherheit (Barker & Buchanan-Barker, 2005, S. 48).

«Developmental care»/Wachstumsbegleitung:
Am anderen Ende des Kontinuums befinden sich nach Barker und Buchanan-Barker Menschen, die ihre Probleme tiefgründiger bearbeiten oder alternativ ihre Fähigkeiten ausbauen müssen. Des Weiteren sei zu lernen, Probleme ausfindig machen zu können oder zu lernen, mit ihnen zu leben, sich anzupassen oder diese Probleme zu lösen. Die Menschen brauchen «Developmental care» zu Hause nach Aufenthalten im Krankenhaus oder Unterstützung zu Hause zur Rehabilitation = «therapeutic intervention» (Barker & Buchanan-Barker, 2005, S. 48).

«Transitional care»/Übergangspflege
Nach Barker und Buchanan-Barker trifft dieser Typ auf Menschen zu, die in ein Krankenhaus aufgenommen oder entlassen werden, aber auch auf Menschen, die das Therapiesetting wechseln. Dieser Wechsel soll auf einem sanften Weg geschehen, die Menschen sollen den sanftesten Weg erfahren. Es ist wichtig, dass alle notwendigen Informationen übermittelt werden, der Übergang unter Einbezug der

Person und der Angehörigen begleitet wird (Barker & Buchanan-Barker, 2005).

Zusammenfassung

Psychiatrische Pflege ist komplex und bedarf vieler Kompetenzen und Fähigkeiten. Diese sind elementar an die handelnden Personen gebunden, aber auch abhängig von Wissensbeständen und Erfahrungen. Psychiatrische Pflege hat immer mit dem lebenden und erlebenden Menschen zu tun. Die Begegnungen geschehen auf vielen Ebenen des Erlebens und davon abhängig ist eine gelingende, individualisierte Arbeitsbeziehung. Diese sollte übrigens auch klar als solche erkennbar bleiben und nicht mit zwischenmenschlichen, freundschaftsorientierten Beziehungen verwechselbar sein.

Psychiatrische Pflege handelt also in einem besonderen und einzigartigen Rahmen, nämlich dem Leben, in und mit der Lebenswelt betroffener Menschen. Dieses Wirken braucht die Fähigkeit, verantwortungsvoll damit und darin zu agieren. Theoretisches Verständnis und Wissen ermöglicht Sicherheit bei Entscheidungen und Handlungen, befähigt aber auch, Begründungen für das Tun oder eben Nicht-Tun geben zu können. In der entstehenden Intuition liegt dann die Exzellenz des situativen Handelns.

Das Gezeiten-Modell psychischer Gesundheit von Barker & Buchanan-Barker ist ein wissenschaftlich belastbares Konzept und in seinen Konkretisierungen und Handreichungen hervorragend für die psychiatrische Pflegearbeit geeignet.

Recovery ist untrennbar mit dem Gezeiten-Modell verbunden. Recovery sollte aber nicht als Konzept oder Modell missverstanden werden. Recovery ist eine Grundhaltung, die einen Selbstverstehens- und Entwicklungsprozess der eigenen Person voraussetzt, bevor er anderen Menschen angetragen wird. Dieser Prozess findet im besten Falle auch nie ein Ende.

Literatur

Antonovsky, A. (1997). *Salutogenese. Zur Entmystifizierung der Gesundheit.* Tübingen: DGVT.

BAPP (Bundesinitiative Ambulante Psychiatrische Pflege). (2003). *Tätigkeitskatalog Ambulante Psychiatrische Pflege.* Verfügbar unter https://www.bapp.info/texte/taetigkeiten.pdf

BAPP (Bundesinitiative Ambulante Psychiatrische Pflege). (2006). *Anforderungen an Qualifizierung im Bereich der Ambulanten Psychiatrischen Pflege (APP) [Positionspapier].* Verfügbar unter https://www.bapp.info/texte/fwb-pospap.pdf

BAPP (Bundesinitiative Ambulante Psychiatrische Pflege). (2008). *Was ist psychiatrische Pflege?* Verfügbar unter http://www.bapp.info/texte/psychpfl.pdf

Barker, P. & Buchanan-Barker, P. (2005). *The Tidal Model. A Guide for Mental Health Professionals.* London, New York: Routledge.

Barker, P. & Buchanan-Barker, P. (2007). *Kongressband 4. Dreiländerkongress Pflege in der Psychiatrie. Kompetenz – zwischen Qualifikation und Verantwortung.* Bielefeld: Bethel.

Barker, P. & Buchanan-Barker, P. (2008). Eine Klärung der grundlegenden Werte von Recovery: Die 10 Tidal Verpflichtungen. *Zeitschrift für Pflegewissenschaft und psychische Gesundheit, 2*(1), 12–22.

Barker, P. & Buchanan-Barker, P. (2013). *Das Gezeiten-Modell. Der Kompass für eine recovery-orientierte, psychiatrische Pflege.* Bern: Huber.

Barker, P. & Buchanan-Barker, P. (2020). *Das Gezeiten-Modell. Der Kompass für eine recovery-orientierte, psychiatrische Pflege.* Bern: Huber.

Barker, P. & Buchanan-Barker, P. [Lena Wiklund Gustin]. (2015, 3 November). Tidal Model Sundbyholm [YouTube]. Abgerufen von https://www.youtube.com/watch?v=fmKedGLyOk8&feature=youtu.be

Behrens, J. & Langer, G. (2016). *Evidence-based Nursing and Caring* (4. Aufl.). Bern: Hogrefe.

Bengel, J., Strittmatter, R. & Willmann, H. (2001). *Was erhält Menschen gesund? Antonovskys Modell der Salutogenese – Diskussionsstand und Stellenwert* (Bd. 6). Köln: BZgA.

BMG (2016). *Sozialgesetzbuch (SGB V). Fünftes Buch: Gesetzliche Krankenversicherung. § 135a SGB V. Verpflichtung der Leistungserbringer zur Qualitätssicherung.* Regensburg: Walhalla und Praetoria.

Fawcett, J. (1998). *Konzeptionelle Modelle der Pflege im Überblick.* Bern: Huber.

Fawcett, J. (1999). *Spezifische Theorien der Pflege im Überblick.* Bern: Huber.

Hahn, S., Stefan, H., Abderhalden, C., Needham, I., Schulz, M. & Schoppmann, S. (Hrsg.). (2012). *«Gesundheitsförderung und Gesundheitskompetenz» Eine Herausforderung für die psychiatrische Pflege in Praxis – Management – Ausbildung – Forschung.* Bern: Verlag Abt. Forschung/Entwicklung Pflege und Pädagogik.

Hülsken-Giesler, M. (2018, 15 November). Wie viel Digitales verträgt Soziales? [Vorlesungsfolien]. Abgerufen von https://www.demenz-sh.de/wp-content/uploads/2018/12/Prof.-Manfred-H%C3%BClsken-Giesler-wie-viel-Digitales.pdf

Hülsken-Giesler, M., Brandenburg, H. & Sirsch, E. (Hrsg.). (2016). *Vom Zauber des Anfangs und von den Chancen der Zukunft. Festschrift zum 10-jährigen Bestehen der*

Pflegewissenschaftlichen Fakultät an der Philosophisch-Theologischen Hochschule Vallendar. Bern: Hogrefe.

Miller, W. R. & Rollnick, S. (2005). *Motivierende Gesprächsführung* (2. Aufl.). Freiburg: Lambertus.

Oevermann, U. (1996). Theoretische Skizze einer revidierten Theorie professionalisierten Handelns. In A. Combe & W. Helsper (Hrsg.), *Pädagogische Professionalität. Untersuchungen zum Typus pädagogischen Handelns* (S. 70–182). Frankfurt/Main: Suhrkamp.

Neumann-Ponesch, S. (2013). *Modelle und Theorien in der Pflege* (3. Aufl.). Wien: facultas.

Prochaska, J. & DiClemente, C. (1982). Trans-Theoretical Therapy – Toward A More Integrative Model of Change. *Psychotherapy: Theory, Research & Practice, 19,* 276–288.

Remmers, H. (2014). Pflegewissenschaft – Disziplinarität und Transdisziplinarität. *Pflege & Gesellschaft, 19*(1), 5–75.

Richter, D. & Hahn, S. (2009). Formelles und informelles Aufgabenprofil in der ambulanten psychiatrischen Pflege aus Sicht von Pflegenden: Eine Meta-Synthese. *Pflege, 22*(2), 129–142.

Richter, D., Schwarze, T. & Hahn, S. (2014). Was ist gute psychiatrische Pflege? *Psychiatrische Pflege Heute, 20*(3), 125–131.

Theune, M. (2016). *The Tidal Model (Barker & Buchanan-Barker): Ein theoretischer Bezugsrahmen für die Ambulante Psychiatrische Pflege (APP)?* Verfügbar unter https://www.bapp.info/archiv/The-Tidal-Model_qual-Analyse_Theune-2016.pdf

Weidner, F. (2004). *Professionelle Pflegepraxis und Gesundheitsförderung. Eine empirische Untersuchung über Voraussetzungen und Perspektiven des beruflichen Handelns in der Pflege* (3. Aufl.). Frankfurt: Mabuse.

Weißflog, S., Schoppmann, S. & Richter, D. (2016). Aufgaben und Tätigkeiten der Ambulanten Psychiatrischen Pflege in der Schweiz und in Deutschland: Ergebnisse eines länderübergreifenden Forschungsprojektes. *Pflegewissenschaft, 18,* 180–191.

19 Das Gezeiten-Modell in der Gerontopsychiatrie

Sabine Brüchmann

Recovery ist heutzutage in aller Munde. Das Gezeiten-Modell unterstützt Pflegefachpersonen, diesen Begriff auch mit Leben zu füllen. Hildegard Peplau definiert Pflege als einen therapeutisch bedeutenden, interpersonellen Beziehungsprozess. Die unterschiedlichen Rollen der Patienten und der Pflegefachpersonen sowie die dazwischen bestehende Dynamik haben eine entscheidende Bedeutung in der Pflegesituation (Peplau, 2009). Die Kontakt- und Beziehungspflege ist Grundlage und Ausgangspunkt unseres an dem Menschen ausgerichteten pflegerischen Handelns und Verständnisses. Von Anfang an sind die Patienten der Experte in der Dynamik zwischen sich und der Pflegefachperson. Er kennt sein eigenes Sein, seine Probleme und die persönlichen Ziele, seien sie nah oder fern, am besten und ist darum als Fachmann seines Lebens, zu dem auch die Erkrankung zählt, anzusehen, einzubinden und zu respektieren (Sachse, 2016). In der psychiatrischen Beziehungsgestaltung gilt es für die Pflegefachpersonen, den PatientInnen Hilfe zur Selbsthilfe anzubieten. Es müssen gemeinsam Wege aus der Krise gesucht, gefunden und gegangen werden (Noelle, 2015). Die hier beschriebenen Definitionen und professionellen Haltungen gelten in der Gerontopsychiatrie, genauso wie zum Beispiel auf Stationen der Allgemeinpsychiatrie oder Abhängigkeitserkrankungen.

Im Gezeiten-Modell werden die Definitionen der psychiatrischen Pflege und der therapeutischen Beziehungsgestaltung zusammengeführt. Dies wird unter anderem durch die in diesem Buch beschriebenen sechs philosophischen Annahmen sowie den zehn Verpflichtungen vermittelt. In der Arbeit mit Menschen, die an einer Suchterkrankung oder einer Depression leiden, hat sich das Gezeiten-Modell schon bewährt. Warum also nun ein extra Kapitel für die Gerontopsychiatrie? Wenn das Gezeiten-Modell Menschen mit einer Abhängigkeitserkrankung oder Depression dahingehend unterstützt, sich ihrer Selbstwirksamkeit wieder bewusst zu werden und sie zu empowern, eine aktivere Rolle im Behandlungsprozess einzunehmen, warum sollte das für Menschen über 65 Jahre mit einer Altersdepression oder Suchterkrankung nicht auch gelten? Die Assessments und ihre Wirkungen auf die Beziehungsgestaltungen sowie dem Krankheitsmanagement werden in diesem Buch ausführlich dargestellt. Die erzielten Ergebnisse sind grundsätzlich auch in der Gerontopsychiatrie zu erreichen.

Bei der Literaturrecherche und Studienanalyse musste leider festgestellt werden, dass es wenig bis keine Konzepte und Erfahrungen bezüglich Empowerment spezifisch für die Gerontopsychiatrie gibt. Woher kommt die fast automatische Distanzierung bei empowermentorientierten Themen, sobald die Gerontopsychiatrie ins Gespräch kommt? Dies mag unter anderem auch daran liegen, dass gerade Dinge, wie Selbstwirksamkeit oder die eigene Macht des Selbst, besonders älteren, kranken Menschen schnell abgesprochen und der Verlust von Fähigkeiten als normaler Alterungsprozess verkannt wird. Bei dem Gedanken an die Gerontopsychiatrie entsteht das Bild des alten, hilflosen und verwirrten Menschen. Doch dieses Bild wird weder der vielfältigen Arbeit in der Gerontopsychiatrie noch den Menschen, die in der Gerontopsychiatrie behandelt, betreut und versorgt werden, gerecht. Dass der Gedanke «geht nicht – gibt's nicht» auch für die Gerontopsychiatrie zutrifft, wurde 2019 auf der 8. Insights-Tagung des Studienganges Psychiatrische Pflege/Psychische Gesundheit PP16.2 der Fachhochschule der Diakonie Bielefeld mit dem Vortrag «Empowerment in der Gerontopsychiatrie» eindrücklich dargestellt (Döllner, Brüchmann & Redzinski, 2019).

Das Ziel dieses Kapitels ist es, einen Überblick über die Vielfältigkeit der Gerontopsychiatrie zu geben und die Wichtigkeit des Themas Recovery in der Gerontopsychiatrie aufzuzeigen. Im Weiteren wird sich kritisch mit der Frage auseinandergesetzt, ob das Gezeiten-Modell auch Auswirkungen auf die Selbstwirksamkeit bei Menschen mit Demenz haben kann. Abschließend erfolgt eine thematische Zusammenfassung zum Thema «das Gezeiten-Modell in der Gerontopsychiatrie».

Die Gerontopsychiatrie

Als Teilgebiet der Psychiatrie befasst sich die Gerontopsychiatrie mit der diagnostischen Abklärung und der Behandlung psychisch Erkrankter vorwiegend ab dem 65. Lebensjahr. Krankheitsbilder, die in der Gerontopsychiatrie vorkommen, sind unter anderem

- leichte bis schwere depressive Störungen,
- Demenzerkrankungen,
- Ängste und Anpassungsstörungen,
- Schizophrenien und wahnhafte Störungen,
- Suchterkrankungen
- oder auch posttraumatische Belastungsstörungen (Glaser, 2018).

Dazu kommt es häufig auch zu chronischen Krankheitsverläufen und es tritt eine Multimorbidität bei älteren Menschen auf. Durch den demographischen Wandel muss sich die Gerontopsychiatrie auch mit neuen Krankheitsbildern auseinandersetzen. Dies zeigt sich vor allem bei der Zunahme der Abhängigkeitserkrankungen auch aus dem illegalen Konsumbereich oder Erkrankungen aus dem Teilgebiet der Psychosomatik. Da diese zuvor nicht bzw. deutlich weniger in der Gerontopsychiatrie vorrangig zu behandeln waren, stellen sie das Versorgungssystem vor neue Herausforderungen. Dies macht die Fachdisziplin sicher auch so vielseitig und spannend (Döllner et al., 2019).

Ziele der Gerontopsychiatrie sind

- die Lebensqualität zu verbessern,
- die fortschreitenden Erkrankungen aufzuhalten oder eine Remission zu erreichen
- sowie die bestehenden Fertigkeiten und sozialen Netzwerke zu fördern (Glaser, 2018).

Recovery im Alter

Im Jahr 2007 haben Knuf, Osterfeld und Seibert in ihrem Buch «Selbstbefähigung fördern. Empowerment in der psychiatrischen Arbeit» nachvollziehbar dargestellt, warum Empowerment und Selbstwirksamkeit zu den Kernelementen des recovery-orientierten Prozesses gehören.

a) *Empowerment im Alter*
Wenn Menschen befähigt werden, (wieder) selbstbestimmt Umstände des eigenen Lebens mitzugestalten und darüber zu bestimmen, sprechen wir von Empowerment. Die zentrale Botschaft von Empowerment ist also «Macht». Die eigene Macht zu haben, etwas selbst zu tun, zu verändern, aber auch einen Ist-Zustand zu erhalten. Dazu bedarf es an Vertrauen in die eigenen Kräfte und Fähigkeiten (Schlesselmann, 2007).

Das Ziel von Empowerment ist es:

- vorhandene Fähigkeiten der Adressaten sozialer Dienstleistungen zu autonomer Lebensorganisation zu kräftigen,
- Ressourcen freisetzen, mit deren Hilfe sie die eigenen Lebenswege und Lebensräume selbstbestimmt gestalten können
- und die Selbstgestaltungskräfte der Menschen zu fördern (Herriger, 2006).

In der Psychiatrie bedeutet dies, dass Bedingungen so zu gestalten sind, dass psychiatrieerfahrene Menschen am besten nicht in einen Zustand der Demoralisierung kommen bzw. sie gezielt dabei unterstützt werden, sich aus dieser Lage wieder zu befreien (Muss, 2002).

Im Alter sind meist durch körperliche Beeinträchtigungen häufig auch die Fähigkeiten zum selbstbestimmten Älterwerden, die Nutzung von alten und neuen Ressourcen oder internen Kontrollüberzeugungen begrenzt. Älter werdende Menschen sind sich ihrer eigenen Fähigkeiten immer weniger bewusst bzw. erleben den voranschreitenden Verlust der eigenen Fähigkeiten als bedrohlich und beängstigend. Hinzu kommt, dass es älteren Menschen mit psychischen Erkrankungen häufig an Kenntnissen über den Nutzen und die gute Wirksamkeit von psychotherapeutischer Behandlung fehlt (Hauke, 2017).

Doch auch durch die Gesellschaft wird Menschen, die sich in einem Alter befinden, in welchem das Leben seinen körperlichen Tribut fordert und auch die geistige Leistungsfähigkeit nachlassen kann, diese Macht oft abgesprochen. Auch in Fachkreisen bestand lange die grundsätzliche Annahme, dass der Mensch im Alter seine Entwicklungsfähigkeit verliert. Bei Menschen mit Demenz kommt erschwerend hinzu, dass aufgrund der Erkrankung kognitive Fähigkeiten verloren gehen bzw. nicht mehr vollumfänglich vorhanden sind, über welche Psychotherapiepatienten aber verfügen sollten (Gutzmann & Zank, 2005).

All diese Annahmen konnten inzwischen revidiert werden. Psychologische Interventionen können dabei helfen, kognitive und emotionale Störungen mit den damit verbundenen psychosozialen Beeinträchtigungen und Einschränkungen in der Aktivität zu verringern und damit ein Höchstmaß an Wohlbefinden zu erreichen (Fischer-Terworth, Probst, Glanzmann & Knorr, 2009). Die eigenen Fähigkeiten zu erarbeiten, verstärken und bewusst zu machen, ist auch oft Ziel in der Psychotherapie. Durch das Bewusstsein der eigenen Macht steigt nicht nur das Selbstbewusstsein. Das Vertrauen in die eigene Stärke und das eigene Leistungsvermögen ist auch ein wichtiges Merkmal der Resilienz. Mittlerweile werden auch für Menschen mit Demenz spezifische Interventionen in klinischen Behandlungsleitlinien empfohlen (Smith, 2018).

Durch die vorangegangenen beschriebenen Haltungen und Annahmen kommt es nicht selten zu einer Entmachtung in Alter. Empowerment in der Gerontopsychiatrie zielt auf die grundlegende Veränderung im Alter hin. Hierbei ist es die Aufgabe, eine Hilfe für die Betroffenen zu sein, damit sie ihre Probleme bewältigen können (Muss, 2002).

b) *Selbstwirksamkeit im Alter*

In den 70er Jahren entwickelte Bandura das Konzept der Selbstwirksamkeitserwartung. Hier wird «Selbstwirksamkeit» mit dem «Vertrauen in die eigenen Fähigkeiten» beschrieben (Bandura, 1986). Selbstwirksamkeit ist also das Bewusstsein, Situationen/Erlebtes durch sich selbst, durch das eigene Handeln und durch eigene Entscheidungen zu bestimmen oder zumindest zu beeinflussen. Diese Gewissheit baut sich im Laufe des Lebens auf, wenn wir verschiedene Fähigkeiten im Leben erlernen sowie unterschiedliche Situationen und Herausforderungen im Verlauf unseres Daseins meistern.

Im Stadium des «Alterns» muss sich der Mensch mit der Herausforderung des Abbaus der körperlichen und ggf. kognitiven Leistungsfähigkeit auseinandersetzen. Aber auch Veränderungen wie Rente oder Verlust von Freunden und Familie stellen die Menschen in diesem Stadium vor neue Aufgaben. Diese neuen Situationen können mit den eigenen Fähigkeiten vielleicht nicht mehr so wie früher bewältigt werden. Doch dies bedeutet nicht, dass alte Menschen grundsätzlich Herausforderungen des Lebens und des Alltags überhaupt nicht mehr meistern können. Und doch ist genau dieses Lebensstadium die Phase, in der Menschen die Selbstwirksamkeit durch die Gesellschaft oft abgesprochen wird. Doch wieso sollten Menschen in einem höheren Lebensalter ihre Macht des Selbst ablegen? Wenn das Umfeld diese Menschen aber nicht selbstwirksam sein lässt, sie also, wie Kitwood es nennt «disempowerment – zur Machtlosigkeit verurteilt», wie soll der betroffene Mensch dann noch weiterhin Vertrauen in seine Fähigkeiten haben oder sich diesen bewusst sein (Kitwood, 2013)? Denn oft lässt uns nur der Glaube und das Vertrauen in die eigenen Fähigkeiten und Kompetenzen so manche Handlung ausführen.

Wohlbefinden im Alter

Doch warum ist recovery-orientiertes Arbeiten wichtig und was bewirken wir, wenn wir Patienten unterstützen, ihre Selbstwirksamkeit wieder wahrzunehmen und sie dadurch zu empowern? Wenn wir uns mit der vielfältigen Literatur befassen, können wir feststellen, dass die Bedeutung der Selbstwirksamkeit schon oft herausgearbeitet wurde, meist nur mit verschiedenen Begriffen.

So wird zum Beispiel im motivationstheoretischen Ansatz davon ausgegangen, dass Wohlbefinden entsteht, wenn unter anderem Bedürfnisse befriedigt werden (Sauter, 2011).

Die Maslowsche Bedürfnishierarchie spricht von einem Individualbedürfnis und dem Bedürfnis nach Selbstverwirklichung. Hier ist das Bedürfnis nach Selbstwirksamkeit bei den Individualbedürfnissen (Freiheit und Unabhängigkeit), aber auch bei der Selbstverwirklichung (sein Potenzial möglichst ausschöpfen) zu finden. Individualbedürfnisse sind Defizitbedürfnisse. Solange sie nicht erfüllt sind, stellt sich keine Zufriedenheit ein. Die Selbstverwirklichung ist ein Wachstumsbedürfnis und die Erfüllung von Wachstumsbedürfnissen macht glücklich. Zufriedenheit und Glück wiederum sind zwei Teile der Summe, die wir Lebensqualität nennen.

Wohlbefinden kann in vier Dimensionen (körperlich, psychisch, soziokulturell und spirituell) aufgeteilt werden. Im Bereich der psychischen Dimension spielt das Selbstwirksamkeitserlebnis eine wichtige Rolle (Sauter, 2011).

Doch gehen wir einen Schritt weiter, wie sieht es mit dem Wohlbefinden bei Menschen mit Demenz aus? Tom Kitwood hat die Bedürfnisse für ein erfülltes Wohlbefinden von Menschen mit Demenz beschrieben, hier gehört die Identität dazu (2013). Bei der Identität spielen Selbstachtung und Selbstwirksamkeit maßgebliche Rollen.

Hinzu kommt die Bedeutung des psychosozialen Umfelds auf die Gesundheit. Das schon erwähnte Phänomen des «disempowerment» beschreibt eine der 17 Formen der personalen Beeinträchtigung, die Tom Kitwood unter dem Begriff «maligne Sozialpsychologie» zusammengefasst hat. Eine Sozialpsychologie, die soziale, psychische und allgemeine Dispositionen bereithält, die, für sich genommen, Menschen nicht nur krank machen, sondern zusätzlich auch den Verlauf einer Demenz verschärfen können.

In Studien, wie der Basler Interdisziplinären Altersstudie, konnte festgestellt werden, dass das psychische und soziale Wohlbefinden nicht vom Alter abhängig ist. Ein höheres Alter beeinträchtigt eher das körperliche Wohlbefinden. Objektive Bedingungen wie Krankheit sind nicht entscheidend für die eigene Bewertung der persönlichen Lebensqualität. Entscheidend ist, wie der Mensch seine Situation erlebt und wie viel Kontrolle er über sich und seine Situation ausüben kann (Perrig-Chiello, Stähelin & Perrig, 1999).

Da es ein erklärtes Pflegeziel und zumeist Bestandteil einer jeden Pflegeintervention ist, das Wohlbefinden, in all seinen Möglichkeiten und Definitionen, zu ermöglichen (Sauter, 2010), liegt es auch in unserer Verantwortung, Patienten unabhängig ihres Alters dahingehend zu unterstützen, ihre Selbstwirksamkeit wahrzunehmen und sich der eigenen Macht wieder bewusst zu werden.

Pflegemodelle mit unterschiedlichen Reichweiten helfen professionell Tätigen dabei, die Pflegepraxis recovery-orientiert zu gestalten. Diese Modelle und Konzepte helfen unter anderem dabei, den Zusammenhang zwischen dem eigenen Handeln und den Auswirkungen auf das Wohlbefinden zu erkennen. Eigens für die Psychiatrie wurde von Phil Barker und Poppy Buchanan-Barker das Gezeiten-Modell entwickelt. Das Verstehen von Personen steht hier zentral im Vordergrund (Abderhalden, 2011). Auch wenn diese Modelle und Konzepte nicht alle explizit auf die Gerontopsychiatrie gemünzt sind, so unterstützen diese Pflegemodelle und Pflegetheorien psychiatrisch Pflegende dabei, auch gerontopsychiatrische Patienten und Klienten im Sinne von Empowerment und der eigenen Selbstwirksamkeit pflegerisch zu begleiten und zu betreuen.

Das Gezeiten-Modell bei Menschen mit Demenz

Um den Zusammenhang zwischen dem eigenen Handeln und den Auswirkungen zu erkennen, müssen die Ebenen des «Denkens», «Fühlens» und «Handelns» angesprochen werden. So wird die eigene Fähigkeit wahrgenommen, Situationen, die sich aufgrund des eigenen Tuns verändert haben, zu erkennen und im weiteren Verlauf zielgerichtet anzuwenden. Dadurch wird das Bewusstsein der eigenen Selbstwirksamkeit gestärkt (Kirchhof, 2017). Es kann also davon ausgegangen werden, dass es zur Umsetzung der Recovery-Konzepte ein Mindestmaß an Kommunikations- sowie Reflexionsfähigkeit bedarf. Gerade diese Fähigkeiten gehen im Verlauf einer demenziellen Erkrankung verloren. Doch hierbei ist stets die benötigte Qualität der Funktionalität zu reflektieren. Berücksichtigt man, dass der kognitive Fähigkeitsverlust bei jedem Patienten unterschiedlich ist, was die Intensivität und den zeitlichen Verlauf betrifft, so kann nicht grundsätzlich gesagt werden, dass Menschen mit Demenz keine Selbstwirksamkeit erleben können.

Es ist nicht ausschlaggebend, dass Patienten wissen, in welchem Krankenhaus sie sich befinden oder welcher Wochentag ist. Eine wesentlich größere Bedeutung hat die Fähigkeit, Antworten auf Fragen wie: «Was ist mir wichtig» und «Was ärgert mich gerade am meisten» geben zu können.

So haben Kollegen, die nach dem Gezeiten-Modell arbeiten, im Rahmen von Experten-Interviews berichtet, dass sie trotz bestehender Skepsis, ob das Gezeiten-Modell mit kognitiv eingeschränkten Menschen angewandt werden kann, das Gefühl haben, dass durch die Gespräche auf Grundlage des Gezeiten-Modells das Selbstvertrauen in die eigene Selbstwirksamkeit auch bei Patienten mit kognitiven Einschränkungen zumindest für diesen Moment gestärkt werden kann. Und dieser Hinweis, dass «für den Moment» das Selbstvertrauen gestärkt werden konnte, bringt es auf den Punkt! Menschen mit Demenz können Selbstwirksamkeit erleben. Vielleicht nicht mehr mit der Nachhaltigkeit, wie es vor der Erkrankung möglich gewesen wäre. Aber Gefühle wie Glück, Zufriedenheit und Wohlbefinden sind auch in Momentaufnahmen kostbar und erhöhen die Lebensqualität. Denn wie es medizinisch, therapeutisch und pflegerisch schon lange erwiesen ist: das Herz wird nicht dement. Gerade Menschen, die an einer dementiellen Entwicklung leiden und sich selbst und ihre Selbstständigkeit unabdingbar verlieren werden, bedürfen einer solche Verstärkung (Brüchmann, 2019).

Da es begründete Erkenntnisse gibt, dass Menschen mit Demenz zuverlässige Angaben und Rückmeldung zur eigenen wahrgenommenen Lebensqualität geben können, sind die Konzepte des Wohlbefindens und der Lebensqualität auch in der Pflege und Betreuung von Menschen mit Demenz individuell förderbar (Leipold & Zank, 2002). Ein Aspekt dieser Förderung ist es, die individuelle Selbstwirksamkeit der demenzerkrankten Menschen zu erkennen, zu stärken und zu erhalten. Deswegen ist es nicht nur unser Auftrag, sondern auch unsere Verpflichtung, Pflegetheorien und Pflegemodelle so zu gestalten und umzusetzen, dass auch Menschen mit Demenz ihre Selbstwirksamkeit so lange und so frei wie möglich ausleben und erleben können.

Zusammenfassung und Fazit

Das Besondere in der Gerontopsychiatrie ist, dass es sich bei den Patienten und Patientinnen um Menschen handelt, die aufgrund ihres vorangeschrittenen Alters eine große Lebenserfahrung haben. Diese gilt es zu würdigen und ihnen mit Respekt entgegenzutreten (Noelle, 2015). Es ist ein besonderes Maß an Empathie notwendig, gerade wenn die Pflegefachpersonen um ein vielfaches jünger sind als die Patienten. Denn sie haben schon viele Krisen im Leben bewältigt, kommen jetzt mit einem Problem zu uns und wollen nicht belehrt werden, wie sie dieses oder jenes hätten besser machen sollen. Es geht darum, die bisherige Lebensform mit zu berücksichtigen, wenn es um die Strategieentwicklung im Krankheitsmanagement geht; es geht darum, auch die schwindenden Fähigkeiten nicht an den Pranger zu stellen, sondern die vorhandenen hervorzuheben und gezielt einzusetzen und zu erhalten (Döllner et al., 2019).

Die sechs philosophischen Annahmen sowie die zehn Verpflichtungen und die dazugehörigen Befähigungen zielen auf genau diesen Anspruch ab. Hier seien als Beispiel «Der Wert der ehrlichen Neugierde, die Person und dessen Geschichte kennenzulernen» oder «Die Kraft der Ressourcen, die auf dem Weg zu einem verbesserten Befinden eine Unterstützung darstellen» genannt. Auch die Verpflichtungen «Die persönliche Stimme wertschätzen» und «Die Sprache respektieren» entsprechen der oben beschriebenen Haltung.

Durch das Erfragen der aktuellen Gefühlssituation und dem gemeinsamen Priorisieren der Probleme, welche der Patient mit seinen eigenen Worten formuliert hat, können zum Beispiel gerade zu Beginn einer dementiellen Erkrankung betroffene Menschen unterstützt werden, ihre vorhandene Selbstwirksamkeit wahrzunehmen und einzusetzen. Für den einen mag es die schlimmste Vorstellung sein, seine Familie und sein Leben zu vergessen. Hier können gemeinsam sogenannte externe Erinnerungsspeicher gestaltet werden. Für den anderen überwiegt die Sorge, abhängig von anderen zu sein. Hier können die eigene Macht und Selbstwirksamkeit vermittelt werden, in dem derjenige von Beginn an im Auf- und Ausbauen eines Versorgungsnetzes aktiv eingebunden wird.

Werden die Krankheitsbilder (S. 235), die in der Gerontopsychiatrie behandelt werden, mit den Aspekten des Recovery im Alter (S. 236) sowie dem erklärten Pflegeziel des Wohlbefindens (S. 238) in Zusammenhang gebracht, zeigt sich deutlich, dass das Gezeiten-Modell in der Gerontopsychiatrie Anwendung finden kann und auch sollte. Eine motivierende und mutmachende Haltung, die von Pflegefachpersonen ausgeht, kann das Empowerment gerade bei älteren Menschen fördern (Kremer & Schulz, 2016).

Die Autorin dieses Kapitels ist sich sicher, dass das Gezeiten-Modell auch bei Patienten, mit oder ohne kognitive Einschränkungen, in der Gerontopsychiatrie positive Auswirkungen auf die wahrgenommene Selbstwirksamkeit hat. Es bedarf hierzu eine offene Haltung der Pflegefachpersonen und eine hohe Fachkompetenz bezüglich anderer Pflegemodelle, die das Gezeiten-Modell im Krankheitsverlauf gegebenenfalls ergänzen. So wird zum Beispiel die Angehörigenarbeit bei der Begleitung von demenzerkrankten Menschen im voranschreitenden Krankheitsverlauf zunehmend an Bedeutung gewinnen. Doch dies soll und kann nicht als Widerspruch bei der Entscheidung, ob das Gezeiten-Modell in der Gerontopsychiatrie oder ganz speziell bei Menschen mit Demenz angewendet werden kann, herangezogen werden. Pflegefachpersonen müssen das Fachwissen, den Mut und die zeitlichen sowie personellen Rahmenbedingungen haben, um die Pflegemodelle individuell nach den Bedürfnissen der Patienten einzusetzen und diese gegebenenfalls, je nach Erfordernis der Patienten, miteinander zu verknüpfen.

Im Jahr 2013 formulierten Phil Barker und Poppy Buchanan-Barker den Anspruch, dass es keine kompromisslosen Regeln geben darf, ab «wann» im Krankheitsverlauf das Gezeiten-Modell angewendet wird (Zuaboni, Burr & Schulz, 2013). Diese Aussage will die Autorin dieses Kapitels, umgewandelt, als Schlusswort nutzen.

Die Frage darf nicht sein, *ob* Menschen in der Gerontopsychiatrie durch das Gezeiten-Modell an Selbstbewusstsein bezüglich der eigenen Selbstwirksamkeit gewinnen, sondern *wie lange* sie von diesem Angebot profitieren.

Literatur

Abderhalden, C. (2011). Pflegetheorien. In D. Sauter, C. Abderhalden, I. Needham & S. Wolff (Hrsg.), *Lehrbuch Psychiatrische Pflege* (3. Aufl., S. 57–81). Bern: Huber.

Bandura, A. (1986). *Social foundations of thought and action. A social cognitive theory* (Prentice-Hall series in social learning theory). Englewood Cliffs: Prentice-Hall.

Brüchmann, S. (2019). *Selbstwirksamkeit bei Menschen mit Demenz. Die Auswirkungen des Gezeiten-Modells.* o. O.: GRIN Verlag.

Döllner, K., Brüchmann, S. & Redzinski, K. (2019, 8 März). Empowerment in der Gerontopsychiatrie [Vorlesungsfolien]. Abgerufen von https://www.fh-diakonie.de/obj/Bilder_und_Dokumente/Fachtag_Insights/Empowerment_in_der_Gerontopsychiatrie_ppt.pdf

Fischer-Terworth, C., Probst, P., Glanzmann, P. G. & Knorr, C. C. (2009). Psychologische Interventionen bei demenziellen Erkrankungen. *Zeitschrift für Psychiatrie, Psychologie und Psychotherapie, 57*(3), 195–206.

Glaser, M. (beta Institut, Hrsg.). (2018). *Gerontopsychiatrische Einrichtungen.* Zugriff am 05.03.2018. Verfügbar unter https://www.betanet.de/gerontopsychiatrische-einrichtungen.html

Gutzmann, H. & Zank, S. (2005). *Demenzielle Erkrankungen. Medizinische und psychosoziale Interventionen* (Kohlhammer Urban-Taschenbücher, Bd. 17, 1. Aufl.). Stuttgart: Kohlhammer.

Hauke, C. (2017). Einleitung. In T. Supprian & C. Hauke (Hrsg.), *Störungsspezifische Psychotherapie im Alter. Das Praxisbuch* (S. 1–8). o. O.: o.V.

Herriger, N. (Deutscher Verein für öffentliche und private Fürsorge, Hrsg.). (2006). *Stichwort Empowerment. Materialien 1.* Zugriff am 05.03.2018. Verfügbar unter https://www.empowerment.de/empowerment.de/files/Materialien-1-Stichwort-Empowerment.pdf

Kirchhof, J. (2017). Das Gezeiten-Modell. *PADUA, 12*(5), 363–368.

Kitwood, T. (2013). Demenz. *Der person-zentrierte Ansatz im Umgang mit verwirrten Menschen.* Bern: Huber

Knuf, A., Osterfeld, M. & Seibert, U. (Hrsg.). (2007). *Selbstbefähigung fördern. Empowerment und psychiatrische Arbeit* (5., überarb. Aufl.). Bonn: Psychiatrie-Verlag.

Kremer, G. & Schulz, M. (2016). *Motivierende Gesprächsführung in der Psychiatrie* (Basiswissen, Bd. 23, 3. Aufl.). Köln: Psychiatrie Verlag.

Leipold, B. & Zank, S. (2002). Die Erfassung subjektiver Lebensqualität bei dementiell Erkrankten. Gütekriterien von Selbstbeurteilungsskalen. *Zeitschrift für Neuropsychologie, 13*(2), 139–148.

Muss, A. (2002). Empowerment. *Psychiatrische Pflege* (8), 277–284.

Noelle, R. (2015). *Grundlagen und Praxis gerontopsychiatrischer Pflege* (Better care, Bd. 3, 1. Aufl.). Köln: Psychiatrie-Verlag.

Peplau, H. E. (2009). *Zwischenmenschliche Beziehungen in der Pflege. Ausgewählte Werke* (2. Aufl.). Bern: Huber.

Perrig-Chiello, P., Stähelin, H. B. & Perrig, W. J. (Hrsg.). (1999). *Wohlbefinden, Gesundheit und kognitive Kompetenz im Alter. Ergebnisse der Basler Interdisziplinären Altersstudie IDA.* Bern: Haupt.

Sachse, R. (2016). *Therapeutische Beziehungsgestaltung* (2. Aufl.). Göttingen: Hogrefe.

Sauter, D. (2010). Wohlbefinden als Pflegeauftrag. *Psych. Pflege Heute, 16*(05), 234–240.

Sauter, D. (2011). Wohlbefinden. In D. Sauter, C. Abderhalden, I. Needham & S. Wolff (Hrsg.), *Lehrbuch Psychiatrische Pflege* (3. Aufl., S. 1086–1106). Bern: Huber.

Schlesselmann, E. (2007). Empowerment. *Psychiatrische Pflege Heute, 13*(5), 262–266.

Smith, G. (2018). *Psychiatrische Pflege – auf einen Blick. Psychische Gesundheit erhalten und fördern: Kurzlehrbuch zur psychischen Gesundheit.* Bern: Hogrefe.

Zuaboni, G., Burr, C. & Schulz, M. (2013). Interview mit Phil Barker und Poppy Buchanan-Barker. In G. Zuaboni, C. Burr & M. Schulz (Hrsg.), *Das Gezeiten-Modell. Der Kompass für eine recovery-orientierte, psychiatrische Pflege* (1. Aufl., S. 19–28). Bern: Huber.

Anhänge

Auf den folgenden Seiten finden Sie Blankoformulare einiger der zentralen Vorlagen des Gezeiten-Modells sowie eine bildliche Darstellung des Ablaufs im Gezeiten-Modell:

1. Das ganzheitliche Assessment
2. Die Einzelsitzung
3. Das Monitoring-Assessment
4. Der persönliche Sicherheitsplan
5. Schnupperkreuzfahrt durch das Gezeiten-Modell.

Anhang 1
Das ganzheitliche Assessment

Name:

Durchführende Pflegeperson:

Datum: **Uhrzeit:**

Weitere Anwesende:

Zusammenfassung:

Professionelle Bezugsperson:

Unterschrift: **Datum:**

Das ganzheitliche Assessment

Füllen Sie das Assessment möglichst bald nach Eintritt in die Einrichtung aus.

1. Erläutern Sie den Zweck des Assessments.

2. Ermutigen Sie zu aktiver Teilnahme.

3. Dokumentieren Sie die Namen der Person, der Bezugspflegeperson.

4. Dokumentieren Sie Datum und Uhrzeit.

5. Dokumentieren Sie die Namen weiterer Anwesender – z. B. Anwalt, Auszubildende(r), Freund.

6. Geben Sie eine kurze Zusammenfassung des Eintritts in die Einrichtung.

7. Informieren Sie die Person über die professionelle Bezugsperson und notieren Sie Details.

So begann alles:

So wirkte es sich auf mich aus:

So fühlte ich mich zu Anfang:

So haben sich die Dinge mit der Zeit verändert:

So beeinträchtigte dies meine Beziehungen:

Das ganzheitliche Assessment

Eintritt in die Einrichtung: «Was hat Sie hierhergeführt ... Wie kommt es, dass Sie jetzt hier sind?»

Ursprünge des Problems: «Wann ist Ihnen ... zum ersten Mal aufgefallen bzw. wann sind Sie sich ... zum ersten Mal bewusst geworden?»

Vergangene Problemfunktion: «... und wie hat Sie das zu Anfang beeinträchtigt?»

Frühere Emotionen: «... und wie haben Sie sich damals dabei gefühlt?»

Verlauf: «... und wie haben sich die Dinge mit der Zeit verändert?»

Beziehungen: «... und wie hat dies Ihre Beziehungen zu Menschen beeinträchtigt?»

So fühle ich mich jetzt:

Was bedeutet das meiner Ansicht nach?

Was sagt all dies über mich als Person aus?

Was muss jetzt geschehen/was möchte oder wünsche ich, das als nächstes geschieht?

Was soll die Pflegeperson meiner Erwartung nach für mich tun?

Das ganzheitliche Assessment

Bitten Sie um Erlaubnis, fortzufahren.

Gegenwärtige Emotionen: «... und wie fühlen Sie sich jetzt dabei?»

Ganzheitlicher Inhalt: «... und was sagt all dies über Sie als Person aus?»

Erfordernisse, Bedürfnisse, Wünsche: «... und was hoffen Sie, dass in diesen Punkten getan wird?»

Erwartungen: «... und was können wir Ihrer Ansicht nach hier in dieser Einrichtung für Sie tun?»

- Listen Sie die Hauptprobleme/-bedürfnisse der Person auf.
- Überprüfen Sie Ausdrucksweise und Formulierung mit der Person.
- Geben Sie für jedes Problem/Bedürfnis oder für «das Ganze» eine Bewertung ein.

	Leiden	Beeinträchtigung	Kontrolle

Evaluation des Problems oder Bedürfnisses

- In welchem Ausmaß belastet Sie dies?
- In welchem Ausmaß beeinträchtigt es Ihr Leben?
- In welchem Ausmaß können Sie es kontrollieren?

Leiden

kein 2 4 6 8 10

1 3 5 7 9 extremes

Beeinträchtigung

keine 2 4 6 8 10

1 3 5 7 9 extreme

Kontrolle

keine 2 4 6 8 10

1 3 5 7 9 vollständige

Menschen, die wichtig sind:

Dinge, die wichtig sind:

Vorstellungen oder Überzeugungen in Bezug auf das Leben, die wichtig sind:

Das ganzheitliche Assessment

Persönliche Ressourcen

Bitten Sie die Person, persönliche oder zwischenmenschliche Aktiva oder Ressourcen zu beschreiben, die bei der Lösung des Problems oder beim Erfüllen des Bedürfnisses helfen könnten.

Wer ist wichtig in Ihrem Leben – Familie, Freunde, Gruppen, andere? **Warum** sind sie für Sie wichtig?

Welche Dinge sind in Ihrem Leben wichtig – z. B. Geld, das Zuhause, Beruf etc.? **Warum** sind sie für Sie wichtig?

Welche **Überzeugungen** und **Werte** sind für Sie wichtig: in Bezug auf das Leben im Allgemeinen, den Glauben oder eine persönliche Philosophie? **Warum** sind diese Überzeugungen und Werte für Sie wichtig?

Woran erkenne ich, dass das Problem gelöst oder das Bedürfnis befriedigt wurde?

Was muss sich ändern, damit dies geschieht?

Das ganzheitliche Assessment

Auflösung

Bitten Sie die Person, zu beschreiben, wie es wäre, **ohne** das Problem zu sein oder das Bedürfnis **befriedigt** bekommen zu haben.

Woran erkennen Sie, dass das Problem gelöst oder das Bedürfnis befriedigt wurde?

Nennen Sie mir ein Beispiel, wie es dann wäre.

Was muss sich ändern, damit dies geschehen kann?

Wie wird sich diese Veränderung zeigen – in Ihnen, in anderen Menschen oder in jedem anderen Aspekt Ihres Alltags?

Anhang 2
Die Einzelsitzung

Name: Pflegeperson:	Datum: Uhrzeit:
3. Mein Ziel:	
Person 4. Was hat sich meines Erachtens geändert? 5. Was tat ich? 6. Was kann ich damit tun?	**Team** 10. Was haben wir erörtert?
7. Was werde ich als nächstes tun?	8. Wie wird das Team helfen?
11. Wie fand ich diese Sitzung?	9. Wie wird das Team allgemeine Unterstützung anbieten?
Unterschrift: Datum:	Unterschrift: Datum:

Anhang 3
Das Monitoring-Assessment

Das Monitoring-Assessment

- Wie fühle ich mich?
- Wie sicher und geborgen fühle ich mich (1 bis 10)?
- Was hilft mir jetzt?
- Wie hoch ist die Wahrscheinlichkeit, dass ich zu Schaden komme (1 bis 10)?
- Könnte man mir helfen, mich geborgener zu fühlen (1 bis 10)?
- Was könnte sonst noch hilfreich sein?
- Wie zuversichtlich bin ich (Person) (1–10)?
- Wie zuversichtlich sind Sie (Personal) (1–10)?

Anhang 4
Der persönliche Sicherheitsplan

Persönlicher Sicherheitsplan

Was kann ich tun, das mir helfen könnte, mich sicherer und geborgener zu fühlen?

____

____

____

____

____

____

____

____

Was können andere tun, das mir helfen könnte, mich sicherer und geborgener zu fühlen?

____

____

____

____

____

____

____

____

Anhang 5
Schnupperkreuzfahrt durch das Gezeiten-Modell

Esther Indermaur

Das Sanatorium Kilchberg hat sich die Förderung von Recovery zum Ziel gesetzt und verfolgt dies auf verschiedenen Wegen. Auf der akutpsychiatrischen Aufnahmestation, wo ich als Fachverantwortung tätig bin, bemühen wir uns, das Gezeiten-Modell in unsere tägliche Arbeit einfließen zu lassen. Genießen Sie Ihre Schnupperkreuzfahrt durch das Gezeiten-Modell von Phil Barker und Poppy Buchanan-Barker.

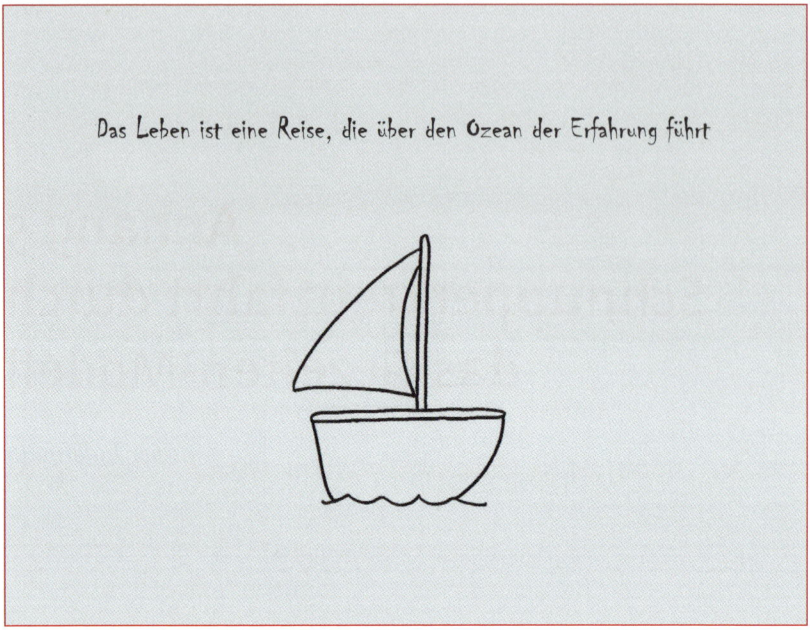
Das Leben ist eine Reise, die über den Ozean der Erfahrung führt

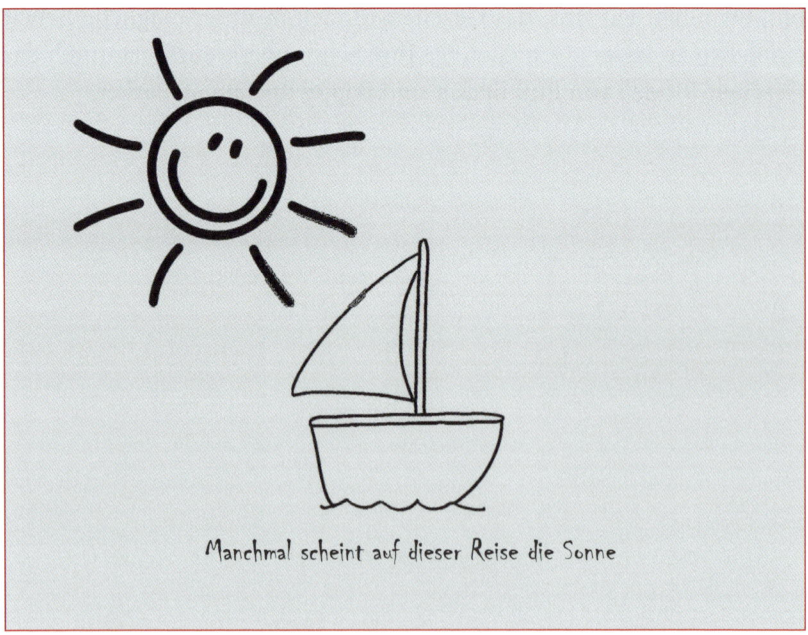
Manchmal scheint auf dieser Reise die Sonne

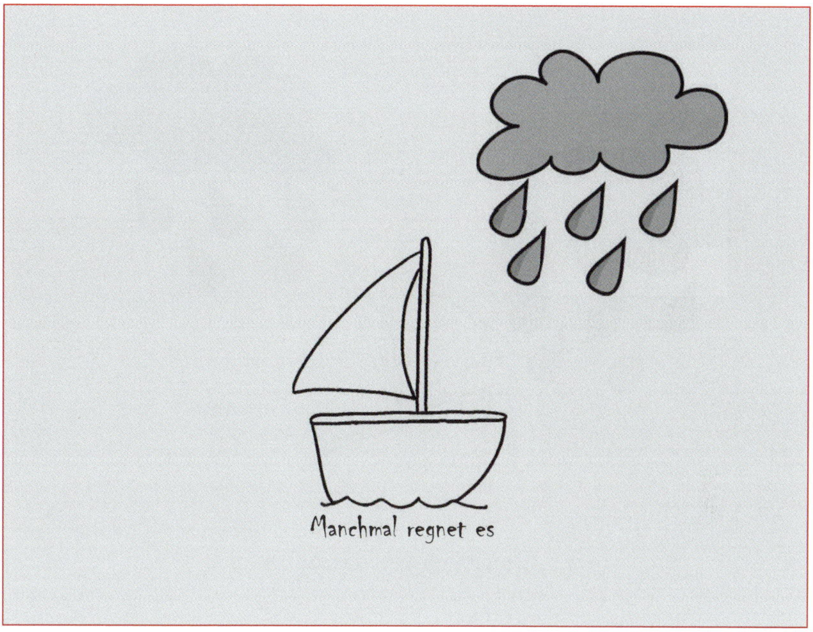
Manchmal regnet es

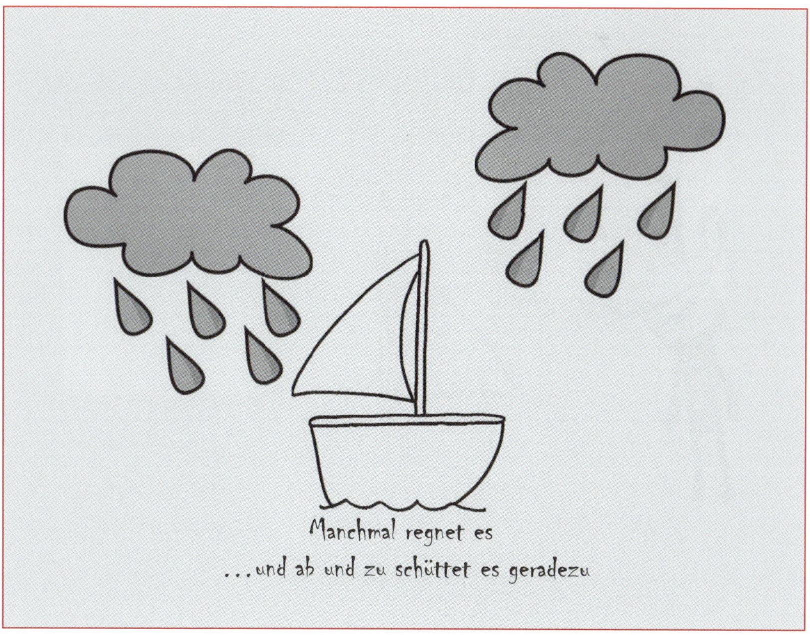
Manchmal regnet es
...und ab und zu schüttet es geradezu

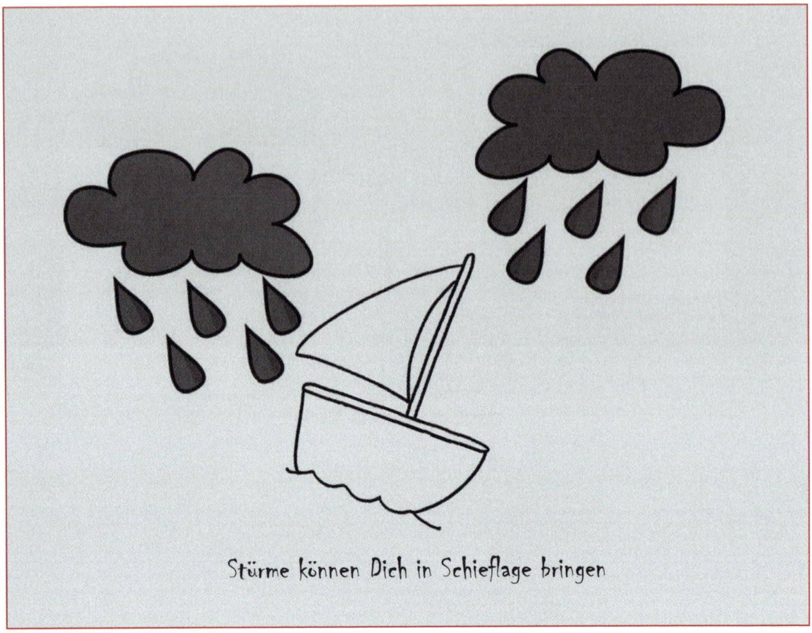
Stürme können Dich in Schieflage bringen

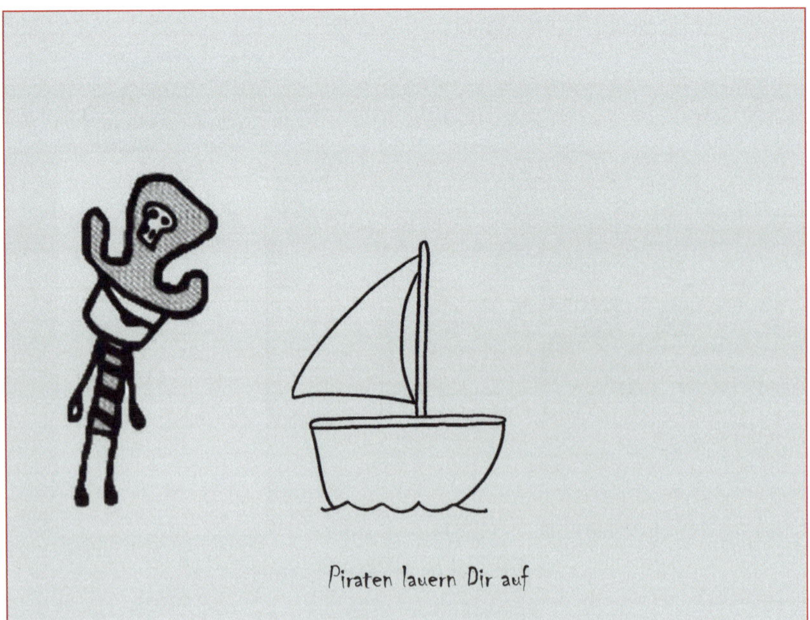
Piraten lauern Dir auf

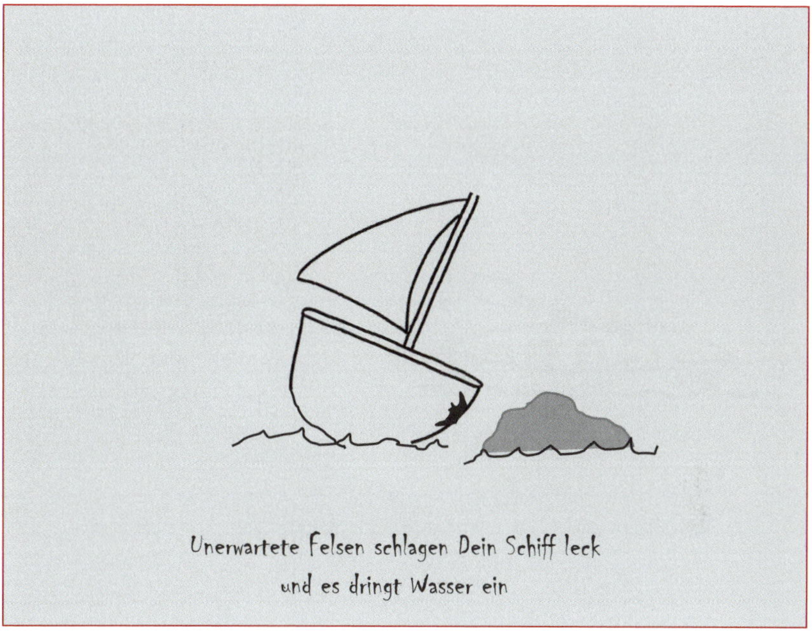
Unerwartete Felsen schlagen Dein Schiff leck
und es dringt Wasser ein

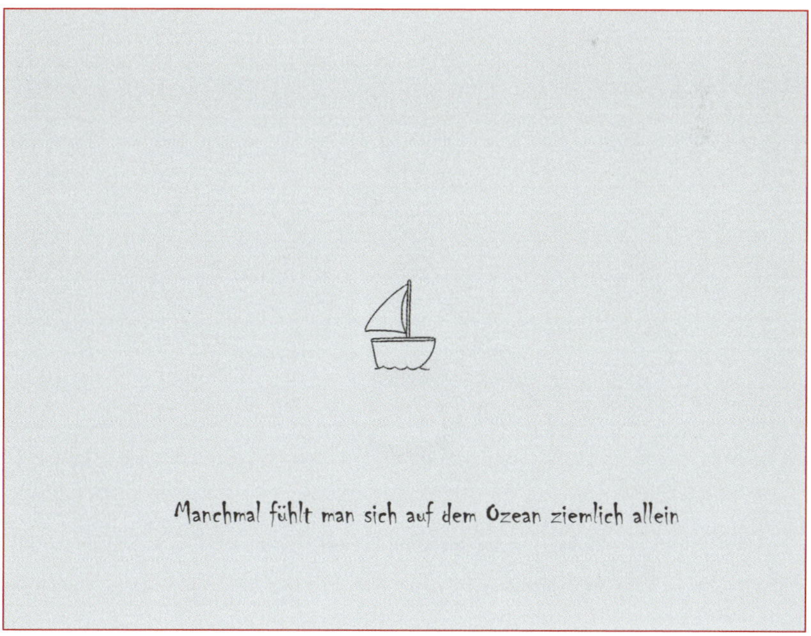
Manchmal fühlt man sich auf dem Ozean ziemlich allein

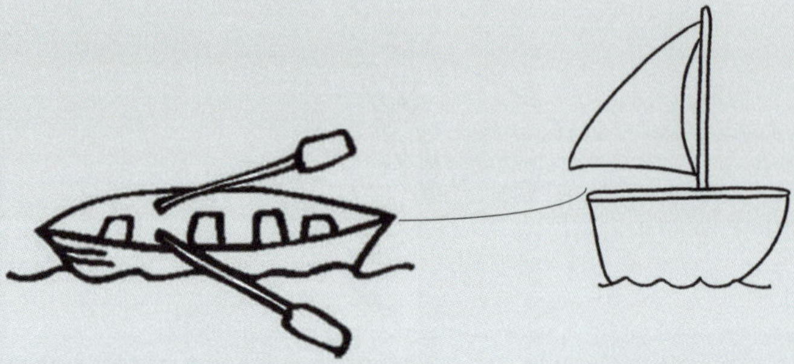

Dann ist es schön, wenn man in einen sicheren Hafen begleitet wird

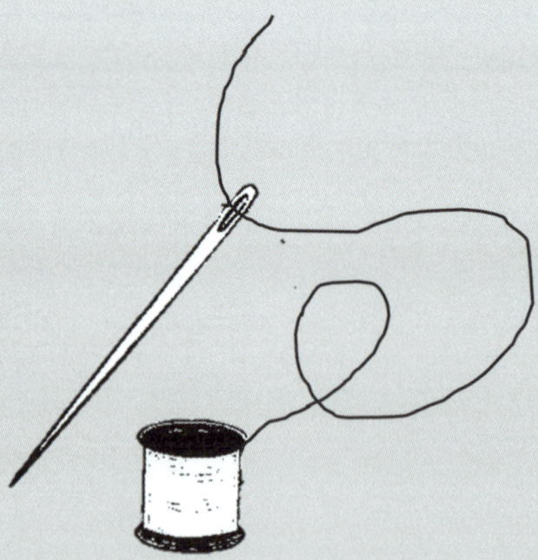

Da kann man gemeinsam Löcher flicken ...

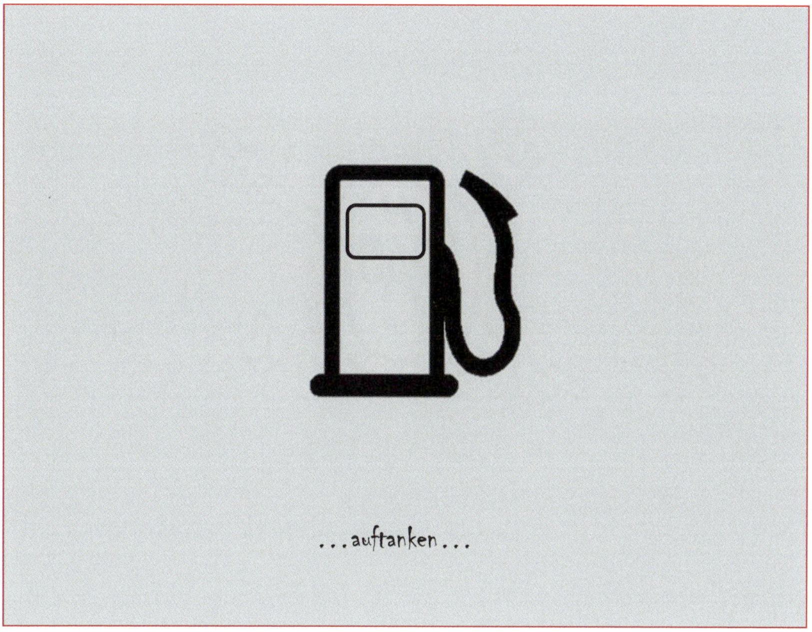
...auftanken...

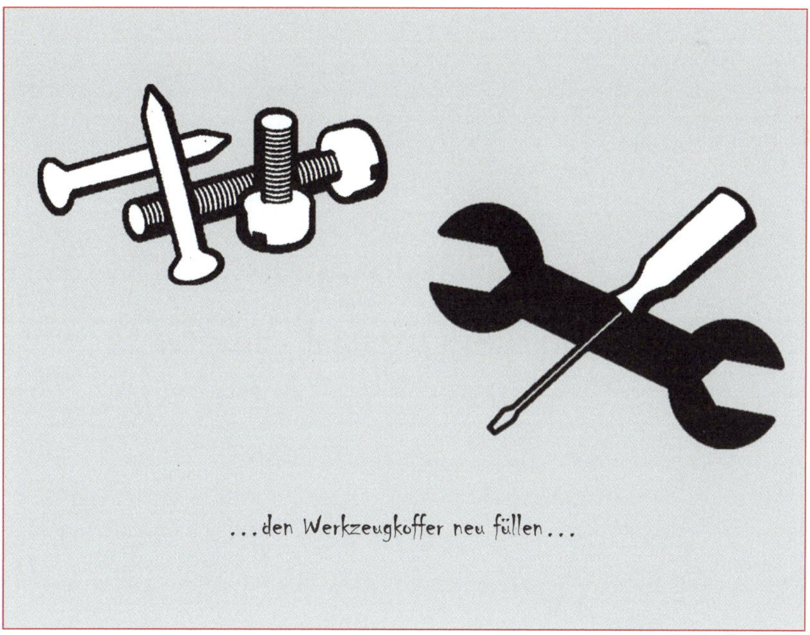
...den Werkzeugkoffer neu füllen...

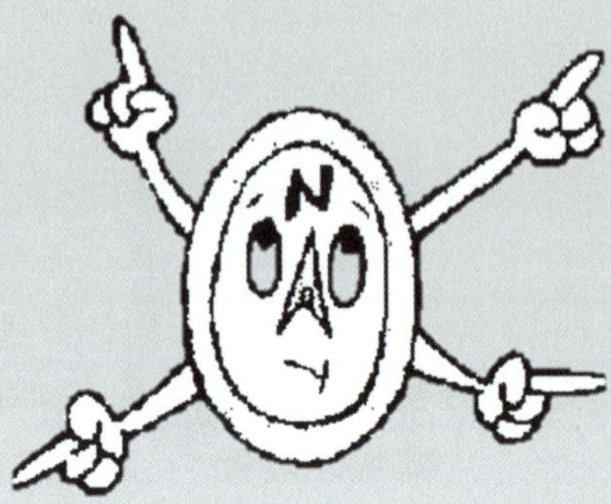

…und den Kompass neu stellen

Grundsätzliches für
Hafenarbeiterinnen und -arbeiter

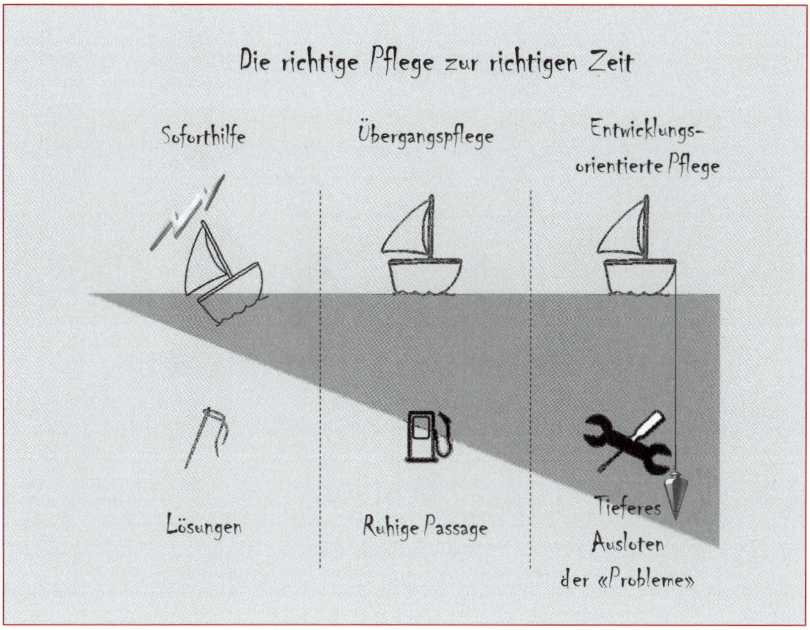

Sechs Philosophische Prinzipien

Pflege von Mensch zu Mensch

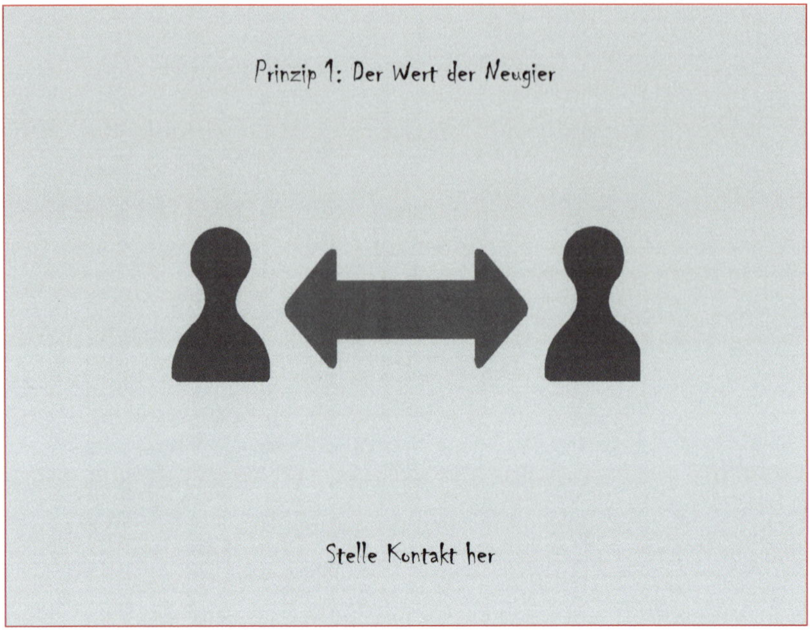
Prinzip 1: Der Wert der Neugier
Stelle Kontakt her

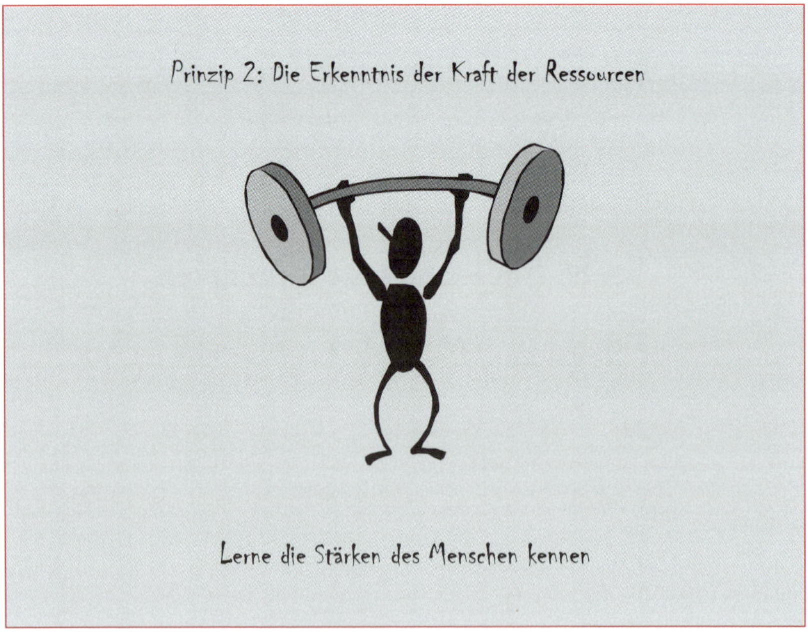
Prinzip 2: Die Erkenntnis der Kraft der Ressourcen
Lerne die Stärken des Menschen kennen

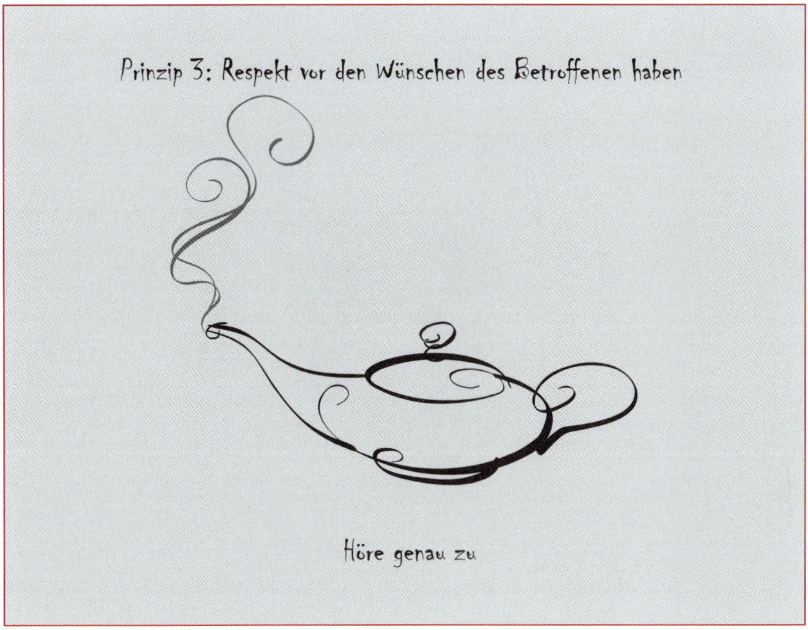
Prinzip 3: Respekt vor den Wünschen des Betroffenen haben
Höre genau zu

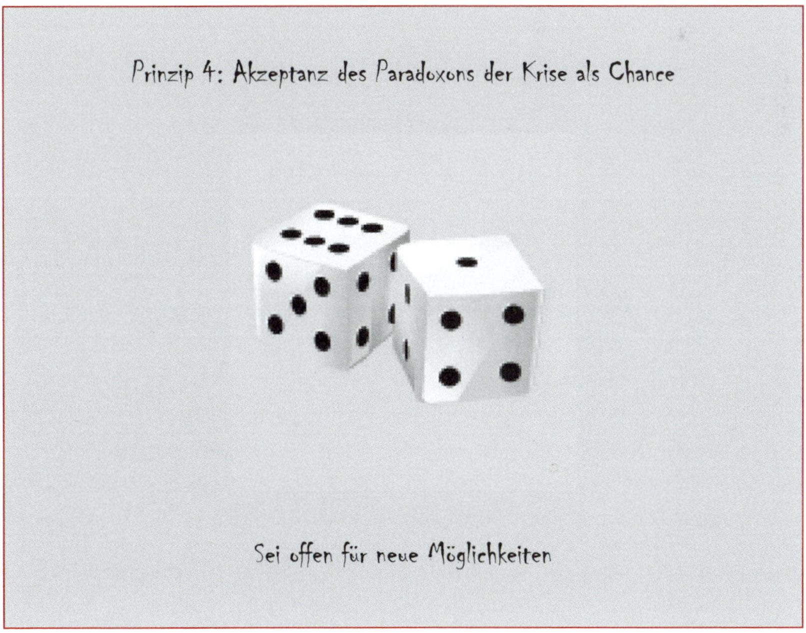
Prinzip 4: Akzeptanz des Paradoxons der Krise als Chance
Sei offen für neue Möglichkeiten

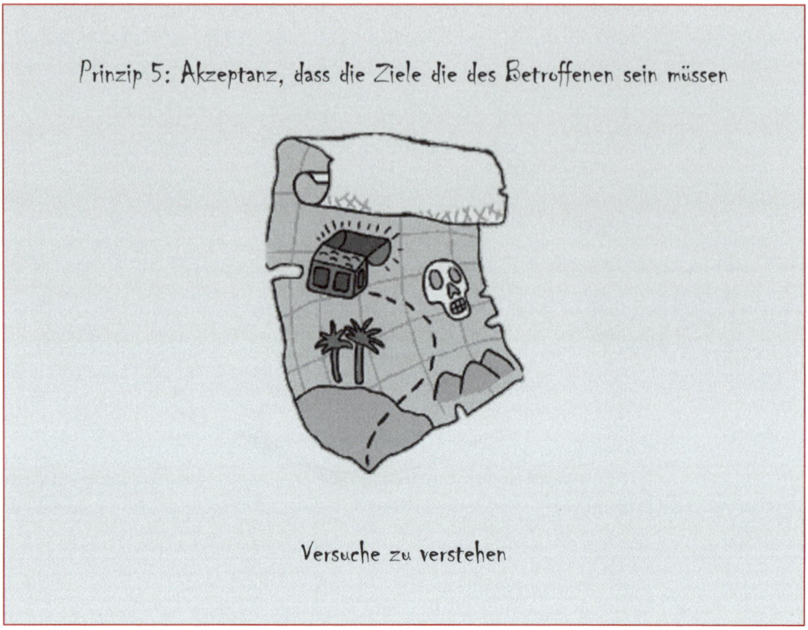
Prinzip 5: Akzeptanz, dass die Ziele die des Betroffenen sein müssen
Versuche zu verstehen

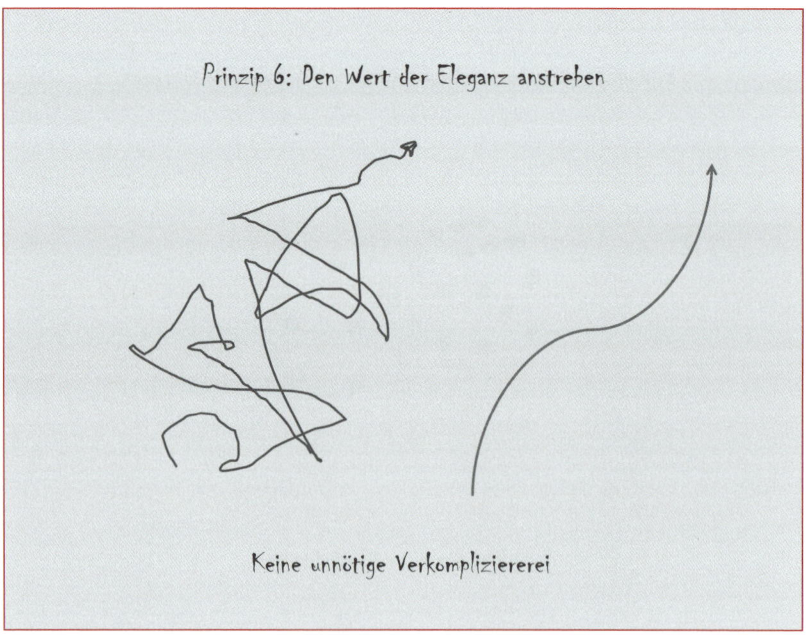
Prinzip 6: Den Wert der Eleganz anstreben
Keine unnötige Verkompliziererei

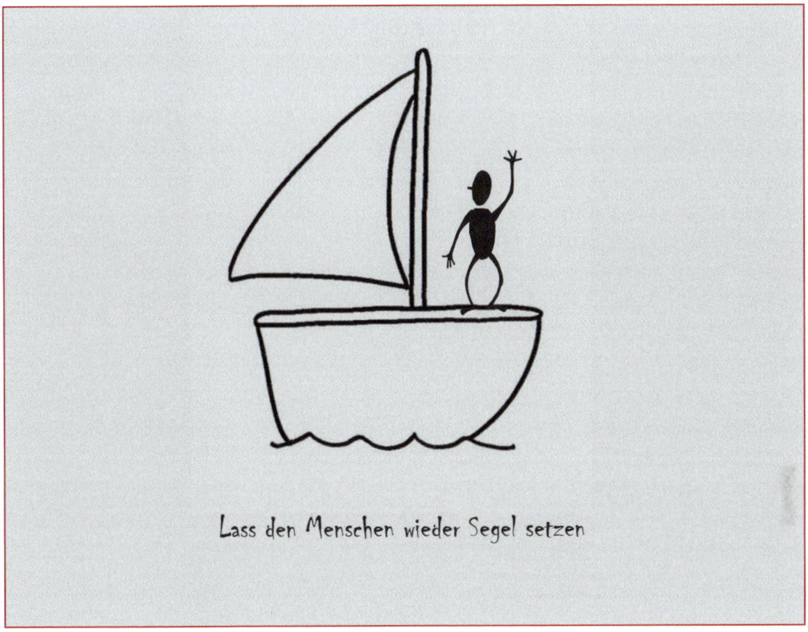
Lass den Menschen wieder Segel setzen

Weiterführende Literatur und Filme zum Gezeiten-Modell und Recovery-Ansatz

Bücher

Abderhalden, C., Needham, I., Schulz, M., Schoppmann, S. & Stefan, H. (Hrsg.). (2008). *Psychiatrische Pflege, psychische Gesundheit und Recovery.* Unterostendorf: Ibicura.

Amering, M. & Schmolke, M. (2011). *Recovery – Das Ende der Unheilbarkeit* (5. Auflage). Bonn: Psychiatrie-Verlag.

Antonovsky, A. (1997). *Salutogenese: Zur Entmystifizierung der Gesundheit.* Tübingen: Gesellschaft für Verhaltenstherapie.

Barnum, S. (2002). *Spiritualität in der Pflege.* Bern: Hans Huber.

Bock, T., Klapheck, K. & Ruppelt, F. (2014). *Sinnsuche und Genesung – Erfahrungen und Forschungen zum subjektiven Sinn von Psychosen.* Bonn: Psychiatrie-Verlag.

Bucher, A. (2014). *Psychologie der Spiritualität.* Weinheim: Beltz.

Buck-Zerchin, D. S. (2010). *Auf der Spur des Morgensterns Psychose als Selbstfindung* (3. Aufl.). Norderstedt: Anne Fischer.

Davidson, L., Rakfeldt, J. & Strauss, J.S. (2010). *The roots of the recovery movement in psychiatry: lessons learned.* Oxford: Wiley-Blackwell.

Davidson, L., Tondora, J., Staehli Lawless, M., O'Connel, M.J. & Rowe, M. (2009). *A Practical Guide to Recovery-Oriented Practice.* Oxford: Oxford University Press.

Dümmler, W. & Sennekamp, W. (2015). *Recovery im psychiatrischen Wohnheim – Chancen und Grenzen des Konzepts bei Menschen mit einer schizophrenen Erkrankung.* Herbolzheim: Centaurus Verlag & Media.

Gromann, P. (Hrsg.). (2013). *Schlüsselkompetenzen für die psychiatrische Arbeit.* Bonn: Psychiatrie-Verlag.

Hammer, M. (2012). *Irre verständlich: Menschen mit psychischer Erkrankung wirksam unterstützen.* Köln: Psychiatrie-Verlag.

Ihde-Scholl, T. (2020). *Ganz normal anders. Alles über Psychische Gesundheit, Störungsbilder, Perspektiven und Hilfsangebote.* Zürich: Beobachter.

Indermaur, E. (2016). *Recoveryorientierte Pflege bei Suchterkrankungen.* Bonn: Psychiatrie-Verlag.

Lauveng, A. (2008). *Morgen bin ich ein Löwe. Wie ich die Schizophrenie besiegte.* München: btb.

Ließem, H. (2017). *Soziale Wege zur Genesung.* Hamburg: tredition.

Mahler, L., Jarchov-Jardi, I., Montag, C. & Gallinat, J. (2014). *Das Weddinger Modell – Resilienz- und Ressourcenorientierung im klinischen Kontext.* Bonn: Psychiatrie-Verlag.

Knuf, A. (2012). *Empowerment in der psychiatrischen Arbeit.* Bonn: Psychiatrie-Verlag.

Knuf, A. (Hrsg.). (2014). *Gesundung ist möglich! Borderline-Betroffene berichten* (4. Aufl.). Bonn: Psychiatrie-Verlag.

Parkinson, S. (2018). *Genesung aktivieren und Teilhabe fördern.* Bern: Hogrefe.

Poscher, R., Rux, J. & Langner, T. (2008). *Von der Integration zur Inklusion.* Baden-Baden: Nomos.

Romme, M. & Escher, S. (2008). *Stimmenhören verstehen der Leitfaden für die Arbeit mit Stimmenhörern.* Bonn: Psychiatrie-Verlag.

Sauter, D., Abderhalden, C., Needham, I. & Wolff, S. (2011). *Lehrbuch psychiatrische Pflege* (3. Aufl.). Bern: Huber.

Schlimme, J. E., Brückner, B. & Hase, B. (2017). *Die abklingende Psychose: Verständigung finden, Genesung begleiten.* Köln: Psychiatrie-Verlag.

Schnackenberg, J. & Burr, C. (2017). *Stimmenhören und Recovery.* Bonn: Psychiatrie-Verlag.

Schulz, M. & Zuaboni, G. (2014). *Die Hoffnung trägt.* Köln: Balance Verlag.

Slade, M. (2009). *Personal recovery and mental illness: a guide for mental health professionals.* Cambridge: Cambridge University Press.

Slade, M., Oades, L. G. & Jarden, A. (2017). *Wellbeing, recovery and mental health.* Cambridge: Cambridge University Press.

Vogel, B. (2017). *Grün für die Seele. Menschen aufblühen lassen.* Bern: Hogrefe.

Von Peter, S., Wilfer, A. & Gervink, A. (2019). *Recoveryorientierte Gruppenarbeit für Menschen mit Psychoseerfahrungen.* Bonn: Psychiatrie-Verlag.

Watkins, P. N. (2009). *Recovery – wieder genesen können. Ein Handbuch für Psychiatrie-Praktiker.* Bern: Huber.

Williams, M., Teasdale, J. & Segal, Z. (2009). *Der achtsame Weg durch die Depression.* Freiburg: Arbor.

Zuaboni, G., Burr, C., Winter, A. & Schulz, M. (Hrsg.). (2019). *Recovery und psychische Gesundheit. Grundlagen und Praxisprojekte.* Köln: Psychiatrie-Verlag.

Fachzeitschriftenartikel

Amering, M. (2008). Recovery – warum nicht? *Psychiatrische Praxis, 35*(02), e9–e11.

Bohlscheid, J. & Kirchhof, J. (2018). Das Gezeiten-Modell. *Psychiatrische Pflege, 3*(3), 21–24.

Ikehata, H., Samaras, A., Wilfert, A., Gervink, A., Wörmann, D., Reinhardt, U., ... von Peter, S. (2015). Recovery-Orientierung in der Psychoedukation – zwei Versuche einer Umsetzung. *Psychiatrische Praxis, 42*(06), 320–327.

Knuf, A. (2004). Vom demoralisierenden Pessimismus zum vernünftigen Optimismus. Eine Annäherung an das Recovery-Konzept. *Soziale Psychiatrie, 28*(1), 38–41.

Schrank, B. & Amering, M. (2007). «Recovery »in der Psychiatrie. *Neuropsychiatrie, 21*(1), 45–50.

Filme

Gränicher, D. (Produzent, Regisseur). (2007). *Recovery – Wie die Seele gesundet* [Film]. Schweiz: momenta film GmbH.

Pohlmeier, A. (Produzentin, Regisseurin). (2008). *Himmel und Mehr – Dorothea Buck auf der Spur* [Film]. Deutschland: Filmförderung Hamburg Schleswig-Holstein GmbH.

Bak, G. (Produzentin, Regisseurin). (2010). *Schnupfen im Kopf. Ein Leben mit der Psychose* [Film]. Deutschland: GMfilms.

Borges, P. (Produzent, Regisseur), Tomlinson, K. (Prodezent, Regisseur), Geier, J. (Produzentin) & Kaplan, J. (Produzentin) (2017). *Crazywise* [Film]. Mercer Island, WA: Phil Borges Studio, Inc.

Links

World Health Organization. (2019). *Recovery practices for mental health and well-being: WHO QualityRights Specialized training* [Vortragsfolien]. Abgerufen von https://apps.who.int/iris/handle/10665/329646

Zusammenstellung: Gianfranco Zuaboni, Linnéa Hölterhoff, Jürgen Georg (05.02.2020)

Weiterführende Literatur zur Psychiatrischen Pflege im Hogrefe Verlag

Lehrbuch/Praxishandbuch

Hell, D., Endrass, J., Vontobel, J. & Schnyder, U. (2011). *Kurzes Lehrbuch der Psychiatrie. Das Basiswissen mit Repetitoriumsfragen* (3. Aufl.). Bern: Huber.

Hörnberg, R. (2006). *Psychosomatik kompakt. Kurzlehrbuch für Pflege- und Gesundheitsberufe* (2. Aufl.). Bern: Huber.

Sauter, D., Abderhalden, C., Needham, I. & Wolff, S. (Hrsg.). (2011). Lehrbuch Psychiatrische Pflege (3. Aufl.). Bern: Hogrefe.

Schädle-Deininger, H. & Wegmüller, D. (2017). *Psychiatrische Pflege. Kurzlehrbuch und Leitfaden für Weiterbildung, Praxis und Studium* (3. Aufl.). Bern: Hogrefe.

Smith, G. (2018). *Psychiatrische Pflege – auf einen Blick. Psychische Gesundheit erhalten und fördern.* Bern: Hogrefe.

Kaufmann-Mall, K. (2016). *Psychologie und Psychiatrie kompakt. Basiswissen für Pflege- und Gesundheitsberufe.* Bern: Hogrefe.

Gerontopsychiatrische Pflege

Hafner, M. & Meier, A. (2005). *Geriatrische Krankheitslehre I – Psychiatrische und neurogene Symptome.* Bern: Huber.

Hülshoff, T. (2008). *Das Gehirn.* Bern: Huber.

Rahman, S. & Howard, R. (2019). *Demenz kompakt. Kurzlehrbuch zur Pflege und Versorgung von Menschen mit Demenz.* Bern: Hogrefe.

Konzepte

Aggression/Gewalt/Missbrauch/Sexualisierte Gewalt/Übergriffe

Bartholomew, K. (2009). *Feindseligkeit unter Pflegenden beenden. Wie sich das Pflegepersonal gegenseitig das Leben schwer macht und den Nachwuchs vergrault – Analysen und Lösungen.* Bern: Huber.

Baumeister, B. & Beck, T. (2017). *Schutz in der häuslichen Betreuung alter Menschen. Misshandlungssituationen vorbeugen und erkennen – Betreute und Betreuende unterstützen.* Bern: Hogrefe.

Nau, J., Walter, G. & Oud N. E. (2018). *Gewaltfreie Pflege. Praxishandbuch zum Umgang mit aggressiven und potenziell gewalttätigen Patienten.* Bern: Hogrefe.

Nau, J., Walter, G. & Oud N. E. (Hrsg.). (2019). *Aggression, Gewalt und Aggressionsmanagement. Lehr- und Praxishandbuch zur Gewaltprävention für Pflege-, Gesundheits- und Sozialberufe* (2. Aufl.). Bern: Hogrefe.

Fachstelle für Gleichstellung, Frauenklinik Maternité, Verein Inselhof Triemli. (2010). *Häusliche Gewalt erkennen und richtig reagieren. Handbuch für Medizin, Pflege und Beratung* (2. Aufl.). Bern: Huber.

Tschan, W. (2012). *Sexualisierte Gewalt. Praxishandbuch zur Prävention sexueller Grenzverletzungen bei Menschen mit Behinderungen.* Bern: Huber.

Angst

Forsyth, J. P. & Eifert, G. H. (2018). *Mit Ängsten und Sorgen erfolgreich umgehen.* Bern: Hogrefe.

Hax-Schoppenhorst, T. & Kusserow, A. (Hrsg.). (2014). *Das Angst-Buch für Pflege und Gesundheitsberufe.* Bern: Huber.

Beziehungen/Soziale Interaktion/Einsamkeit

Peplau, H. E. (2009). *Zwischenmenschliche Beziehungen in der Pflege* (2. Aufl.). Bern: Huber.

Bauer, R. (2018). Beziehungspflege. *Kongruente Beziehungsarbeit für Pflege-, Sozial- und Gesundheitsberufe* (3. Aufl.). Bern: Hogrefe.

Hax-Schoppenhorst, T. & Herrmann, M. (Hrsg.). (2020). *Treue und Vertrauen.* Bern: Hogrefe. (Plan)

Hax-Schoppenhorst, T. (Hrsg.). (2018). *Das Einsamkeits-Buch. Wie Gesundheitsberufe einsame Menschen verstehen, unterstützen und integrieren können.* Bern: Hogrefe.

Watzlawik, P., Beavin, J. H. & Jackson, D. D. (2017). *Menschliche Kommunikation. Formen, Störungen, Paradoxien.* Bern: Hogrefe.

Depression

Hax-Schoppenhorst, T. & Jünger, S. (Hrsg.). (2016). *Das Depressions-Buch für Pflege und Gesundheitsberufe.* Bern: Hogrefe.

Hautzinger, M. (2018). *Ratgeber Depression. Informationen für Betroffene und Angehörige* (2. Aufl.). Göttingen: Hogrefe.

Demenz

Clarke, C. & Wolverson, E. (2019). *Positive Demenzpflege.* Bern: Hogrefe.

Held, C. (2018). *Was ist gute Demenzpflege?* (2. Aufl.). Bern: Hogrefe.

Smith, P. T. M. (2017). *Stressreduzierende Pflege von Menschen mit Demenz.* Bern: Hogrefe.

Taylor, R. (2013). *Hallo Mr. Alzheimer.* Bern: Huber.

Taylor, R. (2011). *Alzheimer und Ich* (3. Aufl.). Bern: Huber.

Familienzentrierung

Wright, L. M., Leahey, M., Shajani, Z. & Snell, D. (2020). *Familienzentrierte Pflege. Lehrbuch für Familienassessment und Interventionen* (4. Aufl.). Bern: Hogrefe. (Plan)

Herausforderndes Verhalten/BPSD

Barrick, A. E. (2020). *Körperpflege ohne Kampf* (2. Aufl.). Bern: Hogrefe. (Plan)

Bonifas, R. (2018). *Mobbing und Bullying unter alten Menschen.* Bern: Hogrefe.

Hejlskov Elvén, B. & Abild McFarlane, S. (2020). *Herausforderndes Verhalten bei Menschen mit psychischen Störungen. Praxisbuch für Pflege- und Gesundheitsberufe.* Bern: Hogrefe.

James, I. A. (2019). *Herausforderndes Verhalten bei Menschen mit Demenz* (2. Aufl.). Bern: Hogrefe.

Marshall, M. & Allan, K. (2010). *«Ich muss nach Hause». Ruhelose Menschen mit einer Demenz verstehen.* Bern: Huber.

Urselmann, W. (2020). *Schreien und Rufen – Herausforderndes Verhalten bei Menschen mit Demenz* (2. Aufl.). Bern: Hogrefe. (Plan)

Weber-Long, S. (2020). *Herausforderndes Verhalten.* Bern: Hogrefe. (Plan)

White, E. (2013). *Sexualität bei Menschen mit Demenz.* Bern: Huber.

Humor

Gutmann, J. (2016). *Humor in der psychiatrischen Pflege.* Bern: Hogrefe.

Krise/Trauma

Aguilera, D. C. (2000). *Krisenintervention. Grundlagen – Methoden – Anwendung.* Bern: Huber.

Fringer, A. (2019). *Das Buchser Pflegeinventar für häusliche Krisensituationen (BLiCK).* Bern: Hogrefe.

Gschwend, G. (2011). *Notfallpsychologie und Trauma-Akuttherapie* (3. Aufl.) Bern: Huber.

Person-zentrierte Pflege/DCM

Brooker, D. (2008). *Person-zentriert pflegen. Das VIPS-Modell zur Pflege und Betreuung von Menschen mit Demenz.* Bern: Huber.

Kitwood, T. (2019). *Demenz* (8. Aufl.). Bern: Hogrefe.

Riesner, C. (Hrsg.). (2014). *Dementia Care Mapping (DCM) – Evaluation und Anwendung im deutschsprachigen Raum.* Bern: Huber.

Recovery

Barker, P. & Buchanan-Barker, P. (2020). *Das Gezeiten-Modell. Der Kompass für eine recovery-orientierte, Psychiatrische Pflege* (2. Aufl.). Bern: Hogrefe.

Watkins, P. N. (2009). *Recovery – wieder genesen können. Ein Handbuch für Psychiatrie-Praktiker.* Bern: Huber.

Resilienz

McAllister, M. & Lowe, J. B. (2019). *Resilienz und Resilienzförderung bei Pflegenden und Patienten. Widerstandsfähiger werden trotz widriger Umstände* (2. Aufl.) Bern: Hogrefe.

Selbstkonzept/Körperbild

Uschok, A. (Hrsg.). (2016). *Körperbild und Körperbildstörungen. Handbuch für Pflege- und Gesundheitsberufe.* Bern: Hogrefe.

Selbstvernachlässigung

Gogl, A. (2014). *Selbstvernachlässigung bei alten Menschen. Von den Phänomenen zum Pflegehandeln.* Bern: Huber.

Selbsttötung/Suizid

Chehil, S. & Kutcher, S. (2013). *Das Suizidrisiko. Abschätzung der Suizidgefahr und Umgang mit Suizidalität.* Bern: Huber.

Teismann, T. & Dorrmann, W. (2014). *Suizidalität.* Göttingen: Hogrefe.

Stress/Coping

Hill Rice, V. (2005). *Stress und Coping. Lehrbuch für Pflegepraxis und -wissenschaft.* Bern: Huber.

Sucht/Abhängigkeit

Kutschke, A. (2012). *Sucht – Alter – Pflege. Praxishandbuch für die Pflege suchtkranker alter Menschen.* Bern: Huber.

Teeson, M., Degenhardt, L. & Hall, W. (2007). *Suchtmittel und Abhängigkeit. Formen – Wirkung – Interventionen.* Bern: Huber.

Verwirrtheit/Delir

Lindesay, J., MacDonald, A. & Rockwood, K. (2009). *Akute Verwirrtheit – Delir im Alter. Praxishandbuch für Pflegende und Mediziner.* Bern: Huber.

Savaskan, E. & Hasemann, W. (2017). *Leitlinie Delir. Empfehlungen zu Prävention, Diagnostik und Therapie des Delirs im Alter.* Bern: Hogrefe.

Scholz, A.-K. & Niepel, A. (2019). *Das CC©-Konzept. Integratives Therapiekonzept für Menschen mit Gedächtnisverlust und neurokognitiven Störungen.* Bern: Hogrefe.

Klassifikationen

Rudolf, W., Bulechek, G. M., Butcher, H. K. Dochterman, J. M. & Wagner, C. M. (2015). *Pflegeinterventionsklassifikation (NIC).* Bern: Hogrefe.

American Psychiatric Association. (2018). *Diagnostisches und Statistisches Manual Psychischer Störungen (DSM-5)* (2. Aufl.). Göttingen: Hogrefe.

Müller Staub, M., Schalek, K. & König, P. (Hrsg.). (2016). *Pflegeklassifikationen. Anwendung in Praxis, Bildung und elektronischer Pflegedokumentation.* Bern: Hogrefe.

Moorhead, S., Johnson, M., Maas, M. L. & Swanson, E. (2013). *Pflegeergebnisklassifikation (NOC).* Bern: Huber.

World Health Organization, Dilling, H., Mombour, W. & Schmidt, M. H. (2015). *Internationale Klassifikation psychischer Störungen* (10. Aufl.). Göttingen: Hogrefe.

Pflegeprozess

Rudolf, W., Bulechek, G. M., Butcher, H. K. Dochterman, J. M. & Wagner, C. M. (2015). *Pflegeinterventionsklassifikation (NIC).* Bern: Hogrefe.

Carlat, D. J. (2013). *Das psychiatrische Gespräch. Interviewstrategie, Anamnese, Befunderhebung, diagnostische und therapeutische Gesprächstechniken.* Bern: Huber.

Doenges, M. E., Moorhouse, M. F. & Murr, A. C. (2018). *Pflegediagnosen und Pflegemaßnahmen* (6. Aufl.). Bern: Hogrefe.

Gordon, M. (2013). *Pflegeassessment Notes. Pflegeassessment und klinische Entscheidungsfindung.* Bern: Huber.

Gordon, M. & Georg, J. (2020). *Handbuch Pflegediagnosen* (6. Aufl.). Bern: Hogrefe.

May, H., Edwards, P. & Brooker, D. (2011). *Professionelle Pflegeprozessplanung. Person-zentrierte Pflegeplanung für Menschen mit Demenz.* Bern: Huber.

Moorhead, S., Johnson, M., Maas, M. L. & Swanson, E. (2013). *Pflegeergebnisklassifikation (NOC).* Bern: Huber.

Townsend, M. C. (2012). *Pflegediagnosen und Pflegemassnahmen für die Psychiatrische Pflege. Handbuch zur Pflegeplanerstellung* (3. Aufl.). Bern: Huber.

Settings

Finklenburg, U., Gähler, B., Konhäuser, T. & Tschinke, I. (2020). *Lehrbuch ambulante Psychiatrische Pflege.* Bern: Hogrefe. (Plan)

Schmidt-Quernheim, F. & Hax-Schoppenheim, T. (Hrsg.). (2018). *Praxisbuch Forensische Psychiatrie. Behandlung und ambulante Nachsorge im Maßregelvollzug* (3. Aufl.). Bern: Hogrefe.

Interventionen/Techniken/Skills

Domenig, D. (2020). *Transkulturelle und transkategoriale Kompetenz. Lehrbuch zum Umgang mit Vielfalt, Verschiedenheit und Diversity für Pflege-, Gesundheits- und Sozialberufe* (3. Aufl.) Bern: Hogrefe. (Plan)

Elbe, D., Black, T. R., McGrane, I. R. & Procyshyn, R. M. (Eds.). (2019). *Clinical Handbook of Psychotropic Drugs for Children and Adolescents* (4th ed.). Göttingen: Hogrefe.

Frick, J. (2018). *Die Kraft der Ermutigung* (3. Aufl.). Bern: Hogrefe.

Germann-Tillmann, T., Merklin, L. & Näf, A. S. (2019). *Tiergestützte Intervention* (2. Aufl.). Bern: Hogrefe.

Procyshyn, R. M., Bezchlibnyk-Butler, K. Z. & Jeffries, J. J. (Eds.). (2019). *Clinical Handbook of Psychotropic Drugs* (23rd ed.). Göttingen: Hogrefe

Schneiter, R. & Föhn, M. (Hrsg.). (2020). *Lehrbuch Gartentherapie* (2. Aufl.). Bern: Hogrefe.

Schwarz, R. (2007). *Supervision in der Pflege.* Bern: Huber.

Stefanoni, S. & Alig, B. (2009). *Pflegekommunikation. Gespräche im Pflegeprozess.* Bern: Huber.

Waldboth, V., Suter-Riederer, S., Föhn, M., Schneiter-Ulmann, R. & Imhof, L. (2017). *Pflanzengestützte Pflege.* Bern: Hogrefe.

Wengenroth, M. (2016). *Das Leben annehmen. So hilft die Akzeptanz- und Commitment-Therapie (ACT).* Bern: Hogrefe.

Werner, S. (2016). *Alltagsbegleiter Notes.* Bern: Hogrefe.

Patientenedukation

Klug Redman, B. (2009). *Patientenedukation.* Bern: Huber.

Klug Redman, B. (2009). *Selbstmanagement chronisch Kranker.* Bern: Huber.

London, F. (2010). *Informieren, Schulen, Beraten.* Bern: Huber.

VIPS/Classics

Peplau, H. E. (2009). *Zwischenmenschliche Beziehungen in der Pflege* (2. Aufl.). Bern: Huber.

Schädle-Deiniger, H. (2013). *Ruth Schröck – «Es gibt keinen Grund nichts zu tun». Ausgewählte Werke, Anekdoten und Begegnungssplitter.* Bern: Huber.

Professionelle Selbstpflege

Herdt, J. (2020). *Achtsamkeit im Pflege- und Gesundheitsberuf.* Bern: Hogrefe. (Plan)

Kieser, G. (2020). *Achtsamkeitsbasierte Persönlichkeitsentwicklung. Praxisbuch für Menschen in Gesundheits-, Pflege- und Sozialberufen.* Bern: Hogrefe.

Sheridan, C. (2020). *Achtsamkeit und Mitgefühl in der Pflege. Praxisbuch für achtsame und selbstmitfühlende Pflege.* Bern: Hogrefe.

Fachzeitschrift

Schulz, M., Hahn, S., Hemkendreis, B., Löhr, M., Sauter, D. & Zuaboni, G. (Hrsg.). *Psychiatrische Pflege* (6 Hefte/Jahr)

Batra, A., Bühringer, G., Mühlig, S. & Rumpf, H. -J. (Hrsg.). *SUCHT* (6 Hefte/Jahr)

Zusammenstellung: Jürgen Georg, Linnéa Hölterhoff (2-2020)

Verzeichnis der Autoren und Herausgeber

Professor Phil Barker, PhD, RN, FRCN, ist Künstler, Psychotherapeut und Professor h.c. der School of Medicine, Dentistry and Nursing an der Universität von Dundee, Schottland. Nach seiner Ausbildung als Krankenpfleger in den frühen 70er-Jahren des 20. Jahrhunderts begann er 1976 seine Ausbildung als Psychotherapeut. Mehr als ein Jahrzehnt lang leitete er in Schottland das erste anerkannte Team von Pflegefachpsychotherapeuten und verband dies mit seiner Rolle als Ausbilder und Forscher. Seinen PhD erwarb er 1986 und wurde 1990 zum Studienleiter der Abteilung für Psychiatrie der Universität von Dundee ernannt. Er wurde Großbritanniens erster Professor für Psychiatrische Pflege an der Universität von Newcastle (1993–2002). Im Jahre 1995 wurde er zum *Fellow of the Royal College of Nursing* gewählt und erhielt 2000 den *Red Gate Award for Distinguished Professors* an der Universität Tokyo. Im Jahre 2001 erhielt er an der Brookes University in Oxford den *Doktor of the University* ehrenhalber und ist Gastprofessor an mehreren internationalen Universitäten, darunter Dublin, Barcelona, Tokyo, Auckland, Adelaide und Sydney. Im Jahre 2007 erhielt er für seinen Beitrag zur geistigen Gesundheit den erstmalig vergebenen *Lifetime Achievement Award* von Blackwell Publishers. In einer öffentlichen Abstimmung, organisiert von der *Nursing Times*, wurde er 2008 zu einem der 20 einflussreichsten Pflegenden der Welt gewählt. Er hat 25 Bücher, mehr als 50 Buchbeiträge, 250 akademische und professionelle Paper und Artikel veröffentlicht und mehr als 300 Ansprachen auf Tagungen sowie zahllose Workshops in Europa, Australien und Asien, Nordamerika und Großbritannien gehalten. Im Jahre 2008 war Phil Mitgewinner des *Thomas Szasz Award for Outstanding Contributions to the Cause of Civil Liberties* in New York.
E-Mail: phil.j.barker@btinternet.com

Sabine Brüchmann (dt. Mitautorin) lebt in München und arbeitet seit Ausbildungsbeginn bei den Kliniken des Bezirks Oberbayern im Isar-Amper Klinikum München Ost (ehemals Bezirkskrankenhaus Haar). Sie ist unter anderem Fachkrankenschwester für Psychiatrie und hat 2019, 23 Jahre nach ihrem Staatsexamen der Krankenpflege, den Bachelor-Studiengang «psychiatrische Pflege» in Bielefeld abgeschlossen. Dazu hat sie die Weiterbildungen zur Praxisanleiterin, zur Palliativ-Care-Fachkraft-Altenpflege und zur Case Managerin abgeschlossen. Seit ihrem Staatsexamen 1996 arbeitet sie in der Gerontopsychiatrie.
E-Mail: sabine_bruechmann@yahoo.de

Poppy Buchanan-Barker ist Direktorin von *Clan Unity International PLC*, einer Aktiengesellschaft, die international Seminare und Workshops zum Thema «Mental Health Recovery» anbietet. Nach ihrer Zulassung als Sozialarbeiterin verbrachte Poppy mehr als 25 Jahre an der Spitze innovativer kommunaler Entwicklungen für Menschen mit Mehrfachbehinderung und deren Familien. In den 80er-Jahren des 20. Jahrhunderts begann sie auch eine Ausbildung als Beraterin und hat Personen und Familien in den Bereichen Suizid, Alkoholmissbrauch und Krisenbewältigung beraten. Ihre Arbeit hat sie auf mehreren internationalen Tagungen vorgestellt und war an mehr als 300 Experimental-Workshops in Großbritannien, Irland, Finnland, Japan, Spanien, Australien und Neuseeland beteiligt. Sie hat zwei Bücher und mehrere Buchbeiträge, akademische und professionelle Paper sowie Artikel veröffentlicht. Im Jahre 2008 war Poppy Mitgewinnerin des *Thomas Szasz Award for Outstanding Contributions to the Cause of Civil Liberties* in New York.
E-Mail: poppy.b.b@btinternet.com

Christian Burr (dt. Hrsg.), RN, MScN, diplomierter Pflegefachmann, Doktorand der Pflegewissenschaft an der Philosophisch-Theologischen Hochschule Vallendar (D). Mehrere Jahre leitete er eine akutpsychiatrische Aufnahmestation und den Schwerpunktbereich Psychose an den Universitären Psychiatrischen Diensten UPD, Bern. Er war Initiator von Projekten und Arbeitsgruppen zu Recovery in den UPD und ist Kongresskomitee-Mitglied des Internationalen Psychiatriekongresses für seelische Gesundheit und Recovery sowie der Kongressreihe Dreiländerkongress Pflege in der Psychiatrie. Zudem ist er im Vorstand der Sektion Deutschschweiz der Schweizerischen Gesellschaft für Sozialpsychiatrie und Co-Präsident der Akademischen Fachgesellschaft Psychiatrische Pflege der Schweiz. Zurzeit ist er Pflegeexperte APN und wissenschaftlicher Mitarbeiter am Zentrum klinische Pflegewissenschaft an der UPD, Bern.
E-Mail: christian.burr@upd.ch

Esther Indermaur (dt. Mitautorin), RN, BScN, MScN, mehrjährige Tätigkeit als Pflegefachfrau mit Schwerpunkt Abhängigkeit und Akutpsychiatrie, berufsbegleitendes Studium an den Fachhochschulen St. Gallen und Bern.
E-Mail: esther.indermaur@gmail.com

Johannes Kirchhof (dt. Mitautor) ist Teamleitung in der Psychiatrie der Uniklinik Köln. Nach dem Studium Psychiatrische Pflege absolvierte er den Masterstudiengang Community Mental Health an der Fachhochschule der Diakonie. Als Pflegeexperte ist er mit der Koordination der Stationsäquivalenten Behandlung betraut. Er unterrichtet in verschiedenen Weiterbildungseinrichtungen.
E-Mail: johannes.kirchhof@uk-koeln.de

Prof. Dr. habil. Michael Schulz (dt. Hrsg.) ist examinierter Krankenpfleger und Pflege- und Gesundheitswissenschaftler. Er arbeitete zunächst als Krankenpfleger in psychiatrischen Kliniken in Köln und Fulda, bevor er 2001 als Pflegewissenschaftler für Psychiatrische Pflege an die Klinik für Psychiatrie und Psychotherapie in Bethel wechselte und

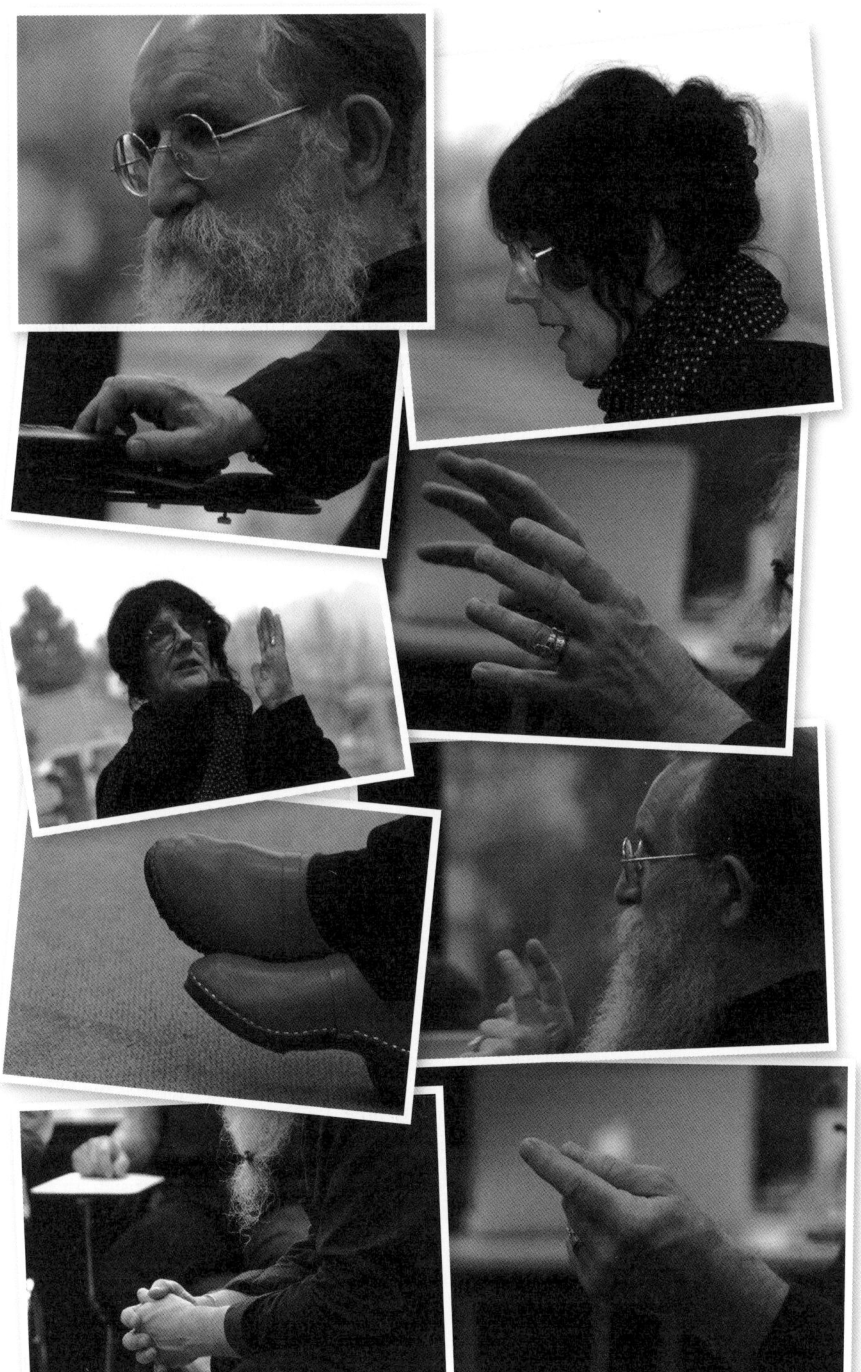

Fotos: Jürgen Georg

unter anderem Forschungsprojekte zu Zwang und Gewalt sowie zum Thema Adhärenz und Recovery durchgeführt hat. Seit 2011 hat er an der Fachhochschule der Diakonie den ersten Lehrstuhl für Psychiatrische Pflege in Deutschland. 2018 wechselte er zum Landschaftsverband Westfalen Lippe und ist dort sowohl für den Krankenhausdezernenten als auch für das LWL-Klinikum in Gütersloh tätig. Zudem ist er Honorarprofessor an der Fachhochschule der Diakonie. Er ist Herausgeber der Zeitschrift «Psychiatrische Pflege Heute» und Mitorganisator des jährlichen Dreiländerkongresses für Psychiatrische Pflege sowie (Mit-)Autor zahlreicher Publikationen.
E-Mail: michael.schulz@lwl.org

Michael Theune (dt. Mitautor) ist Pflegefachmann, B. Sc. und arbeitet als Pflegedienstleitung und Mitglied der Geschäftsleitung am Klinikum am Weissenhof, wo er u.a. für die Entwicklung und Umsetzung der Unternehmensstrategie verantwortlich ist. Er ist seit 1986 im heutigen Zentrum für Psychiatrie in Weinsberg tätig. Die beruflich-fachliche Entwicklung ging über den Zivildienst, die Ausbildung zum Krankenpfleger sowie Fachweiterbildung für Psychiatrie, Pflegemanagement – Diplom und Studium. In all diesen Jahren gehörte es zu seinen Aufgaben, neue Versorgungsangebote zu entwickeln und im Klinikportfolio zu etablieren. Dazu zählten unter anderem die ambulante Psychiatrische Pflege (APP) oder das Case Management sowie die Mitwirkung an der Ausgestaltung des Modellprojektes häusliche psychiatrische Pflege der AOK Baden-Württemberg. Der Initiative ging die aktive Mitwirkung auch an der Pflege-Enquete des Landes Baden-Württemberg voraus. Er ist Mitbegründer der Bundesinitiative Ambulante Psychiatrische Pflege (BAPP e.V.) und war von 2002 bis 2019 deren 1. Vorsitzender. Die Haltung des Recovery und die theoretische Fundierung des Handlungsfeldes ambulante Psychiatrische Pflege, unter anderem auch die Erschließung des Tidal Models bzw. Gezeiten-Modells für die ambulante Psychiatrische Pflege (APP), standen dabei immer im Fokus.
E-Mail: M.Theune@klinikum-weissenhof.de

Gianfranco Zuaboni (dt. Hrsg.), Dr. rer. medic., ist diplomierter Psychiatriepfleger FH, Pflegeexperte sowie Pflege- und Gesundheitswissenschaftler. Er verfügt über eine langjährige Praxis im geronto- und akutpsychiatrischen Bereich sowie in der Suchtbehandlung und -begleitung in stationären wie ambulanten Settings. Mitarbeit und Leitung verschiedener Forschungsprojekte zum Thema Empfehlung von Betroffenen zur Zwang- und Gewaltreduktion sowie zu Peerinvolvement, Recovery und Stigma. Er ist Mitherausgeber der Fachzeitschrift «Psychiatrische Pflege» und der Buchreihe «Better Care». Als Autor hat er verschiedene Publikationen zu Recovery veröffentlicht. Im Sanatorium Kilchberg leitet er die Abteilung Pflegeentwicklung und ist Recovery-Beauftragter der Klinik. Als Projektleiter «Recovery College Bern» engagiert er sich an den Universitären Psychiatrischen Diensten Bern. Er ist als Dozent in Fort- und Weiterbildungen zu Themen Adhärenz, Gezeiten-Modell und Recovery tätig.
E-Mail: g.zuaboni@sanatorium-kilchberg.ch

Sachwortverzeichnis

Anzeigen